2nd EDITION

근전도검사

ELECTROMYOGRAPHY

머리말

근전도검사는 근신경계 질환을 진단하고 평가하는 데 있어 필수적인 검사로, 의료기기의 발전과 함께 검사 방법이 더욱 정교하게 세분화되고 있습니다. 이에 따라 근전도 검사를 수행하는 검사자의 역할 또한 점점 더 중요해지고 있습니다.

그러나 국내에서는 여전히 근전도검사를 담당하는 검사자가 쉽게 참고할 만한 교재가 부족하여, 많은 이들이 해외에서 출간된 서적이나 논문을 기반으로 학습하는 실정입니다. 이에 본 교재는 근전도검사를 수행하는 임상인들이 보다 쉽게 이해하고 실무에 적용할 수 있도록, 해부학적 도해와 실제 검사 자료를 풍부하게 포함하였습니다. 또한 제1판의 내용을 보완하고 최신 정보를 반영하여 보다 완성도 높은 교재로 개정하였습니다.

이번 제2판에서는 기초적이면서도 실무적으로 활용할 수 있는 검사 방법을 체계적으로 정리하였으며, 의학용어는 대한의사협회 의학용어집 제6판을 기준으로 삼았습니다. 이를 통해 근전도 검사를 담당하고 공부하는 임상인들이 보다 정확하고 효율적으로 검사를 수행하는 데 도움이 되기를 기대합니다.

끝으로, 본 교재가 출간될 수 있도록 아낌없는 격려와 지지를 보내준 가족들에게 깊은 고마움을 전합니다. 또한 바쁜 일정 속에서도 흔쾌히 감수를 맡아 주신 국민건강보험공단 일산병원 신경과 조정희 교수님께 깊은 존경의 뜻을 전합니다. 더불어, 교재의 사진 및 동영상 제작을 지원해 주신 광원메디칼(주) 임직원분들께 감사의 마음을 전하며, 꼼꼼한 교정과 편집을 맡아주신 고려의학 관계자 여러분께도 감사와 경의를 표합니다.

CONTENTS

01 신경전도검사의 개요

02 전기진단검사 및 기기의 기본구성

03 상지에서의 운동신경전도검사

04 하지에서의 운동신경전도검사

05 상지에서의 감각 신경전도검사

06 하지에서의 감각 신경전도검사

11 반복신경 자극검사

12 바늘근전도검사

13 국소 신경병증

14 다발신경병증과 신경뿌리병증

15 근육병증

16 운동신경세포병

17 검사결과(실제) I _단일신경병증 및 중증근무력증

18 검사결과(실제) II _다발성신경병증, 신경근병증, 신경전도검사결과

19 정상치

20 유발전위검사

01 신경전도검사의 개요

1. 신경전도검사의 개요

신경전도검사(nerve conduction study, NCS)는 신경에 전기자극하고 이에 따른 반응을 확인하여 말초신경계의 기능을 간접적, 비 침습적으로 평가하는 전기진단학적 검사이며 운동신경전도검사, 감각신경전도검사, 혼합신경전도검사, 후기반응으로 나누어진다. 이는 신경학적 검사의 연장으로 이해되며, 환자의 병력과 진찰 소견이 없이는 정확한 검사의 방향을 설정하기도 어렵고, 그 검사의 해석에서도 혼선이 생기거나 예기치 않게 진단의 지연을 초래할 수도 있기 때문이다. 그러나 신경전도검사를 통하여 신경의 병리 생리적 상태를 알아낼 수 있기 때문에 신경병증의 진단에 필수적이다.

신경전도검사는 근전도검사에 속해 있는 검사로 의료기사법에 의거하여 임상병리사가 시행하며, 검사자의 숙련도와 임상적 지식 그리고 경험에 의하여 결과가 달라질 수 있는 검사이다. 따라서 신경전도검사를 시행하는 검사자는 환자의 검사에 앞서 검사방법의 충분한 훈련과 임상적 지식의 습득이 선행되어야 한다.

1) 신경계통의 분류

신경계통은 내적, 외적 환경의 변화에 대해 몸이 반응할 수 있게 하며 혈액순환이나 호흡과 같은 몸의 여러 기능을 조절한다.

신경계통은 구조적으로 중추신경계통(central nervous system, CNS)과 말초신경계통(peripheral nervous system, PNS)으로 구분되고, 기능적으로는 체성신경계통(somatic nervous system, SNS)과 자율신경계통(autonomic nervous system, ANS)으로 구분된다. 중추신경계는 뇌와 척수이며 말초신경계에서 전달된 정보를 수집, 분류, 비교하여 각 기관들의 기능을 조절한다. 말초신경계는 중추신경계와 각 기관을 연결하는 신경으로 중추로부터의 명령을 효과기로 전달하는 기능을 갖고 있다.

신경섬유는 감각정보를 중추로 전달하는 감각신경(sensory nerve)과 중추의 흥분을 근육이나 선에 전달하는 운동신경(motor nerve)섬유로 구분되며 감각신경섬유와 운동신경섬유의 두 가지 섬유를 모두 가지는 신경을 혼합신경(mixed nerve)이라고 한다.

2) 신경의 기능

(1) 뉴런(neuron)

신경계를 구성하는 구조적 기능적 단위세포를 뉴런 또는 신경섬유라고 한다. 이것은 신경자극을 전달하는 기능을 한다. 뉴런은 한 개의 신경세포체와 그것으로부터 나오는 여러 개의 작은 수상돌기들, 그리고 그중 한 개의 길게 뻗어 나온 축삭돌기로 되어 있다(그림 1-1).

축삭은 신경계의 전깃줄에 해당하며, 보통 신경이라고 하면 많은 신경섬유가 모여서 다발을 이룬 것을 말한다. 신경세포, 즉 뉴런은 인간 신체의 기타 세포와 근본적으로 다를 바 없으나, 한 가지 다르게 분화된 것은 정보의 전달이라는 특수기능을 갖게 된 것이다. 따라서 뉴런에 따라 정보를 다른 뉴런에 전달하기도 하며, 내분비선에 전달하기도 한다. 뉴런은 기능에 따라 세 가지로 분류되는데 우리 신체에 자극을 받아들이는 감각뉴런, 중추신경계를 구성하는 연합뉴런, 중추신경계의 명령을 운동신경과 골격근과 같은 운동기관 등을 전달하는 운동뉴런이 있다.

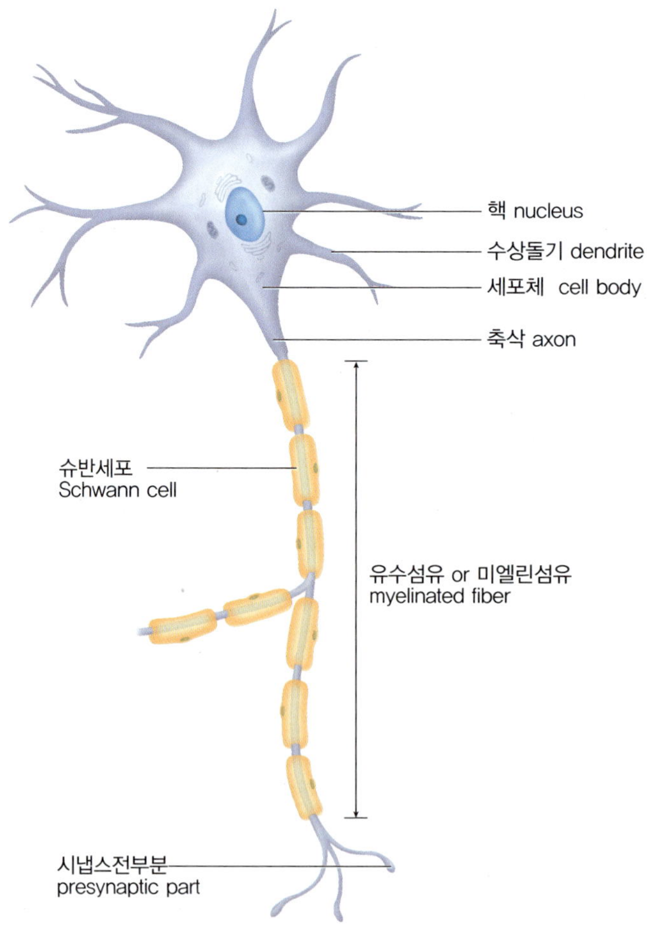

그림 1-1. 운동신경의 구조

(2) 축삭(axon)

축삭에 수초가 있느냐 없느냐에 따라 유수신경 또는 무수신경으로 구분한다(그림 1-2). 유수신경섬유는 축삭이 중앙에 위치하고 수초가 그 주위를 둘러싸고 있는데 이것을 슈반세포(schwann cell)라 한다. 신경세포가 성장 발생할 무렵 슈반세포는 원형질이 밀려 나가, 그 표면 막으로 축삭을 둘러싼 양파껍질 비슷하게 생긴 여러 층의 슈반세포 수초인 세포막만 남게 되는데 이것이 미엘린 껍질(myelin sheath)이 된다.

슈반세포의 수초에는 1~2 mm 간격으로 잘록하게 들어간 마디 부분이 있는데 이를 란비에르결절이라 한다. 이에 의해 활동전위의 도약전도(saltatory conduction)가 이루어지기 때문에 수초가 없는 무수신경보다 유수신경이 전도속도가 빠르며 수초가 두꺼울수록 더욱 빠르게 전도된다(그림 1-3).

도약전도를 통해 신경전도가 빠르게 전파되기 때문에 무수신경섬유보다 신경전도속도가 매우 빠른데, 이러한 신경전도속도는 여러 인자에 의하여 영향을 받는데 첫째, 신경섬유의 직경(축삭의 크기) 둘째, 신경섬유의 탈분극 역치가 낮을수록 셋째, 체온이 높을수록 신경전도가 빠르게 나타난다.

말초신경은 자율신경섬유(autonomic nerve fiber)와 감각신경섬유(sensory nerve fiber)가 포함되어 있으며, 진동감, 위치각, 촉감 그리고 운동감을 담당하는 감각신경과 알파운동신경(α-motor neuron)이 유수신경에 해당하며 빠른 신경전도를 갖는다. 반면에 빠른 통감이나 온도를 전달하는 감각신경과 자율신경은 무수신경에 해당된다. 표 1-1은 말초신경의 형태에 따른 직경, 전도속도와 기능을 설명한 것이다.

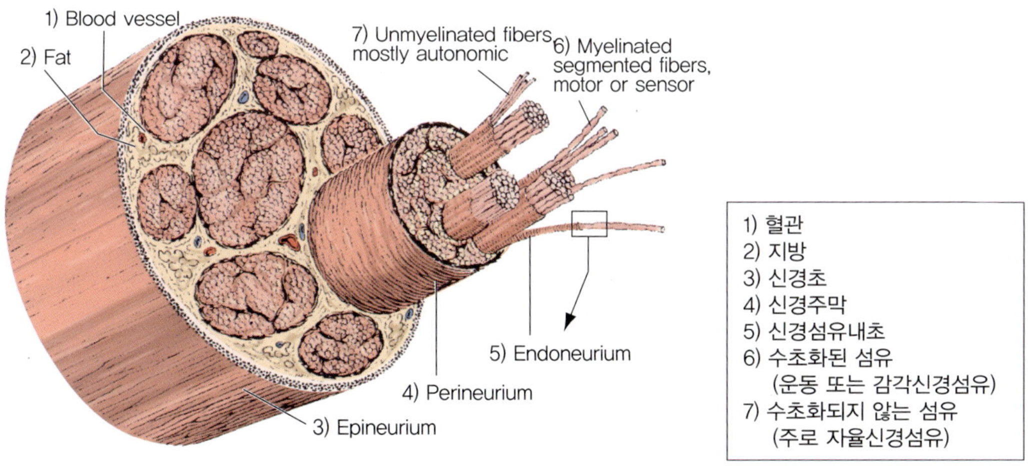

그림 1-2. 말초신경의 단면도(주로 자율신경섬유)

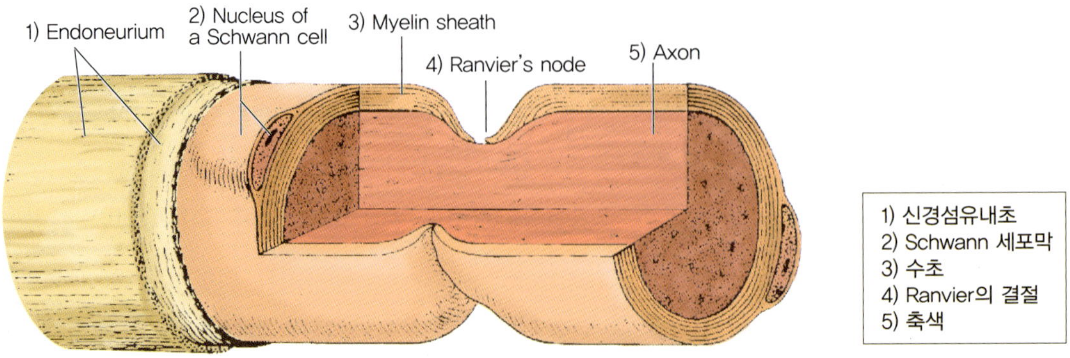

그림 1-3. 수초화 된 신경섬유
그림 1-2의 신경섬유내초를 확대한 것이다.

표 1-1. 말초신경의 형태에 따른 직경, 전도속도 및 기능

형태	직경	전도속도(m/s)	기능
Muscle afferents			
Ia	12~20	70~120	Muscle spindle (annulospiral)
Ib	12~20	70~120	Golgi tendon organ
II	6~12	30~70	Muscle spindle (flower spray)
III	2~6	4~30	Pressure-pain afferents
IV	< 2	0.5~0.2	Pain afferents
Cutaneous afferents			
A	12~20	70~120	Joint receptor
A	6~12	30~70	Pacinian corpuscle, touch receptor
A	2~6	4~30	Touch, temperature, pain
C	< 2	0.5~0.2	Pain, temperature, some mechanoreceptor
Visceral afferents			
A	2~12	4~70	Internal regulation
C	< 2	0.5~0.2	
Efferents			
Alpha	12~20	70~120	Extrafusal skeletal muscle
Gamma	2~8	10~50	Intrafusal muscle spindle
B	< 3	3~30	Preganglionic autonomic efferents
C	< 1	0.5~0.2	Postganglionic autonomic efferents

(3) 축삭의 기능

축삭의 주요기능은 두 가지이다. 첫째는 정보를 활동전위의 형태로 뉴런 세포체에서 연접종말(축삭종말)로 전도하는 것이다. 둘째는 화학물질을 세포체에서 연접 종말로, 반대로 연접 종말에서 세포체로 수송하는 일이다. 이 과정을 축삭원형질수송 또는 축삭수송이라 한다. 축삭수송은 빠른 것과 느린 것이 있는데 빠른 경우 축삭에서 하루에 10~20 mm의 속도로 이동한다. 따라서 축삭이 짧은 경우 시발점에서 종점까지 이동하는데 단지 몇 시간이면 된다. 반면에 느린 축삭수송의 경우는 물질을 하루에 약 1 mm의 속도로 이동한다.

(4) 연접(synapse)

신경조직의 특징은 연접이 있다는 점이다. 축삭의 끝은 여러 개의 가지로 갈라지고 그 끝부분은 약간 팽창되어 종말단추를 이루면서, 다른 신경세포의 수상돌기 또는 세포체 근위축삭 및 원위축삭과 접촉하는데 이것을 연접(synapse)라 하며 근세포와 접합하는 경우를 신경근육접합부(neuromuscular junction)라고 한다. 신경흥분은 축삭으로 전도되어 종말단추에 이르고, 연접 또는 신경근육접합부를 거쳐서 다른 신경세포 또는 근세포에 흥분을 전달한다. 연접은 연접전 뉴런의 축삭말단에서 분비하는 아세틸콜린이라는 신경전달물질이라는 화학물질에 의해서 자극이 전달된다. 이러한 연접은 화학연접과 전기연접으로 나누어진다(그림 1-4).

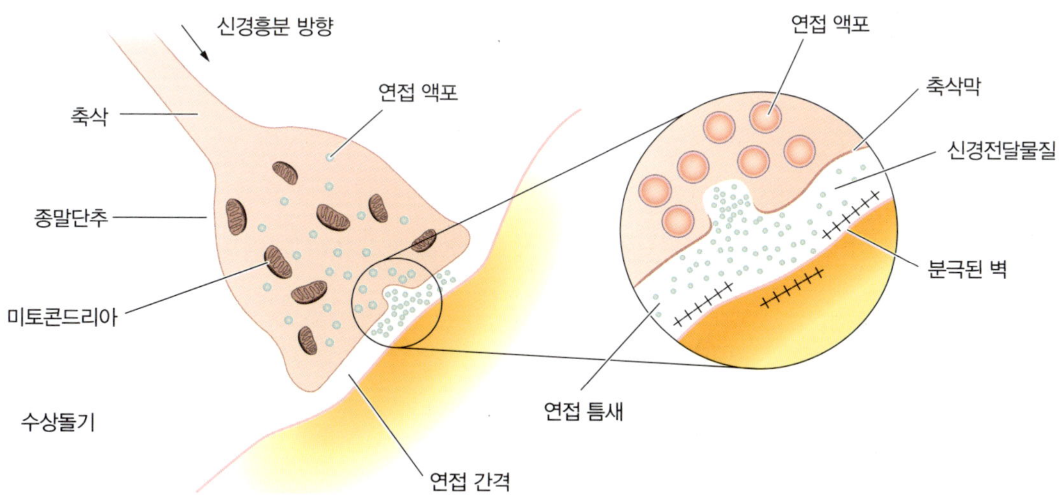

그림 1-4. 연접 간극에서의 뉴런 신경전달
Axon : 축삭, Receptors : 수용체, *Neurotransmitters* : 신경전달물질

① 화학연접(화학적 시냅스)

화학연접의 특징은 연접전 세포(presynaptic cell)는 축삭종말에 수많은 소낭이 모여 있다는 것이다. 이 소낭에는 전달물질이 들어 있다. 연접전 종말막과 연접후 세포막 사이에 공간이 있다. 이 공간의 간격은 20 nm로써 매우 좁다. 연접이 활성화되어 정보를 전달할 때 연접전 종말에 있는 소낭들은 연접전막에 용해되어서 소낭 속에 있던 전달물질을 연접 공간으로 방출한다. 신경전달물질은 좁은 연접 공간에서 확산되어 나가며, 연접후막의 표면에 있는 특정 화학수용기 분자에 부착함으로써 연접후 세포를 활성화 시킨다.

화학연접은 세 가지 유형이 있는데 그 중 가시 연접과 축삭종말에 있는 타원형 소낭이 있는 연접은 연접전 뉴런의 흥분성 연접 전달물질로서 연접후 뉴런 세포막의 Na^+에 대한 투과성을 높여 활동전위가 발생되기 쉽게 한다. 한편 평평한 소낭이 있는 연접전 뉴런에서 방출되는 연접전 뉴런의 억제성 연접 전달물질은 연접후 뉴런의 K^+에 대한 투과성을 높임으로 오히려 활동전위가 발생되기 어렵게 하는 것으로 알려져 있다. 세 번째 유형의 연접에는 조밀한 중심을 지닌 소낭이 분포하며, 카테콜라민(catecholamine)이라는 전달물질이 내포되어 있는데 이 물질은 흥분적일 수도 있고 억제적일 수도 있다.

② 전기연접(전기적 시냅스)

전기연접의 연접전 종말과 연접후막은 결합조직 연접을 사이에 두고 서로 아주 가까이 접근해서 상통한다. 그 사이는 전류가 쉽게 흐를 수 있도록 낮은 전기저항의 교통반(gap junction)이 연접 틈새에 형성되어 있다. 근본적으로 전기연접에는 전달지연이 없는데, 전기적 활성이 신경세포에서 신경세포로 빠르게 퍼지기 때문이다. 전기연접은 조절될 수 없으므로 대부분 신경세포의 기능과 일치하지 않는다. 이들은 신경활성의 정밀한 동시성이 요구되는 곳에서 나타난다.

활동전위가 전기연접의 축삭종말에 도달하면, 그 연접후 뉴런에 전기장을 일으킨다. 그 전기장의 크기가 연접후막의 활동전위 역치에 도달하면, 전압 개폐성 나트륨통로의 문이 열리게 되고 활동전위가 생길 것이다. 그러므로 이 연접에서는 신경전달물질에 의한 화학작용이 개입되지 않는다.

(5) 막전위(membrane potential)

신경세포가 신경신호를 전도하지 않는 안정 상태에 있을 때에는 K^+은 세포막을 비교적 쉽게 투과한다. 그러나 Na^+은 투과되기 매우 어려워 Na^+의 투과성은 K^+의 약 1/100에 불과하다. 그러므로 K^+은 세포내외에 이미 설정된 30대 1의 높은 농도 기울기로 말미암아 세포 밖으로 확산되어 나오려고 한다. 전기적으로 양성을 가진 K^+이 확산되어 나오려 하는 힘은 곧 세포 속을 전기적 음성으로 만들게 되는 것이다. 그렇게 되면 이 세포내 음전기는 K^+을 세포 밖으로 나가지 못하게 안에 붙잡아 두는 힘이 되기도 한다. 그리하여 세포내 음하전으로 K^+을 세포내 붙잡아 두는 힘과 농도 기울기로 인해 밖으로 확산되어 나가려는 힘이 어느 시점에서 균형을 이루게 된다. 이때 세포 안은 대략 −50−90 mV의 전위를 띠게 되는데, 이 전위를 막전위(membrane potential) 혹은 안정막전위(resting potential)라 한다(그림 1-5).

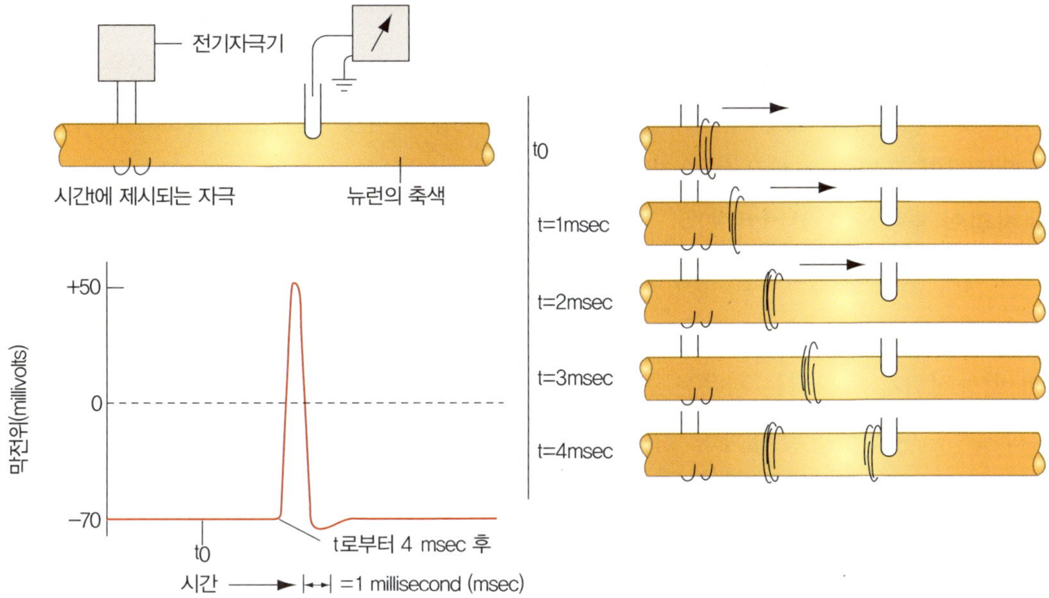

그림 1-5. **활동전위가 축삭을 따라 이동하다가 기록전극을 통과하고 있다. 기록전극은 그 지점에서 축삭막 안팎의 전압을 측정한다.**

(6) 활동전위(action potential)

신경이나 근육세포는 다른 모든 세포와 같이 휴식기엔 분극상태(polarization)로 존재하는데 이 분극상태는 평형을 이루고 있다가 어떤 자극에 의해서 평형이 깨어지고 탈분극상태(depolarization)가 된다. 이때 일어나는 탈분극 및 재분극(repolarization) 과정에 있어서의 전기활동을 활동전위(action potential)이라 부르며, 근육이나 신경도 휴식에는 분극 상태로 있다가 신경의 전기적 자극에 의해 신경근육접합부에서 아세틸콜린이 분비되어 근육에 다다르게 되면 탈분극이 일어나면서 전기활동이 일어나게 되는데 이 활동을 근활동전위라 한다.

활동전위는 축삭을 따라 이동하는데 전형적인 뉴런에서 활동전위는 세포체와 축삭의 경계 지점에서 시작하여 축삭종말까지 이동한다(그림 1-6). 활동전위는 축삭 시작부위와 말단부위의 전압의 크기는 같고 자극의 강도와 상관없이 일정한 크기(약 100 mV)를 갖는다. 매번 활동전위마다 약 1.5 msec 정도 불응기가 있는데 이 기간 동안 다른 활동전압은 자극의 크기와 관계없이 일어나지 않는다. 처음에는 축삭의 기시부위에서 원모양으로 발생한다. 활동전위는 한 지점에서 발생하여 신경섬유를 따라 양쪽으로 전파하게 되는데 이렇게 전파되는 속도를 전도속도라 부르며 이 전도속도는 신경섬유의 수초화에 영향을 받는다.

활동전위는 축삭을 따라 축삭안쪽 뿐만 아니라 축삭을 감싸고 있는 여러 조직을 통해 3차원으로 전파되는데, 이를 볼륨전도(volume conduction)라 한다. 신경전도검사에서 기록하는 전위는 신경에서부터 시작되어 이를 감싸는 조직을 통과하여 피부로 전도되어 오는 전위를 기록하는 것으로, 즉 볼륨전도 되어오는 전위를 측정하는 것이다. 볼륨전도 되어 기록되는 전위는 그 근원에서 비교적 가까운 곳에서만 기록할 수 있는 근역전위(near field potential)와 먼 곳에서도 항상 일정하게 기록할 수 있는 원역전위(far field potential)로 나누어 볼 수 있다. 신경전도검사는 근역전위를 기록하는 방법으로 기록하는 전극이 활동전위의 근원에 가까워야 기록이 가능하며, 위치에 따라 전위의 크기와 잠복기가 달라진다. 즉 활동전위 근원에 가까울수록 전위의 크기가 크고 정확한 잠복기를 가지는 전위를 얻을 수 있다. 또한 전위의 모양에도 차이가 있어 기록하는 전극 밑에서 활동전위가 형성되는 경우와 기록하는 전극 밑으로 활동전위가 지나가는 경우 기록되는 전위의 모양에 차이가 있다. 기록하는 전극 밑으로 활동전위가 지나가는 경우 양성, 음성, 다시 양성의 삼상성파(triphasic wave)가 관찰되는 반면에, 전극 밑에서 활동전위가 형성되는 경우는 음성, 양성의 이상성파(biphasic wave)가 기록된다. 즉 운동신경전도검사에서는 이상성파의 형태로 기록되며, 감각신경전도검사에서는 검사방법에 따라 삼상성 또는 이상성파가 기록될 수 있다.

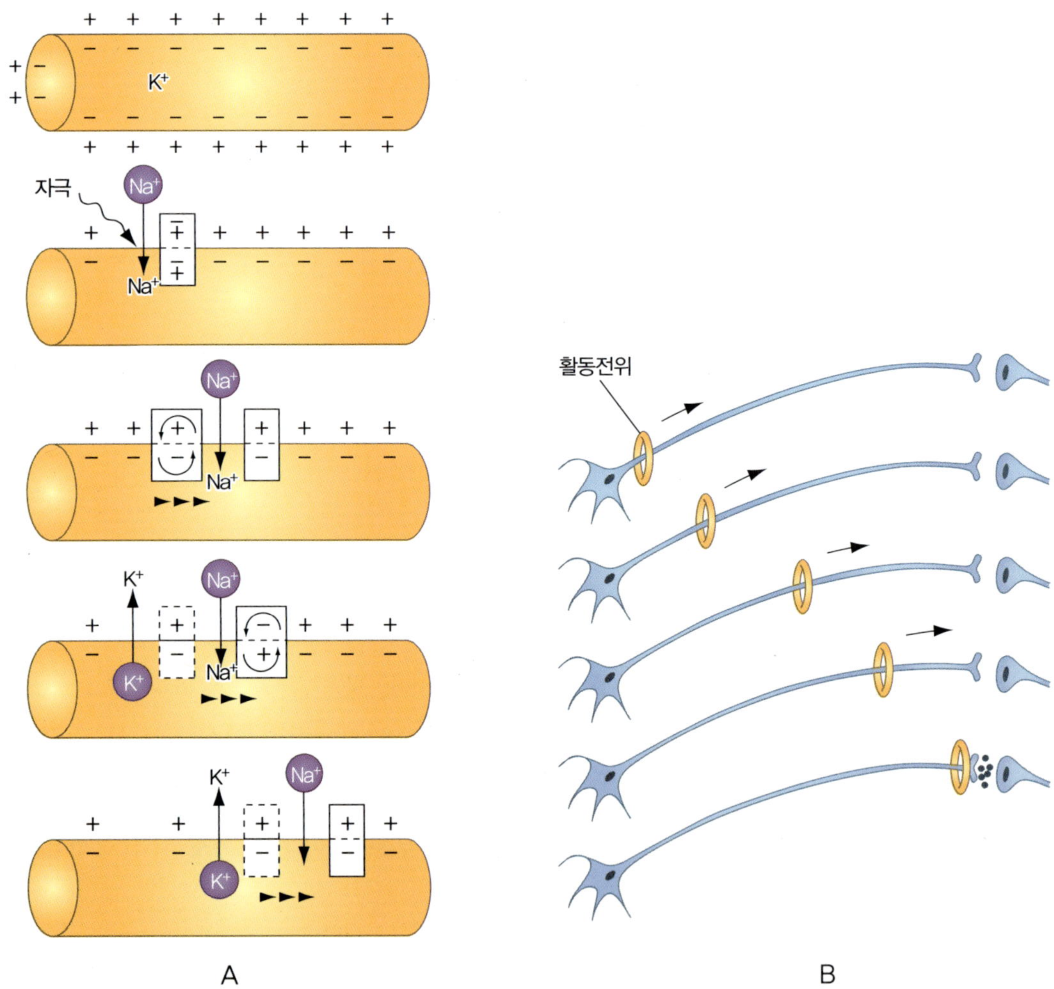

그림 1-6. 활동전위와 이온의 이동(A. 활동전위와 이온의 이동, B. 활동전위가 이동하는 모습)
축삭돌기의 막전위는 주로 농도 기울기에 의해 K^+이 밖으로 확산되어 나오려는 힘에 의한 것으로 속이 밖에 비해 음성이다. 활동전위는 막전위가 탈분극 되면 먼저 Na^+의 투과성이 높아져 이것이 세포 속으로 들어가 세포속이 전기적 양성이 되는 시기와, K^+의 투과성이 높아져 이것이 세포 밖으로 나가게 되어 안정전위로 회복하는 시기로 나누어진다.

(7) 신경의 흥분과 활동전압의 전도

신경세포의 흥분에 있어 세포질은 세포의 외액에 비해 물질의 조성과 농도에 차이를 나타낸다. 세포 내부는 음전하(negative charge)로, 외부는 양전하(positive charge)로 대전되어 있어 항상 일정한 전위차를 유지한다. 이를 안정막전위라 하는데 신경세포의 경우 대략 −70 mV, 근세포는 −80 mV의 일정한 전위차를 유지한다. 이때 Na^+은 세포외부에 약 10배 더 많고 K^+이온은 세포내부에 더 많다. 이 상태를 분극 되었다고 하며 그 전위를 휴지전위라 한다. 이 상태에서 상부신경계나 외부로부터 역치(threshold)를 넘는 자극이 주어지면 탈분극(depolarization)이 일어나 활동전위(action potential)가 발생하게 되어 세포내부가 오히려 양전하를 나타낸다. 이 막전위는 원래의 상태로 돌아오는 재분극(repolarization)이 발생하며 다시 안정막 전위로 회복하게 되므로 세포내에서 기록되는 활동전위는 양성 단상형 파형(monophasic positive wave)의 모양이다(그림 1-7).

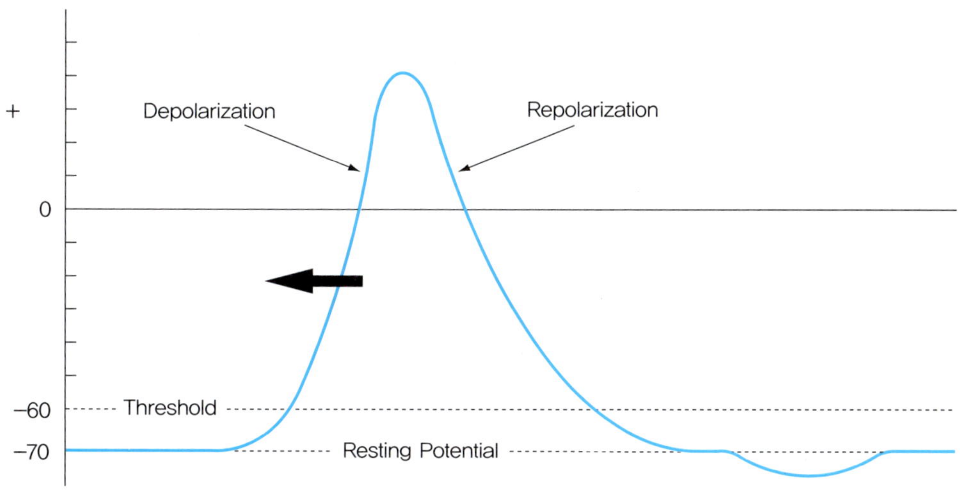

그림 1-7. 뉴런의 활동전위
활동전위의 탈분극(depolarization), 재분극(repolarization)과 함께 우측에서 좌측으로 전파하는 활동전위를 보여준다.

(8) 신경세포의 종류

말초신경내의 축삭은 다양한 구조를 지니고 있고 각각의 기능과 연관된 세 가지의 독특한 섬유형태를 지닌다.

표 1-2. 신경세포의 종류

형태	직경	전도속도	기능
Type A	2~20 μm	10~70 m/s	운동, 감각기능 특히 진동 및 심부감각
Type B	3 μm	7~15 m/s	주로 신경절전 자율신경 일부 통각 및 온도
Type C	1 μm	2 m/s	무수신경 주로 통각 및 온도감각

(9) 말초신경 손상의 형태

말초신경 손상은 축삭, 수초, 세포체, 지지 결체조직, 신경에 혈액을 공급하는 영양혈관 등 각각에서 일어날 수 있다. 말초신경 손상의 기본 병리현상은 3가지로 구분된다(그림 1-8).

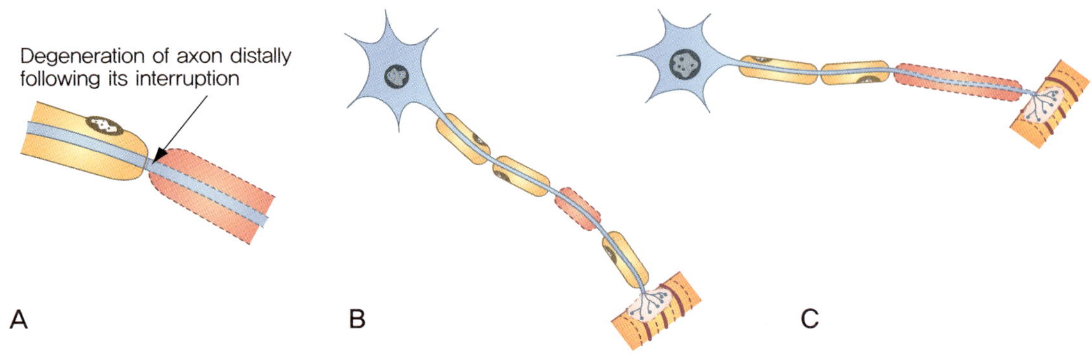

그림 1-8. 말초신경손상의 3가지 조직학적 기본형태
A. Wallerian 퇴화 B. 분절성 퇴화(segmental degeneration) C. 원위축삭 퇴화(distal axonal degeneration)

① 왈러리안 퇴화(wallerian degeneration)

단절 후 축삭의 원위부로 퇴화가 일어난다. 비교적 급성의 외상, 또는 외부의 압박 등에 따라 말초신경의 축삭기능이 장애를 받는 경우 장애를 받은 신경부위로부터 그 이하 쪽으로 축삭의 변성이 초래된다. 물론 이 경우 이를 둘러싼 수초에도 이차적 병변이 초래되며, 시기적으로 이 과정은 비교적 늦게 도래된다.

② 분절성 퇴화(segmental degeneration)

축삭(axon)은 거의 정상이면서 이를 둘러싸고 있는 수초(myelin sheath)에 국한된 탈수초현상이 같은 신경의 여러 군데에 초래되는 병변을 의미한다. 대표적인 질환으로는 기옝-바레 증후군(Guillain-Barre's syndrome)이 있다.

③ 원위 축삭 퇴화(distal axonal degeneration)

세포체 또는 축삭에 대한 손상이 축삭에 영향을 미쳐 말초로부터 거꾸로 기능을 일어가는 dying-back phenomenon 현상이 일어난다. 전반적인 다발신경병증(polyneuropathy)과 관계되어 나타나는 말초신경의 병변 형태로 주로 수초의 말단부위로부터 수초변성이 진행되는 형태이다.

(10) 신경병증의 침범된 정도 및 부위에 따른 분류

① 다발신경병증(polyneuropathy)

말초의 신경을 대칭적으로 침범하여 근력약화, 감각 및 건반사 장애를 초래한다. 대부분의 신경장애가 다발신경병증의 임상형태를 보인다.

② 단일신경병증(mononeuropathy)

한 개의 말초신경에 병변이 있는 경우로 대부분 외상(trauma)이나 외부압박(entrapment)등에 의한 경우가 많다.

③ 다단일신경병증(mononeuritis multiplex)

신체 내 여러 개의 말초신경에 병변이 있는 경우를 의미하며 혈관염(vasculitis)을 초래시키는 여러 가지 전신질환에 의한 경우가 흔하다.

(11) 말초신경계통

말초신경계통(peripheral nervous system)은 중추신경계통 밖에서 중추신경계통과 말초기관을 연결하는 신경세포체와 신경섬유로 구성되며 중추신경계통에서 나오거나 들어가는 자극을 전달한다. 이들이 만드는 신경섬유다발은 결합조직 막으로 둘러싸여 있으며 질기고 흰색을 띄고, 이것을 신경(nerve)이라고 한다. 말초신경계통에서 신경세포의 세포체들이 무리를 지어 존재하는 것을 신경절(ganglion)이라고 하며 척수신경절(spinal ganglion)을 예로 들 수 있다.

신경에는 크게 뇌신경과 척수신경이 있다. 뇌신경(cranial nerves)은 12쌍이 있으며, 대부분 머리뼈 안에 들어 있는 뇌에서 시작되기 때문에 머리뼈에 뚫린 구멍을 통해 머리뼈 밖으로 나온다.

척수신경(spinal nerves)은 모두 31쌍이 존재하며 척주 속에 들어 있는 척수에서 시작되어 척추 사이구멍(추간공, intervertebral foramen)을 통해 밖으로 나온다(그림 1-9).

말초신경계통은 구조적으로나 기능적으로 중추신경계통과 밀접하게 연결되어 있다. 들신경섬유(afferent fiber) 또는 감각신경섬유(sensory fiber)는 감각기관과 몸의 여러 부분에 있는 감각수용기(예: 피부, 내장, 기관, 근육 등)로 중추신경계통으로 자극을 전달한다. 날신경섬유(efferent fiber) 또는 운동신경섬유(motor fiber)는 중추신경계통에서 작용기관(근육과 분비샘)으로 자극을 전달한다.

척수신경은 척수에서 앞 · 뒤 두 종류의 잔뿌리(rootlet)로 시작되며 척수 한 분절(segment)의 잔뿌리가 모여 하나의 뿌리가 되고(root), 앞 · 뒤 두 개의 뿌리는 척추사이구멍 부근에서 만나 하나의 줄기를 이룬 다음 곧바로 뒤가지(후지, dorsal ramus)로 나뉜다(그림 1-10, 11). 앞뿌리(전근, anterior root, ventral root)는 척수의 앞뿔에 있는 신경세포체에서 나온 운동신경섬유이고, 뒤뿌리(후근, posterior root, dorsal root)는 척수의 뒤뿔로 들어가는 감각신경섬유로 구성된다. 뒤가지는 척주와 척주뒤쪽에 있는 등의 깊은 근육과 피부에 분포하고, 앞가지는 더 넓은 부위인 몸통의 앞면과 옆면, 팔다리의 근육과 피부에 분포한다(그림 1-11). 척수신경에는 몸신경섬유(체성신경섬유, somatic fiber)와 내장신경섬유(visceral fiber)성분이 모두 들어 있으며 각각에는 감각성분과 운동성분이 들어있다. 일반적인 몸감각 신경섬유(somatic sensory fiber)는 피부의 바깥수용성감각(외수용성감각, exteroceptive sensation; 통증, 온도감각, 촉각, 압력)이나 근육, 힘줄, 관절의 고유감각(proprioceptive sensation)을 척수로 전달하며 몸운동 신경섬유(somatic motor fiber)는 뼈대근육에 자극을 전달한다.

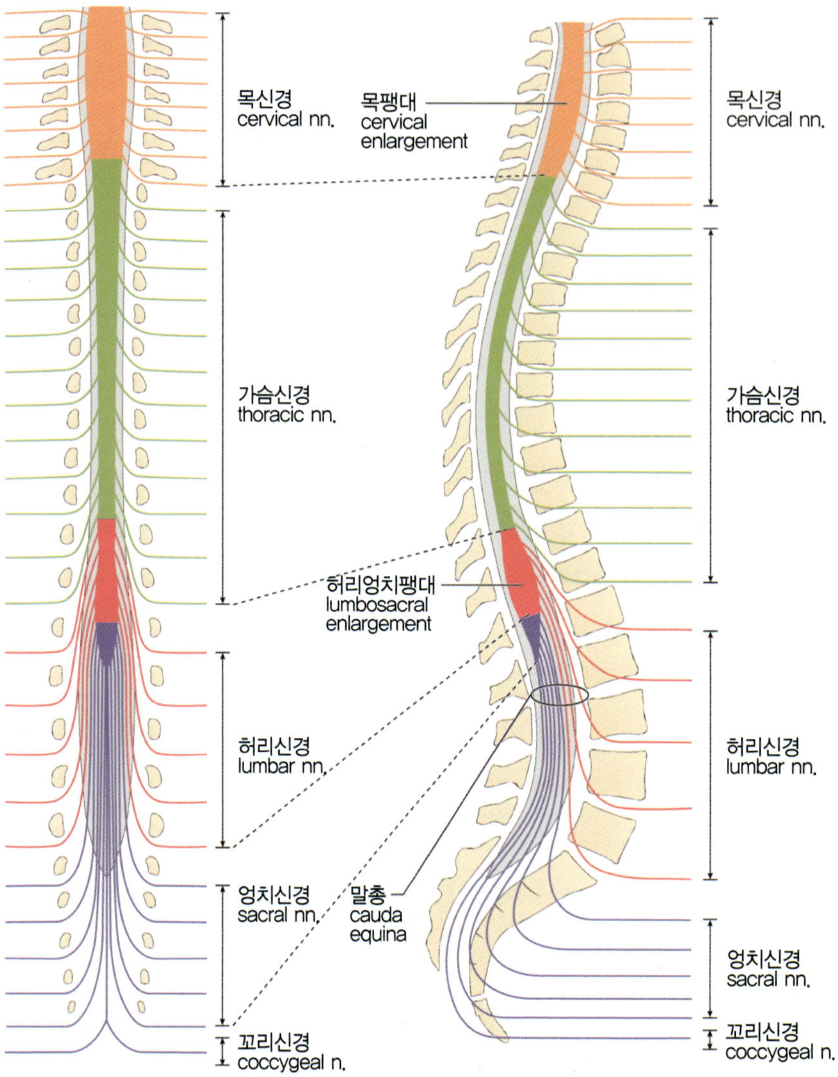

그림 1-9. 척수신경의 구성

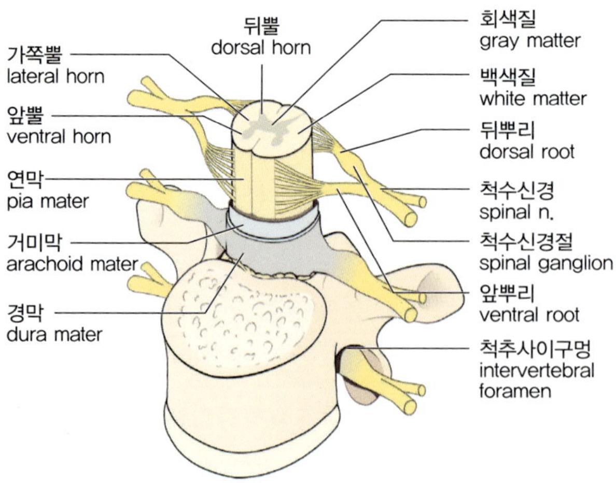

그림 1-10. 척수와 척수막

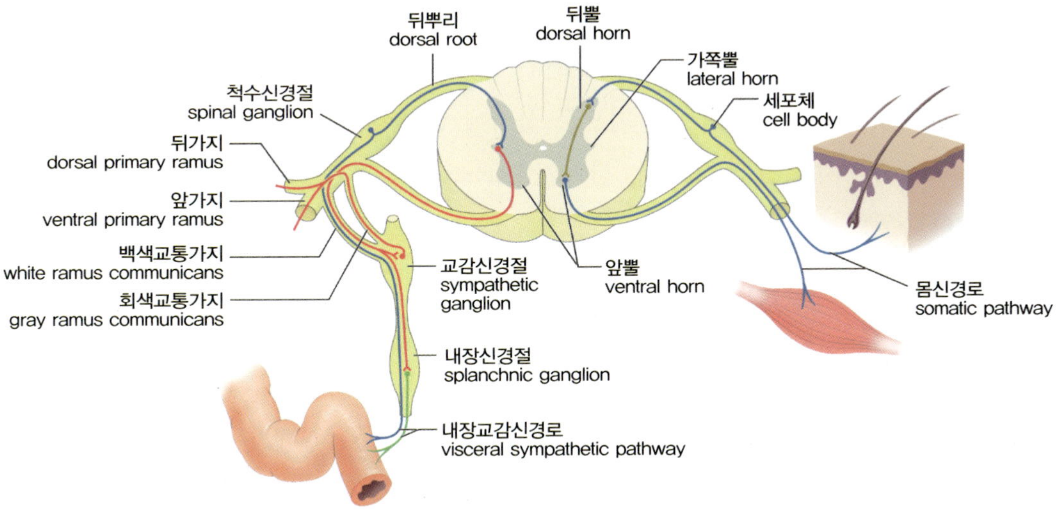

그림 1-11. 몸신경과 내장신경의 구성

2. 신경전도검사의 원리

1) 개요

신경전도검사는 근전도만으로 진단이 어려운 압박성 신경병변, Charcot-Marie Tooth disease, 당뇨병성 신경병변 등은 일차적 병변이 신경섬유에 있는 것이므로 신경전도검사가 유용하게 이용된다. 또한 신경의 손상정도의 진단과 손상 후 혹은 신경문합술 후 재생경과 관찰을 하는데 필수적인 검사이다.

신경전도의 원리를 보면 말초신경에 역치(threshold)를 넘는 전기적 자극을 가하면 활동전위(action potential)가 발생하고 이 활동전위는 운동신경 및 감각신경을 따라 전파한다. 신경전도검사는 이러한 생리적 반응을 이용해서, 근육의 복합근활동전위(compound muscle action potential, CMAP) 및 신경

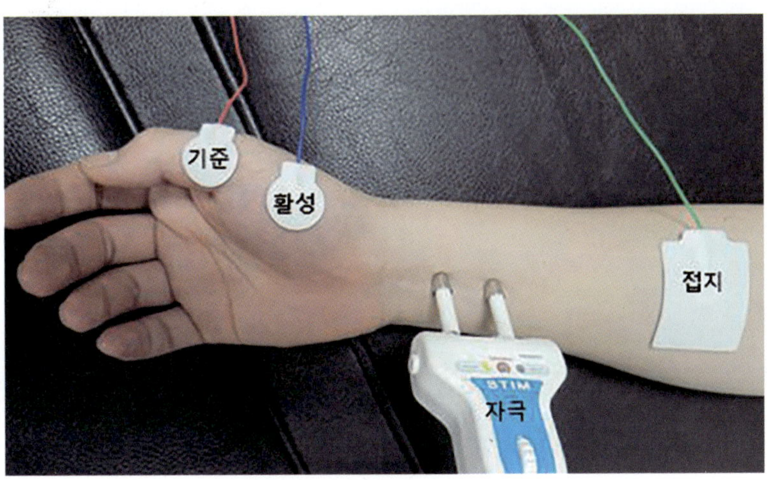

그림 1-12. 운동신경전도검사

의 감각신경활동전위(sensory nerve action potential, SNAP) 혹은 복합신경활동전위(compound nerve action potential, CNAP)를 기록하여 신경의 생리적 기능을 평가하는 검사법이다(그림 1-12).

임상적으로 신경전도검사는 표준화된 방법으로 신경에 전기적 자극을 가하여 유발된 활동전위의 파형인 진폭(amplitude), 지속시간(duration), 잠복기(latency) 및 전도속도(conduction velocity)를 분석한다(그림 1-13~16).

신경전도검사를 통한 해당 신경의 이상 유무를 확인하여 비정상적일 경우 병변을 국소화하여 병변의 특성을 유추하고, 임상적 소견과 함께 고려하여 신경근육질환(neuromuscular disease)의 진단과 그 정도를 평가하는데 그 목적이 있다.

임상적 목적에 따라 다양한 신경에서 신경전도검사를 선택적으로 시행하나 일반적으로는 상지는 정중신경(median nerve)과 자신경(척골신경, ulnar nerve), 하지는 온종아리신경(총비골신경, common peroneal nerve), 정강신경(경골신경, tibial nerve), 장딴지신경(비복신경, sural nerve), 그리고 얕은 종아리신경(표재성 비골신경, superficial peroneal nerve)에서 검사가 시행된다. 이와 함께 후기반응인 F파와 H반사를 시행하여 일반적인 신경전도검사로는 직접적으로 평가하기 어려운 근위부 신경 및 신경뿌리(nerve root)에 대한 정보를 제공한다.

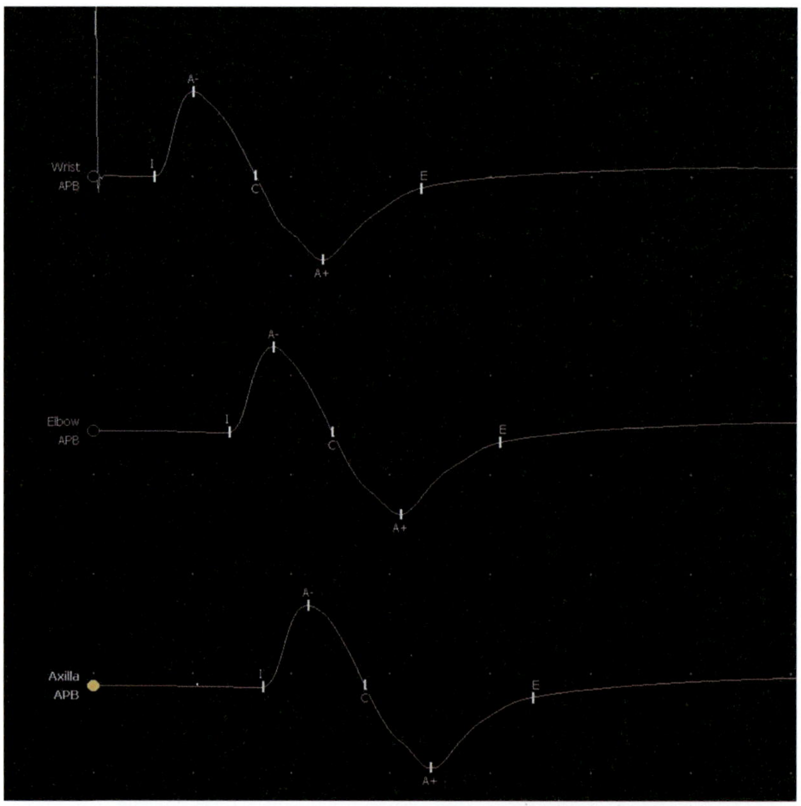

그림 1-13. 운동신경전도검사의 파형

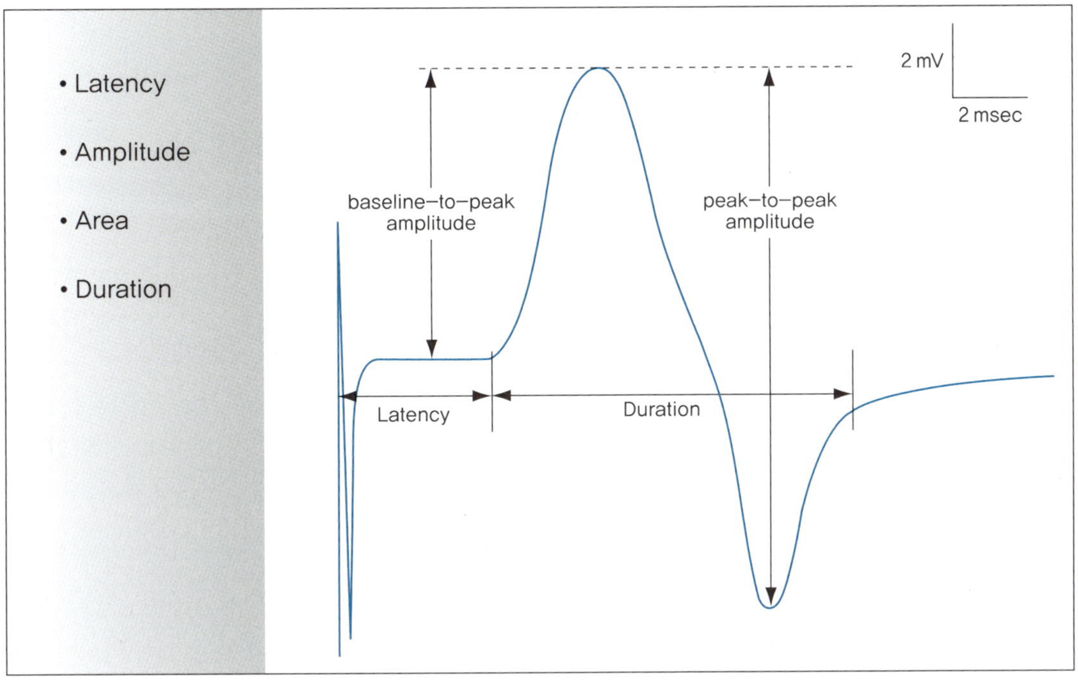

그림 1-14. 운동신경전도검사의 파형분석

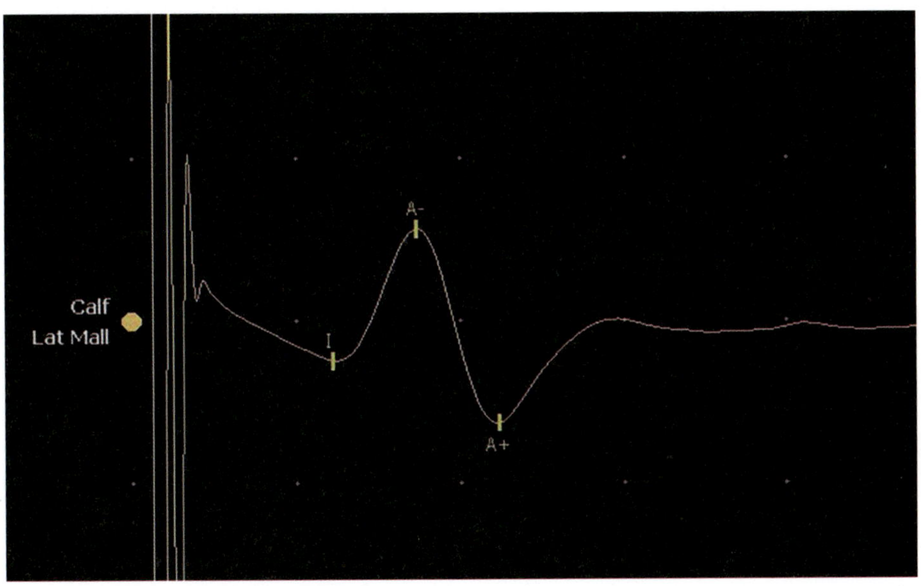

그림 1-15. 감각신경전도검사의 파형

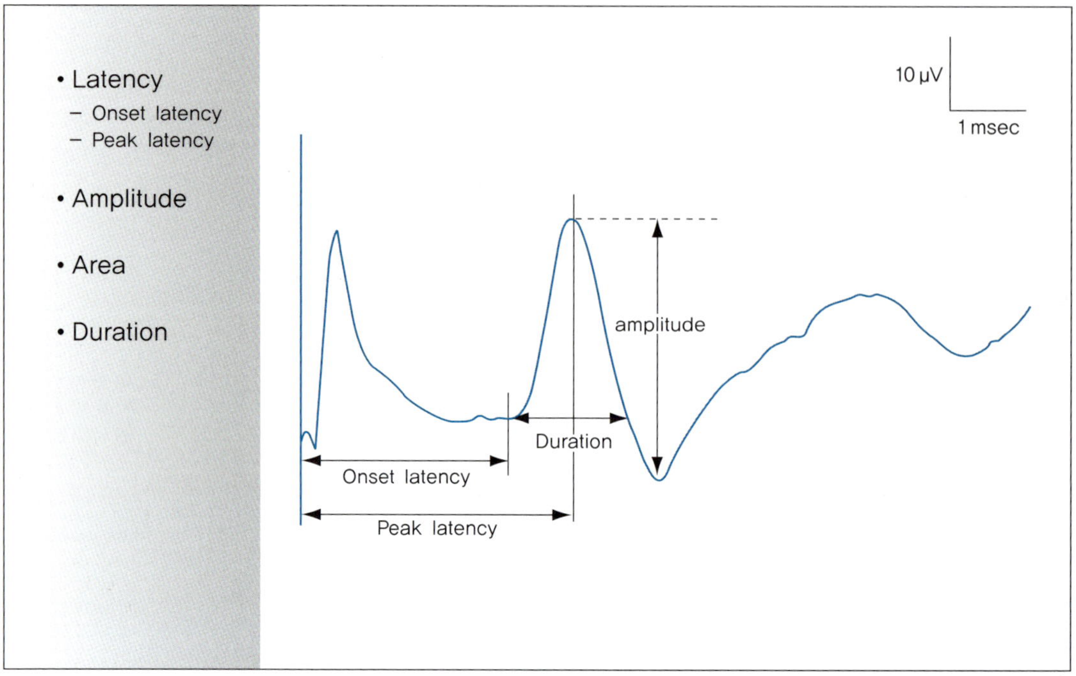

그림 1-16. 감각신경전도검사의 파형분석

3. 운동신경전도검사(motor nerve conduction studies, MNCS)

운동신경전도검사에서는 운동신경뿐만 아니라 신경근육접합부 및 근육의 생리적 반응까지 모두 반영한 결과이다. 검사방법은 힘살–힘줄검사법(belly-tendon technique)으로 전극을 부착한 후 최대초과 자극으로 자극하여 복합근활동전위(compound muscle action potential, CMAP)를 기록한다(그림 1-17).

운동신경의 활동전위 진폭과 신경전도속도를 보면 몸쪽으로 갈수록 위상상쇄(phase cancellation) 현상에 의해서 진폭은 낮아지고, 몸쪽으로 갈수록 피부온도가 높아지고 신경 섬유의 굵기와 수초(myelin)가 두꺼워져서 신경전도속도는 빨라지게 된다.

복합근활동전위는 신경의 복합활동전위보다 수 백배 더 큰 전위를 가지므로 시행하기에 기술적으로 용이하나, 그 비정상적인 소견의 해석에 있어서는 신경근육접합부 질환이나 근육병증의 가능성도 함께 고려해야 한다.

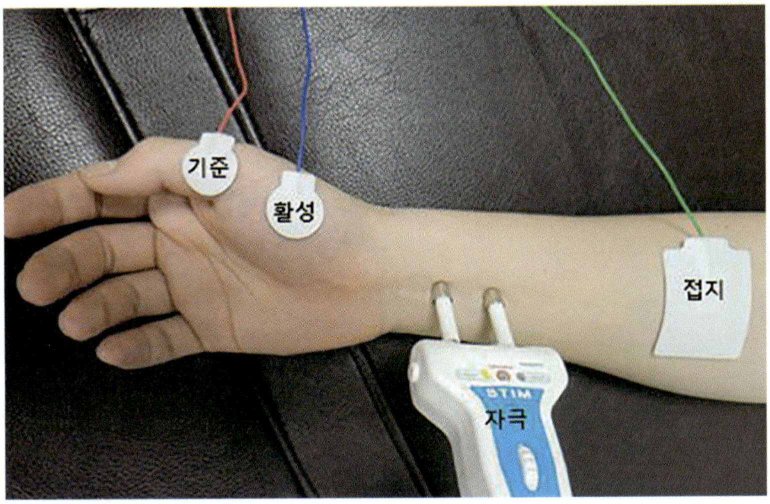

그림 1-17. 힘살(belly)–힘줄(tendon) 검사법으로 전극 부착

1) 자극

자극기(stimulator)는 그림 1-18과 같다. 자극기의 음극(cathode)은 주변에 음전위(negative potential), 양극(anode)은 양전위(positve potential)의 영역을 생성하고, 그 결과로 음극 아래에 위치한 피하조직 속의 신경에서는 탈분극(depolarization)이, 양극 아래에 위치한 신경에서는 과분극(hyperpolarization)이 된다. 그러므로 자극에 반응하여 자극기의 음극 바로 아래에 있는 신경에서 최초의 활동전위가 발생하고 축삭을 따라 전파하게 된다. 신경전도검사에 있어 후기반응(F파, H반사)을 제외하고는 운동신경전도검사, 감각신경전도검사 및 혼합신경전도검사에서 항상 자극기는 음극이 기록전극(recording electrode)쪽으로 향하도록 위치해야 한다.

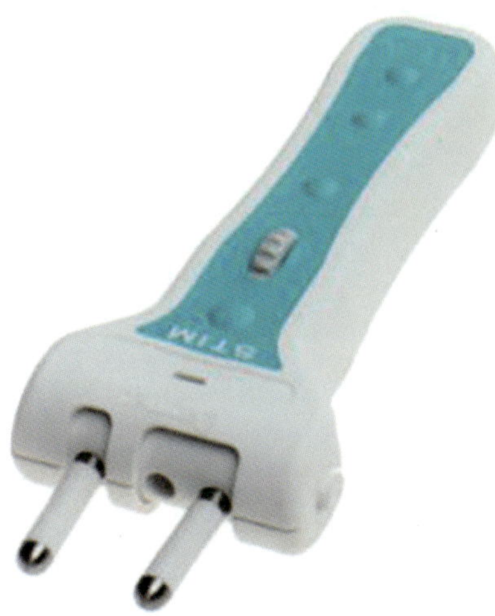

그림 1-18. 신경전도검사에 사용하는 자극기(Tru Trace EMG, DEYMED)

2) 자극강도

자극의 강도는 자극의 세기와 기간으로 결정된다. 운동신경전도검사에서 가해지는 자극의 세기는 일반적으로 최대자극(maximal stimulation)보다 약 20~30% 정도 더 큰 강도인 최대초과자극(supramaximal stimulation)을 가해 전위를 얻는다. 그림 1-19를 보면 11 mA이 최대자극이었으며 이에 20~30%의 자극강도를 더한 14 mA가 최대초과자극이 되었다. 반면에 최대초과자극보다 강한 자극을 가하는 경우 음극에 의해 형성되는 전기장이 커져 음극보다 기록전극에 더 가까운 신경에서 탈분극이 일어나므로 측정에 오류가 발생할 수 있으며, 검사하고자 하는 신경이 아닌 주변에 위치한 운동신경의 탈분극을 유도하여 결과적으로 주변 다른 신경의 지배를 받는 근육에서 발생한 활동전위가 볼륨전도(volume conduction)에 의해 기록전극에 반영될 수 있으므로 자극강도에 주의를 요한다.

자극의 기간은 일반적으로 0.1~0.2 msec이나 병적인 과정에 이환 된 신경은 흥분성(excitability)이 감소되어 있으므로 최대초과자극을 보장하기 위해서 자극의 기간을 0.5~1 msec까지 늘여야 하는 경우도 있다.

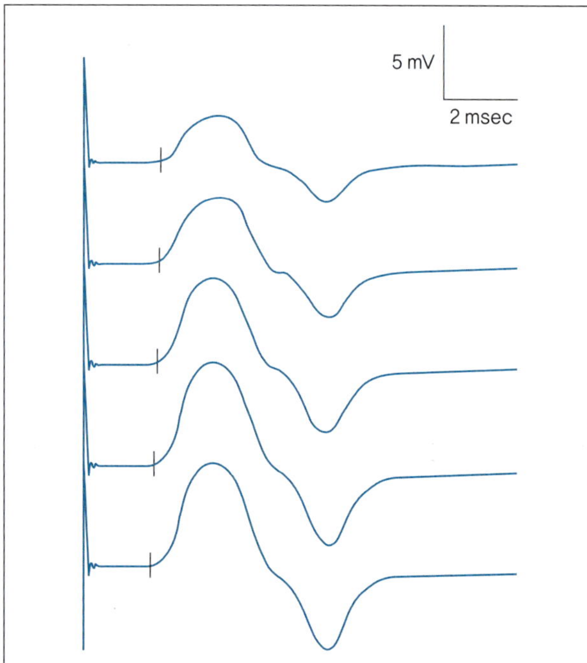

Current	Amplitude	Latency
6.0 mA	4.5 mV	3.6 msec
7.2 mA	6.8 mV	3.5 msec
9.0 mA	9.3 mV	3.5 msec
11.0 mA	10.5 mV	3.2 msec
14.0 mA	10.5 mV	3.1 msec

그림 1-19. 최대초과자극

자극 9.0 mA에서 진폭이 9.3 mV, 잠복기 3.5 msec이었으며, 자극을 11.0 mA로 증가시켰을 때 진폭이 10.5 mA로 증가하였고, 잠복기는 3.2 msec로 단축되었다. 자극의 세기를 11.0 mA의 20~30% 올려서 14.0 mA로 자극하였을 때 진폭은 10.5 mV로 변화가 없었고 잠복기는 3.1 mA로 단축되었다. 결론적으로 11.0 mA는 최대자극이고 14.0 mA는 최대초과자극이 된다.

3) 기록

근육섬유의 활동전위의 총합을 반영하는 복합근활동전위(compound muscle action potential, CMAP)를 얻기 위해 주로 표면전극(surface electrode)이 사용된다(그림 1-20).

기록전극은 활성전극(active electrode)과 기준전극(reference electrode)으로 구성되며 두 전극 간의 전위차를 기록한다. 활성전극은 근육의 운동점(motor point)에, 기준전극은 전기적 활동이 없는 원위부 힘줄(tendon) 바깥쪽에 부착한다. 활성전극이 근육의 운동점에 위치하므로 기록되는 전위는 초기음전위(initial negative potential)를 보이고 따라오는 양전위(positive potential)로 구성되어 이상 활동전위(biphasic action potential)로 관찰된다. 그러므로 최초에 양의 방향으로 휘기 시작하는(initial positive deflection) 경우는 대부분 활성전극이 근육의 운동점에 정확히 위치하지 않는 경우이므로 활성전극의 위치조절이 필요하다.

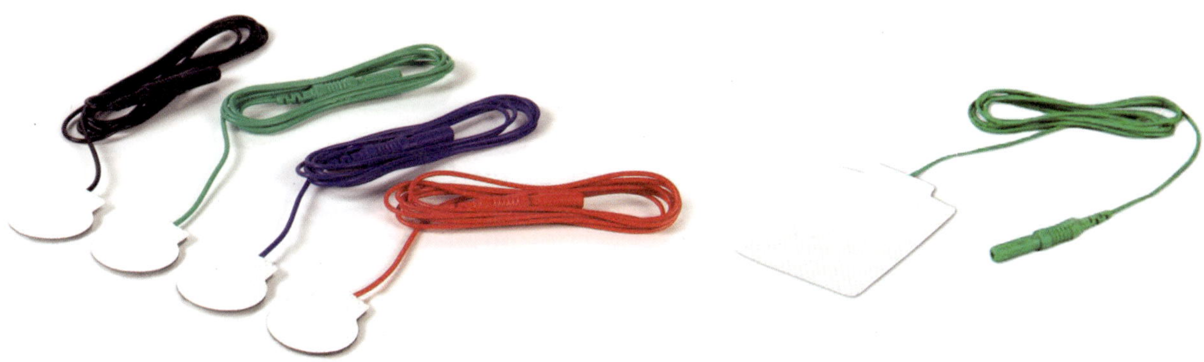

그림 1-20. 기록에 사용되는 전극(테크노메드, USA)

4) 운동신경전도검사의 지표

용어의 정리

- 복합근활동전위(compound muscle action potential, CMAP): 운동신경자극 후 근육에서 기록되는 활동전위, 감각신경의 활동전위보다 지속시간이 길고 진폭도 훨씬 크다(단위: mV).
- 잠복기(latency): 자극 후 복합근활동전위의 최초반응이 일어날 때까지의 시간(단위: ms)
- 종말잠복기(terminal latency): 신경의 가장 원위부(distal)를 자극해서 얻은 잠복기(단위: ms)
- 전도시간(conduction time): 두 자극점 사이의 신경전도시간(단위: ms)
- 전도속도(conduction velocity): 두 자극점 사이의 거리(mm)를 두 자극점 사이의 전도시간으로 나눈 수치(단위: m/s)

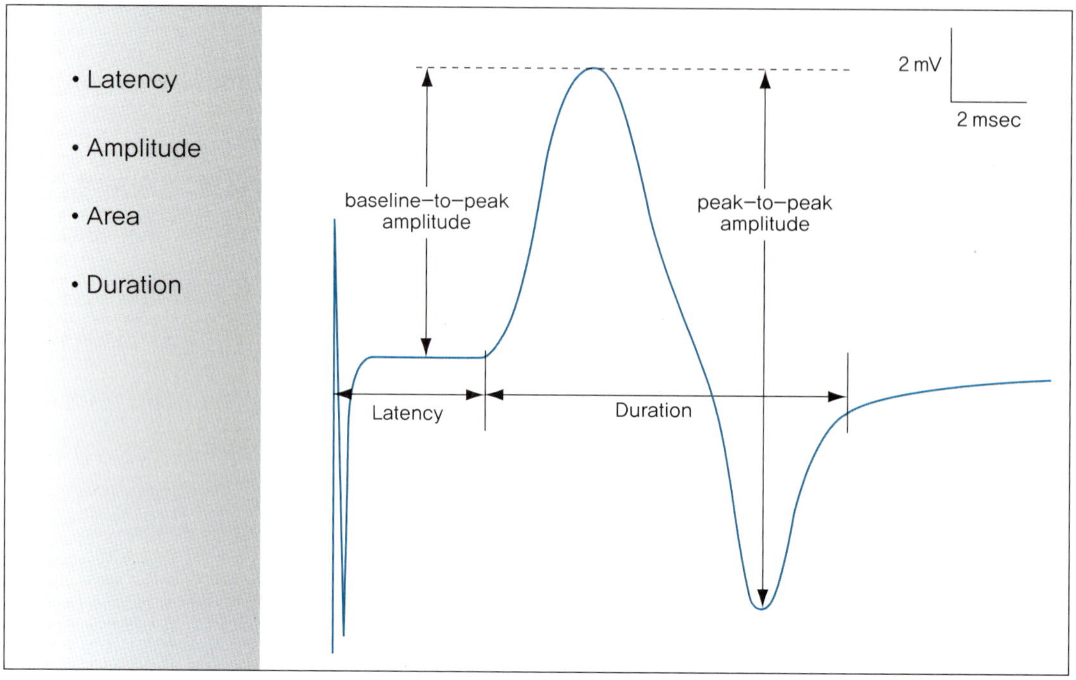

그림 1-21. 운동신경전도검사의 지표

(1) 복합근활동전위(compound muscle action potential, CMAP)

복합근활동전위는 각 운동단위전위(motor unit potential)의 공간적, 시간적 총합으로 반영된다. 각 운동단위전위의 진폭 및 기간뿐만 아니라 여러 운동단위전위의 시간적 분포(temporal distribution)에도 영향을 받는다. 이 시간적 분포는 각 운동신경섬유 개개의 전도속도 분포를 반영하며, 전도 구간의 거리가 클수록 비례하며 그 분산의 정도가 커진다. 그러므로 각각의 운동단위전위의 시간분산(temporal dispersion)은 원위부 자극에서 보다 근위부 자극에서 더욱 뚜렷해진다.

시간분산은 각 운동단위전위간의 위상상쇄(phase cancellation)를 유발하여 결과적으로 복합근활동전위의 진폭의 감소, 기간 및 rise time의 연장을 초래한다. 위상상쇄는 개개 신경활동전위를 기록하는 감각신경전도검사(sensory nerve conduction studies) 및 혼합신경전도검사(mixed nerve conduction studies)에서도 같은 원리로 적용된다.

그러나 복합근활동전위의 근위부 자극에 따른 크기 감소, 기간연장은 감각신경활동전위의 그것에 비해 작다. 그 이유는 우선, 단일 운동단위전위의 기간(10~15 msec)이 단일 신경활동전위의 그것(≤1 msec)에 비해 크므로 다소간 시간분산이 있다고 하더라도 복합근활동전위의 위상상쇄(phase cancellation)는 감각신경활동전위에서 보다 적게 일어난다. 그리고 감각신경전도검사에서 활동전위로 기록되는 감각신경섬유의 최고전도속도와 최저전도속도의 차이는 25 msec로 운동신경섬유에서의 13 msec 보다 약 두 배의 편차를 보이므로 근위부 자극으로 올라갈수록 감각신경전도검사에서의 활동전위의 크기는 원위부의 활동전위에 비해 크게 감소한다. 이러한 이유로 탈수초성 병변에 있어 특징적인 신경생리적소견인 전도차단(conduction block)이나 시간분산(temporal dispersion)은 운동신경전도검사의 활동전위에서만 평가되는 바, 감각신경활동전위의 경우에서는 정상적으로도 전도거리에 따라 민감하게 반영되므로 병적인 소견과의 감별이 힘든 이유이다.

(2) 잠복기(latency)

잠복기는 신경자극에 의한 활동전위가 자극부위로 부터 축삭말단, 신경뿌리 전달 및 운동섬유의 탈분극까지의 신경자극전도에 소요되는 시간을 모두 포함한다. 시작 잠복기(onset latency)를 사용한다. 복합근활동전위에서 최초로 기저선(baseline)을 떠나는 순간을 시작잠복기로 설정한다.

(3) 지속시간(duration)

지속시간은 각 근섬유방전(discharge)의 동시성(synchrony)을 의미한다. 근섬유가 거의 동시성으로 자극되면 복합근활동전위의 지속시간은 짧아진다. 한편 각 신경섬유의 전도속도의 차이가 크면 복합근활동전위의 지속시간은 길어진다. 그러므로 복합근활동전위의 지속시간은 굵은 운동신경섬유의 전도속도의 범위와 관련이 깊다. 복합근활동전위가 다양한 위상으로 나누어지면 분산현상(dispersion phenomenon)이 생기는데, 이것은 굵은 운동신경섬유의 전도속도와 범위가 크다는 것을 뜻하며 병리학적으로는 탈수초가 있음을 의미한다. 음극파(negative spike)의 기간 및 시작잠복기부터 종단부 양극파(terminal positive deflection)가 기저선으로 복귀하는 시점까지의 전체파형의 기간으로 구할 수 있다.

(4) 진폭(amplitude)

진폭은 신경자극에 의해 활성화된 근육섬유의 대략적인 숫자의 합이다. 진폭은 기저선 파간(baseline to peak) 혹은 정점간(peak to peak) 진폭의 방법으로 구할 수 있으며 모두 사용이 가능하다. 기저선 파간 진폭은 모든 근섬유의 운동단위전위의 총합을 반영하는 것으로 보다 더 생리적 의의를 가진다고 하여 기저선 파간 진폭을 사용하는 추세이다. 근위부 신경 자극시 얻은 활동전위는 원위부 자극의 활동전위에 비해 진폭이 감소되는데, 일반적으로 그 폭은 20%를 넘지 않는다. 그러나 뒤정강신경(후경골신경)의 신경전도검사에서는 오금(popliteal fossa) 자극 시 기술적으로 최대초과자극이 어려운 경우가 있으므로 이를 전도차단(conduction block)으로 해석하는 데는 주의를 요한다. 탈수초성 질환에서도 시간분산(temporal dispersion)이나 전도차단으로 인해서 감소될 수 있다. 이때 진폭의 형태 변화나 구간에 따른 크기의 차이가 나타난다.

(5) 면적(area)

일반적으로 음극파의 면적을 지칭하며, 그 의미는 진폭의 면적에 상응한다. 활동전위의 양극부분의 면적은 진폭에서의 파간진폭의 경우와 마찬가지로 위상상쇄(phase cancellation)에 취약하여 그 생리적 의미는 상대적으로 낮다.

(6) 신경전도속도(nerve conduction velocity, NCV)

신경전도속도는 원위부 및 근위부 사이의 거리를 원위부 및 근위부 사이의 잠복기 차이(전도시간, conduction time)로 나누어 구할 수 있는데, 이는 가장 빠른 신경섬유의 최대전도속도를 의미한다. 전도속도가 감소되기 위해서는 거의 모든 운동신경섬유가 느려져야 한다. 그러므로 신경병증이 있어도 일부 정상적인 운동섬유가 있으면 전도속도는 정상으로 측정될 수 있다.

신경전도속도가 정상보다 감소되어 있을 경우, 이는 탈수초성 병변이거나 가장 빠른 전도속도를 보이는 신경축삭의 소실을 의미한다. 운동신경전도속도를 구하는 식은 표 1-3과 같다. 운동신경의 전도속도는 보통 상지에서는 약 50 m/s 이상, 하지에서는 약 40 m/s 이상이 된다. 신경전도속도는 온도와 직접적인 관계가 있어 온도조절이 필수적이다. 또한 신경전도속도는 연령과도 관계가 깊어서 신생아에서는 성인의 약 1/2에 불과하다가 3~5세가 되면 성인 수준에 도달하며 노인에서는 약간 감소한다.

표 1-3. 운동신경전도속도 공식

$$\text{신경전도속도(m/s)} = \frac{\text{전도거리(근위부와 원위부 사이의 거리)(mm)}}{\text{전도시간(근위부잠복기}-\text{원위부잠복기)(ms)}}$$

4. 감각신경전도검사(sensory nerve conduction studies, SNCS)

감각신경활동전위의 기록은 순수감각신경(pure sensory nerve)을 자극하고 역시 순수감각신경에서 기록을 하거나 순수감각신경에서 자극을 하고 혼합신경에서 기록하거나 혼합신경에서 자극하고 순수감각신경에서 기록하는 방법이 있다. 감각신경전도검사법은 두 가지로 나눌 수 있는데, 원위부 신경을 자극하고 근위부 신경에서 감각신경활동전위를 기록하는 법을 정방향 검사(orthodromic method)이라 하며, 이와는 반대로 근위부 신경을 자극하고 원위부 신경에서 기록하는 법을 역방향 검사(antidromic method)이라 한다. 정방향 및 역방향 방법에 의한 감각신경전도검사의 각각 지표값을 비교했을 때, 잠복기는 차이가 없다. 그러나 감각신경활동전위의 진폭은 역방향 방법에서 더 크게 기록되는 장점이 있는 반면에 운동신경도 함께 자극되므로 근허상(muscle artifact)이 발생하는 단점이 있다.

1) 자극

자극의 강도 및 기간의 설정 방법은 운동신경전도검사에서의 방법과 동일하다. 자극기(stimulator)의 음극(cathode)은 주변에 음전위(negative potential)의, 양극(anode)은 양전위(positive potential)의 영역을 생성하고, 그 결과로 음극 아래에 위치한 피하조직속의 신경에서는 탈분극(depolarization)이, 양극 아래에 위치한 신경에서는 과분극(hyperpolarization)이 된다. 그러므로 자극에 반응하여 자극기의 음극 바로 아래에 있는 신경에서 최초의 활동전위가 발생하고 축삭을 따라 전파하게 된다.

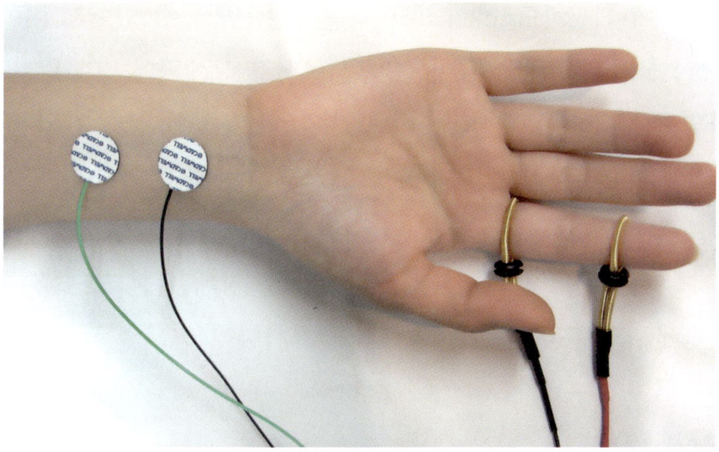

그림 1-22. 감각신경전도검사
손목에 부착된 표면전극이 기록전극이 되고 링전극이 자극기가 되면 정방향 방법이며, 이와는 반대로 링전극이 기록전극이 되고 표면전극이 자극기가 되면 역방향 방법이 된다.

신경전도검사에 있어 F파나 H반사를 제외하고는 감각신경전도검사(sensory nerve conduction studies) 및 혼합신경전도검사(mixed nerve conduction studies)에서 항상 자극기는 음극이 기록전극 쪽으로 향하도록 위치해야 한다.

2) 자극강도

자극의 강도는 자극의 세기와 기간으로 결정된다. 감각신경전도검사에서 가해지는 자극의 세기는 운동신경전도검사와 동일하게 최대자극(maximal stimulation)보다 약 20~30% 정도 더 큰 강도인 최대초과자극(supramaximal stimulation)을 가해 전위를 얻는다.

3) 기록

감각신경활동전위의 기록은 복합근활동전위와는 달리 신경의 활동전위를 직접 기록하는 것으로 이상적인 활동전위의 파형을 얻기 위해서는 두 기록전극 간의 적정거리가 필요한데, 일반적으로 3~4 cm가 권장된다. 실제 임상에서 비만 환자의 경우에는 피부의 지방층이 두꺼워 감각신경활동전위(sensory nerve action potential, SNAP)가 작게 나올 수 있다. 이러한 경우에는 손가락으로 기록전극을 누르고 검사를 하면 정상적인 감각신경활동전위를 얻을 수 있다.

4) 주의사항

감각신경전도검사는 운동신경전도검사에 비해 활동전위의 파형이 작아서 감각신경활동전위가 쉽게 기록되지 않는 경우 장비에 있는 평균화(averaging) 기능을 사용하면 안정적인 파형을 얻을 수 있다. 또한 저항(impedance)이나 잡파(artifact)의 영향을 많이 받을 수 있어서 이에 대한 제거가 중요하다. 활성전극과 기준전극에 같은 잡파가 들어오면 이는 서로 상쇄되어 영향을 미치지 않지만, 전극 간 저항의 차이가 발생하면 검사에 지장을 초래할 수 있다. 따라서 두 전극 간의 저항이 같게 만들어 주는 것이 중요한데 가장 효과적인 방법은 알코올 스펀지를 이용하여 검사부위를 전체적으로 닦아주고 전극이 피부에 단단히 부착되도록 하며, 접지전극은 기록전극과 자극 중간에 부착하는 것이 도움이 된다. 또한 검사실에서 가장 흔하게 발생되는 60 Hz artifact는 침대 전원코드, 휴대폰, 컴퓨터 등의 전기기구에서 발생하므로 이에 대한 분리와 같은 조치가 필요하다.

4) 감각신경전도검사의 지표

용어의 정리

- 감각신경활동전위(sensory nerve action potential, SNAP): 감각 및 혼합신경 자극 후 신경에서 기록되는 활동전위(단위: μV)
- 잠복기(latency): 자극 후 감각신경활동전위의 반응이 일어날 때까지의 시간 또는 두 자극점 사이의 시간(단위: ms)
- 전도속도(conduction velocity): 자극점 사이의 거리(mm)를 전도시간으로 나눈 수치(단위: m/s)

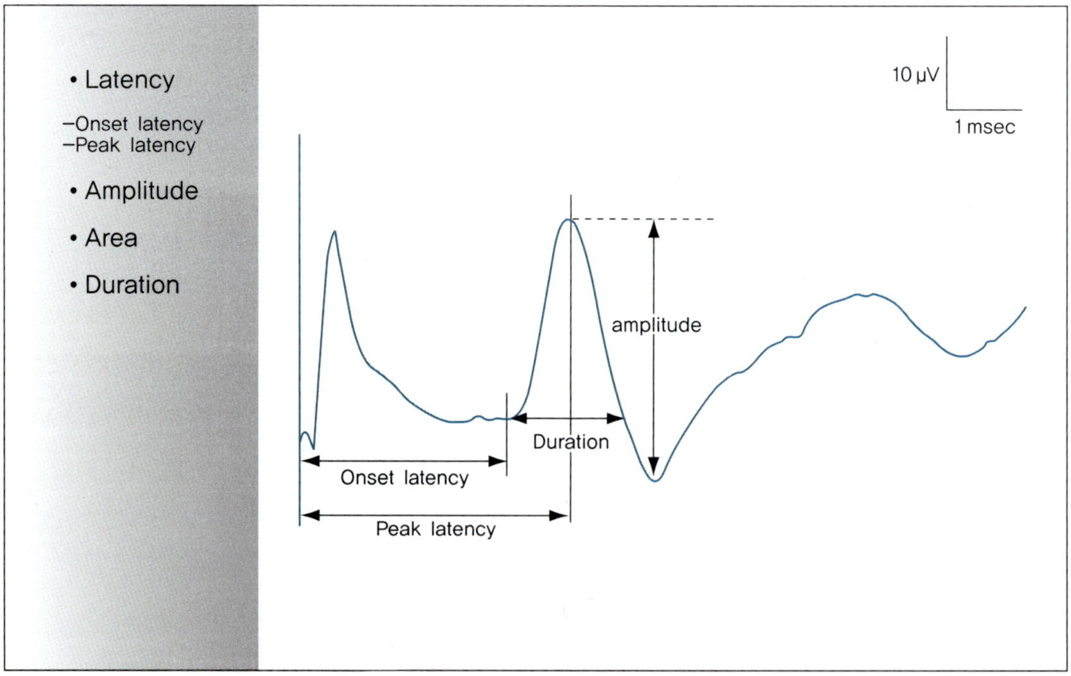

그림 1-23. 감각신경전도검사의 지표

(1) 감각신경활동전위(sensory nerve action potential, SNAP)

활동전위의 형태를 보면 양극성 기록 몽타주에서는 초기 음극파를 가지는 이상성의 파형이, 기준성 기록 몽타주에서는 초기 양극파를 가지는 삼상성의 파형이 관찰된다. 잠복기에 있어서는 운동신경에서 관찰되는 복합근활동전위와는 달리 SNAP의 크기는 약 1/100 정도에 불가하여 고증폭이 요구된다. 그러므로 전기적 잡파 등과 감별이 어려워 그 시작 잠복기를 상대적으로 구하기 어렵다. 이상성의 SNAP에서 시작 잠복기를 구하는 법은 CMAP에서의 방법과 같다. 그러나 기준성 기록 몽타주에서의 삼상성의 파에서는 시작 잠복기를 초기 양극파의 peak에서 설정하는 것이 CMAP의 경우와 차이가 있다. 시작잠복기를 측정하는 기술적 어려움 때문에 일반적으로 peak latency를 구하고, 비록 최대 감각신경 전도속도를 반영하는 것이 아니더라도, 감각신경의 전도속도를 측정하는 데도 사용된다.

(2) 진폭(amplitude)

SNAP의 진폭은 대략 신경자극에 의해 활성화된 굵은 감각신경섬유 숫자의 합이다. 표면전극으로 측정된 진폭은 신경으로부터 기록전극까지의 거리에도 크게 영향을 받는다. 진폭은 검사실에 따라 기저선 파간(baseline to peak) 혹은 정점간(peak to peak)의 방법으로 측정한다.

(3) 지속시간(duration)

지속시간은 큰 직경의 굵은 감각신경전도속도의 범위이다. 지속적인 시간분산(prolonged temporal dispersion)을 분산현상이라 한다.

(4) 신경전도속도(nerve conduction velocity, NCV)

최초 양 최고점까지의 잠복기를 측정하고 자극부위와 기록전극 사이의 거리를 전도시간인 잠복기로 나눠주면 해당 구간에서의 가장 빠른 신경섬유의 최대전도속도를 알 수 있다.

감각신경전도속도를 구하는 식은 표 1-4와 같다.

표 1-4. 감각신경전도속도 공식

$$\text{신경전도속도(m/s)} = \frac{\text{전극부위와 기록부위 사이의 거리(mm)}}{\text{전도시간(잠복기)(ms)}}$$

5) 혼합신경전도검사(mixed nerve conduction studies, mixed NCS)

감각신경전도검사에서의 일반적인 원칙이 그대로 혼합신경전도검사에도 적용되며, SNAP가 혼합운동감각신경에서 발생한다는 것만 다를 뿐 생리학적 의미는 감각신경전도검사와 동일하다.

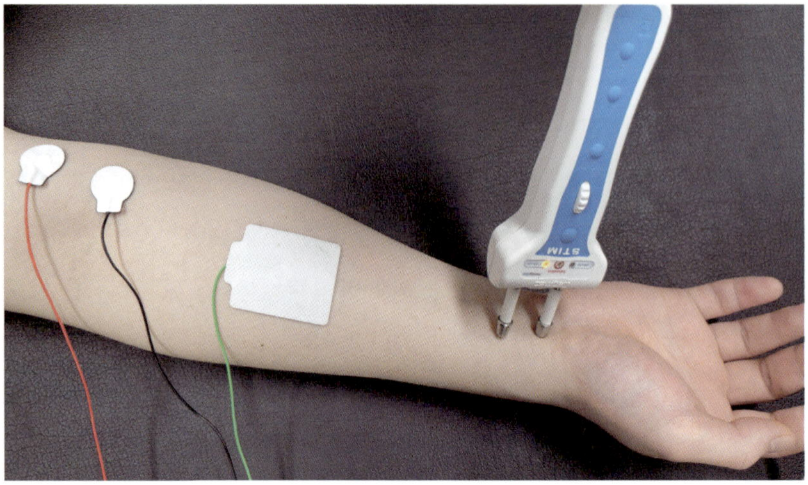

그림 1-24. 정중신경의 손목-팔꿈치(Wrist-Elbow) 혼합신경전도검사

5. 신경전도검사상 비정상적인 반응 및 검사소견의 해석

1) 신경전도검사상 비정상적인 반응

이환된 신경에서 볼 수 있는 전기생리학적 반응은 신경전도속도(NCV) 감소, 전도차단 및 신경흥분성이 감소되거나 소실되는 것이다. NCV 감소는 신경전도검사에서 가장 중요한 지표로서 잠복기와 전도시간의 증가로 나타난다. NCV의 감소는 분절성 탈수초, 굵은 섬유의 소실, 대사이상 때문이다. 분절성 탈수초에서는 탈수초 된 섬유에서 도약전도가 소실되기 때문에 NCV가 느려진다. NCV는 유수섬유의 외부섬유 직경에 비례하므로 굵은 섬유의 소실은 신경전도를 느리게 한다. 대개 정상치의 20% 이상 느리게 하지는 않는데, 이것은 축삭병증일 때 NCV가 약간 느려지게 되는 이유이다.

전도차단(conduction block)은 심한 분절성 탈수초가 있으면 나타난다. 경도의 분절성 탈수초가 있으면 전도가 느려지게 된다. 더 심한 탈수초가 생기면 많은 유수섬유가 신경전도를 하지 못하므로 전도차단이 생긴다. 전도차단은 차단된 부분에서 CMAP나 SNAP의 진폭이 크게 감소되는 것으로 나타난다.

신경흥분성의 저하나 소실은 전도차단이나 축삭 퇴행이 더 심해졌을 때 나타난다. 이것은 CMAP나 SNAP를 기록하기 위해서 자극지속기간과 강도를 더 높여 검사하면 알 수 있다. 전도차단이나 축삭변성이 더 심해지면 결국 신경의 흥분성은 소실된다. 신경이 완전히 절단된 후 5일이 지나면 신경 원위부의 자극성이 완전히 소실된다.

(1) 축삭변성(axonal degeneration)

축삭변성이 생기면 CMAP와 SNAP의 진폭이 현저하게 감소하고, 신경전도속도는 정상이거나 약간 느려진다. 운동신경전도검사에서 종말잠복기는 정상 또는 약간 증가(정상평균보다 50%를 초과하지 않음, < 150%)하고 CMAP 형태와 지속시간은 정상소견을 보인다. CMAP 진폭은 축삭변성의 정도와 비례하여 현저하게 감소하며 신경전도속도는 정상이거나 약간 감소(정상 평균치의 60% 이하로 감소하지 않음, > 60%)한다. 감각신경전도검사에서 SNAP 진폭이 뚜렷하게 감소하거나 반응이 유발되지 않는 경우가 흔하며, 신경전도속도는 정상 또는 약간 감소(정상 평균치의 60% 이하로 감소하지 않음, > 60%)한다.(표 1-5)

(2) 분절성 탈수초(segmental demyelination)

분절성 탈수초가 생기면 현저한 신경전도속도의 지연, 종말잠복기의 지연, 전도차단(conduction block)이나 시간분산(temporal dispersion)이 관찰된다. 운동신경전도검사에서 CMAP 진폭이 정상이거나 감소, 전도차단(conduction block, 먼쪽(원위부) CMAP 진폭에 비해 몸쪽(근위부) CMAP 진폭이 50%이상 감소)이 관찰된다. 지속시간은 비정상적인 시간분산(temporal dispersion, 먼쪽 CMAP 지속시간에 비해 몸쪽 CMAP 지속시간이 30% 이상 증가)을 보이며, 종말잠복기는 현저하게 증가(정상 평균치의 50%이상 초과, >150%)한다.

신경전도속도는 현저하게 감소(정상 평균치의 60% 이하로 감소, < 60%)하며 이는 분절성 탈수초의 심한 정도와 관련되어 있다. 감각신경전도검사에서 SNAP 진폭은 정상 또는 감소하고 분절성 탈수초가 심하면 반응이 유발되지 않는다. 지속시간은 증가하거나 드물게 시간분산을 보이며 신경전도속도는 현저하게 감소(정상 평균치의 60% 이하로 감소, < 60%)한다.(그림 1-25, 표 1-5)

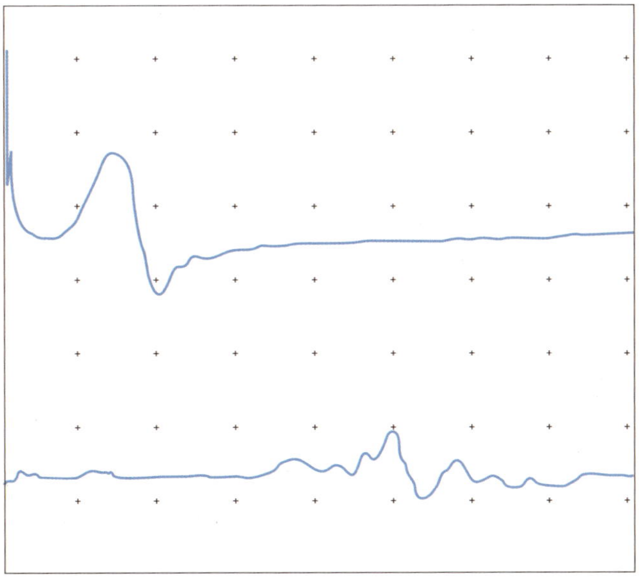

그림 1-25. 전도차단(conduction block)과 비정상적인 시간분산(abnormal temporal dispersion)
전도차단–몸쪽 CMAP 진폭이 먼쪽 CMAP진폭보다 50% 이상 감소, 시간분산–몸쪽 CMAP 지속시간이 먼쪽 CMAP 지속시간보다 30% 이상 증가

표 1-5. 축삭변성과 분절성탈수초에서의 신경전도검사 특징

축삭변성		분절성 탈수초	
운동신경전도검사			
진폭	감소↓↓	진폭	정상 or 감소↓; 전도차단
지속시간	정상	지속시간	시간분산
종말잠복기	정상 or 증가↑(<150%)	종말잠복기	증가↑↑(>150%)
신경전도속도	정상 or 감소↓(>60%)	신경전도속도	감소↓↓(<60%)
감각신경전도검사			
진폭	감소↓↓ or NR (no response)	진폭	정상, ↓, or NR (no response)
지속시간	정상	지속시간	증가↑ or 간혹 시간분산
신경전도속도	정상 or 감소↓(>60%)	신경전도속도	감소↓↓(<60%)
F파	증가↑(<150%) or NR	F파	증가↑↑(>150%) or NR
H반사	증가↑(<150%) or NR	H반사	증가↑↑(>150%) or NR

2) 신경전도검사 소견의 해석

신경전도검사는 바늘근전도검사와 함께 고려되어 피검자에게 말초신경병증이 존재하는지 여부 및 국소적 진단을 가능하게 하고 병태생리적 과정인 탈수초 병변과 축삭변성을 예측하게 한다. 그리고 병변의 시간적 경과와 그 정도를 파악하는데 객관적인 근거를 제시한다. 이러한 해석에 있어 아직 하나로 통일된 정상치가 없고 각각의 검사방법에 따라 정상치는 각각 다르다.

6. 신경전도검사에 영향을 미치는 인자

1) 생리적 인자(physiologic factors)

(1) 성별

여성이 남성보다 손가락 신경에서 감각신경활동전위의 크기가 크고, 상하지의 신경전도속도가 빠른 것으로 측정되나 이는 성별 자체에 의한 것이라기보다는 키와 손가락의 둘레의 차이에 의한 것으로 이를 보정하면 차이가 없다.

(2) 온도

온도는 신경전도에 가장 중요한 영향을 끼친다. 신경전도검사시 활성전위가 형성되고 전도되기 위해서는 이온채널(ion channel)이 필요하다.

온도가 내려감에 따라 이온채널이 열리고 닫히는 시간이 지연되어 탈분극과 재분극이 될 때까지 시간이 지연된다. 따라서 온도가 감소하면 신경전도속도는 감소하며, 탈분극 지속시간이 길어져 진폭은 증가한다. 이런 변화에 의해 신경전도검사 결과가 왜곡되는 것을 피하기 위해 신경전도검사시 피부 온도를 측정하고 이를 32~34℃로 유지하는 것이 중요하다. 만약 피부온도를 유지하지 못하는 경우 표준온도에 대한 신경전도속도로 교정한다.

피부온도가 생리적 범위(21~34℃) 내에 있는 경우 1℃ 피부온도가 감소할 때 마다 신경전도속도는 1.5~2.5 m/s로 감소하고, 말단 잠복기는 0.2 ms씩 증가한다.

표 1-6. 온도에 따른 신경전도검사 결과의 변화

	감각신경		운동신경	
	Focal	Diffuse	Focal	Diffuse
진폭	증가	증가 또는 변화 없음	증가	증가 또는 변화 없음
지속시간	증가	증가	증가	증가
전도속도	변화 없음	감소	변화 없음	감소

(3) 연령

아주 어린 나이나 고령에서는 신경전도속도에 변화가 있다. 특히 신생아는 수초화가 이루어지지 않아 신경전도속도는 정상성인의 50% 정도이다. 수초화가 진행되면서 신경전도속도는 빠르게 증가하여, 생후 1년에는 성인의 75%에 도달하며, 4세에는 수초화가 완성되어 성인과 같은 전도속도를 갖는다. 연령이 증가함에 따라 신경전도속도는 다시 감소하기 시작하는데, 20세 이후에 감소가 시작되며 신경전도속도가 서서히 느려지고 운동신경과 감각신경의 진폭도 작아진다. 하지만 60세까지는 그 정도가 경미하고 60세 이후에는 진행이 명확해지며 운동신경보다 감각신경에서 더 뚜렷하게 관찰된다.

(4) 키

키는 신경전도검사에 중요한 인자는 아니나 후기반응(H반사, F파)에서는 중요한 인자가 된다. H반사, F파 검사에서의 잠복기는 전도경로의 거리와 비례하는데 전도거리는 키와 비례하기 때문이다. 따라서 검사결과를 판정할 때는 키에 따른 정상치와 비교해야 한다. 일반적으로 키가 클수록 신경전도속도는 감소한다. 키가 크면 작은 경우에 비해 신경이 길고 원위부로 갈수록 직경이 작아지며, 원위부가 근위부보다 피부온도가 더 낮기 때문에 신경전도속도는 감소한다고 한다.

(5) 신경해부학적 변이

정중신경(median nerve)에서 자신경(척골신경, ulnar nerve)으로 문합하는 운동신경가지인 Martin-Gruber Anastomosis, 정중신경과 자신경(척골신경)의 운동신경이 수부에서 서로 문합하는 Riche-

Cannieu Anomaly, 종아리신경(peroneal nerve)에서는 부심비골신경(accessory deep peroneal nerve)이 상당수 존재할 수 있으므로 신경전도검사의 결과해석에 혼선을 가져올 수 있다.

2) 기술적 인자

(1) 전극위치

운동신경전도검사에서 활성전극은 근육의 운동점인 힘살에 부착하고 기준전극은 근육의 힘줄에 부착하여야 가장 진폭이 크고 잠복기가 정확한 복합근활동전위를 얻을 수 있다.

감각신경과 혼합신경전도검사에서는 활동전위를 신경에서 기록한다. 따라서 기록하는 전극이 신경에 가까울수록 진폭이 크고 정확한 잠복기를 가지는 파형을 얻을 수 있으며, 신경의 주행에서 멀어질수록 왜곡된 파형을 얻게 된다. 또한, 활성전극과 기준전극간의 거리가 너무 가까운 경우 전도되어 오는 활동전위가 두 전극에서 상쇄되어 진폭이 감소하므로, 활성전극과 기준전극은 3~4 cm 간격을 두고 부착한다.

(2) 자극방법

H반사를 제외한 신경전도검사는 최대초과자극(supramaximal stimulation)을 주어야 한다. 최대초과자극은 점차적으로 자극 강도를 높였을 때 더 이상 진폭이 증가하지 않는 자극강도에서 20~30%의 강도를 더 높인 자극이다. 최대초과자극을 주지 않을 경우 진폭이 작아지고, 잠복기가 지연될 수 있다.

자극을 주는 방향은 활성전극 쪽으로 음극(cathode)이 향하도록 하여야 한다. 이와 반대로 자극하는 경우 실질적인 거리보다 측정하는 거리가 더 짧아져서 정상적인 신경전도속도가 감소된 것으로 오인할 수 있다.

(3) 거리측정

신경전도속도를 정확하게 계산하기 위해서 정확한 거리측정은 반드시 필요하다. 대개의 경우 피부에서 측정하는 거리가 실제 신경의 거리와 일치하지만, 자신경(척골신경, ulnar nerve)은 대표적인 예외 경우이다. 팔을 편 상태에서 척골신경은 여분이 많아져 꼬불거리는 주행경로를 가지게 되어, 팔을 편 상태로 측정하는 거리가 실질적인 척골신경 길이보다 짧게 측정된다. 따라서 척골신경의 거리를 측정하기 위해서는 팔꿈치를 구부린 상태에서 척골신경의 주행경로를 따라 측정하여야 한다. 그러므로 검사실마다 표준화된 관절 각도를 설정해야한다. 이외에 상완골에서의 요골신경(radial nerve), 발바닥 신경(plantar nerve), 상완신경총(brachial plexus)에서와 같이 신경의 주행이 회선형 경우(spiral pathway)를 따를 경우 줄자로 측정할 수 없으며, 이때는 obstetric caliper를 사용해서 그 거리를 측정해야 한다.

(4) 검사기기 조절

일반적으로 필터는 운동신경의 경우 저주파수 필터는 2~5 Hz, 고주파수 필터는 10,000 Hz로, 감각신경의 저주파수 필터는 5~20 Hz, 고주파수 필터는 2,000~3,000 Hz로 하여 측정한다.

전극이나 전선의 움직임 등에 의한 기저선의 변화를 줄이려면 저주파수 필터를 올려주면 된다. 감각신경의 경우 고주파수 성분을 많이 내포하고 있어 측정 시 고주파수 잡음을 줄이기 위해서 고주파수 세팅을 낮춰준다.

감도는 잠복기 측정에 있어 정확한 기준점을 찾아내기 위해서 조절하게 되는데 감도를 높이면 잠복기가 더 짧게 측정되기 때문에 정확한 기준점을 잡을 수 있다. 동일한 신경에서의 각 구간의 잠복기의 측정은 동일한 민감도로 고정시켜 측정하여야 전도속도가 제대로 나온다. 감각신경에서 더 높은 감도로 측정하며, 일반적으로 감각신경은 10~20 μV, 운동신경은 2~5 mV, H반사는 500 μV, F-wave는 200 μV 정도로 설정하나 필요시 변경하여 측정할 수 있다.

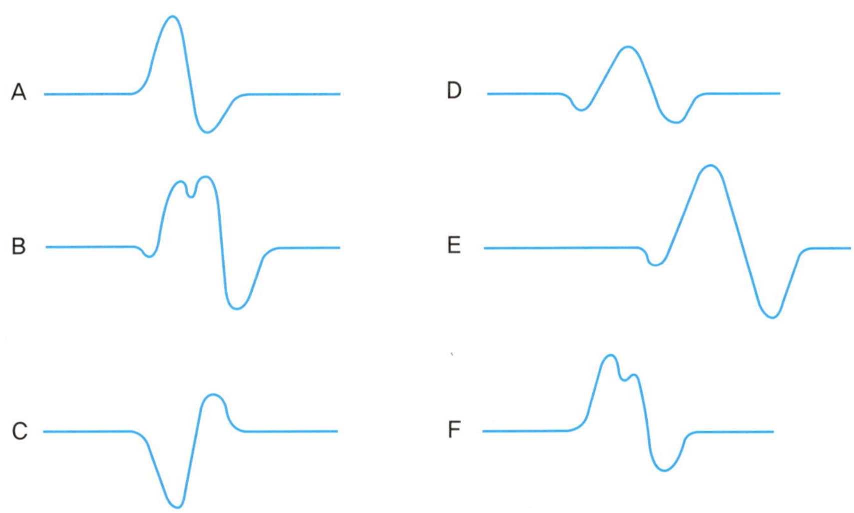

그림 1-26. 복합근활동전위(CMAP)의 다양한 형태

A. 정상 CMAP
B. 활성전극이 힘살(belly)과 근접한 근육에 위치한 경우
C. 활성전극과 기준전극이 바뀐 경우
D. 자극위치가 잘못되었거나 과도한 자극으로 인접한 다른 신경이 자극된 경우
E. 이상신경분포(anomalous innervation)에 의해서 신경전도가 다른 신경을 경유하는 경우
F. 활성전극이 같은 신경에 의해서 지배받는 두 근육의 힘살 사이에 위치한 경우

02 전기진단검사 및 기기의 기본구성

전기진단검사는 임상에서 말초신경계 및 중추신경계를 포함한 신경병증과 근육질환에서 병변을 진단하고 병변의 위치와 정도를 결정하며 병변의 진행과정을 평가하는 데에 널리 사용되고 있는 중요한 진단 방법이다.

신경전도검사(nerve conduction study, NCS)는 말초신경계의 기능을 간접적, 비침습적으로 평가하는 전기진단학적 검사의 한 분야이다. 이는 신경학적검사의 연장이라고 이해되며, 그 이유는 이를 통하여 몇몇의 경우를 제외하고 그 자체만으로 질병을 확진할 수 없으며, 환자의 병력과 진찰 소견이 없이는 정확한 검사의 방향을 설정하기도 어렵고, 그 검사의 해석에서도 혼선이 생기거나 예기치 않게

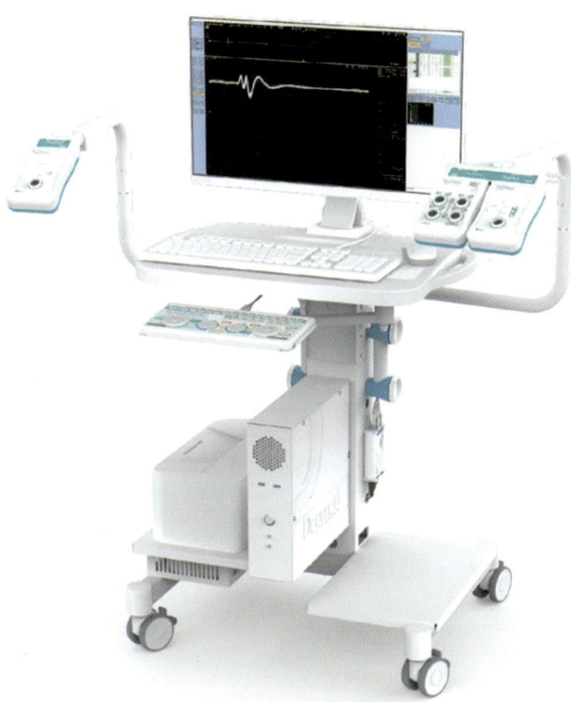

그림 2-1. 근전도 장비(TruTraceEMG, DEYMED)

진단의 지연을 초래할 수도 있기 때문이다. 그러나 신경전도검사를 통하여 신경의 병리생리적 상태를 알아낼 수 있기 때문에 이는 신경병증의 진단에 필수적이다. 전기진단검사는 근전도 장비를 이용하여 시행하게 된다.

전기진단기기는 신경전도검사(nerve conduction study, NCS), 바늘근전도검사(needle electromyography), 유발전위검사(evoked potentials, EP)로 구성되어 있다. 이 세 가지 검사는 검사의 세팅을 달리한 동일한 장비를 사용하여 시행한다. 전기진단검사는 신경과 근육의 전기생리학적인 정보를 임상에 적용하는 과정이며, 전극을 이용하여 탐지된 생체 신호가 근전도 기기의 신호변환 과정을 거쳐 시각적, 청각적, 수치적 정보를 제시한다.

1. 근전도검사 기기의 기본구성

근전도검사 기기는 신경전도검사, 바늘근전도검사, 유발전위검사를 모두 수행할 수 있어야 하므로 0.5 μV~10 mV 범위의 전위를 감지하고 1 Hz~30 KHz 범위의 주파수에 반응할 수 있어야 한다. 이는 뇌파나 심전도 기기보다 넓은 범위의 전위와 주파수에 해당하며 이들 기기보다 복잡한 특성을 갖는다고 할 수 있다.

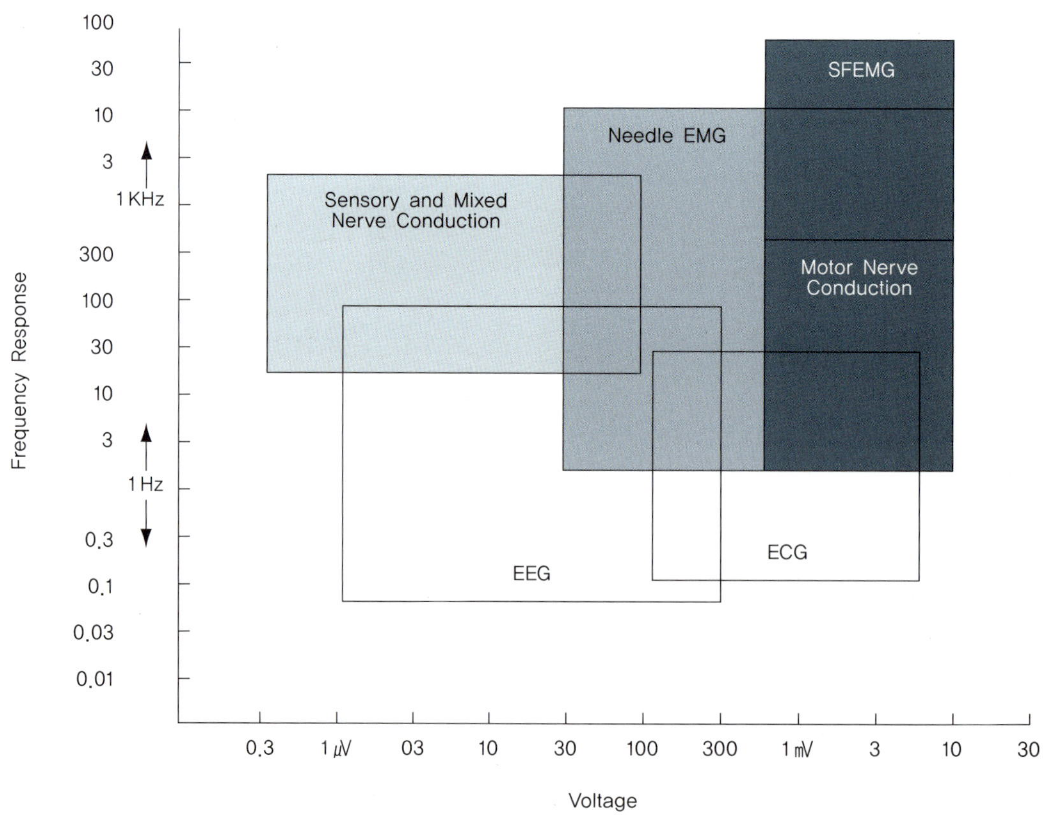

그림 2-2. 전기진단기기의 다양한 검사방법에 따른 주파수 및 전위의 크기

일반적으로 전기진단검사기기는 아래와 같이 구성된다.

전기진단검사 기기의 구성

(1) 전극(Electrodes)

(2) 증폭기(Amplifier)

(3) 여과기(Filter)

(4) 음극선(Cathode ray, Oscilloscope)

(5) 스피커(Speaker)

(6) 자극기(Stimulator)

검사자는 피 검사자에게 자극(G)을 주면 피검사자(A)에게 부착된 전극을 통하여 얻어진 생체활동전위는 비교적 적은 전위의 변화이기 때문에 선택적 증폭기(B) (differential amplifier)를 통한 증폭 과정이 필요하며 파형에 영향을 줄 수 있는 외부적인 전기 효과를 제거하기 위해 여과(C)의 과정 또한 필수 요소이다. A/D converter (D) (analog to digital converter)를 통하여 아날로그 파형을 디지털 신호로 변환한 후 CRT (F) (cathode ray tube, 브라운관) 또는 LCD (liquid crystal display)를 통하여 디스플레이 된다. 스피커(F)는 바늘근전도검사에서 중요하며 특징적인 소리를 통한 청각적 분석을 위하여 필요하다.

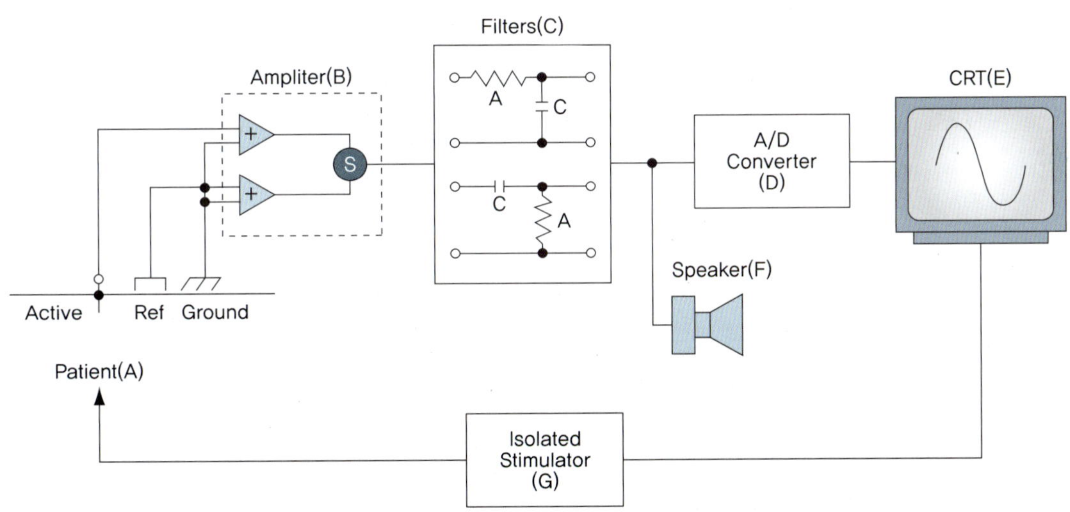

그림 2-3. 전기진단검사 기기의 구성

1) 전극(electrodes)

전극은 신경전도검사와 유발전위검사에서 사용하는 표면전극뿐만 아니라 바늘근전도검사에서 사용하는 바늘전극도 포함한다. 신체 내의 흥분성 조직에서 발생하는 활동전위의 크기는 수 μV에서 50 mV에 이른다. 이러한 신호를 분석하기 위해서는 전극을 이용하여 기록할 수 있어야 한다.

전기진단검사 기기에서 사용하는 전극

① 표면전극(surface electrodes)

② 바늘전극(needle electrodes)

(1) 표면전극(surface electrodes)

표면전극은 운동, 감각신경전도검사, 유발전위검사에서 사용된다. 그리고 때때로 표면전극을 이용한 근전도검사에서 쓰인다. 표면전극은 부착되는 위치와 기능에 따라 활성전극(active electrode, E−1, G−1), 기준전극(reference electrode, E−2, G−2), 그리고 접지전극(ground electrode)으로 구분하며 일회용 전극의 사용이 일반적이다. 활성전극은 음극이며 기준전극과의 전위차를 기록한다. 만약 이 두 전극이 바뀌게 되면 전위의 모양이 거꾸로 기록된다.

위치 및 기능에 따른 전극의 분류

● 활성전극(active electrode): 음극(cathode; −)

○ 기준전극(reference electrode): 양극(anode; +)

◐ 접지전극(ground electrode)

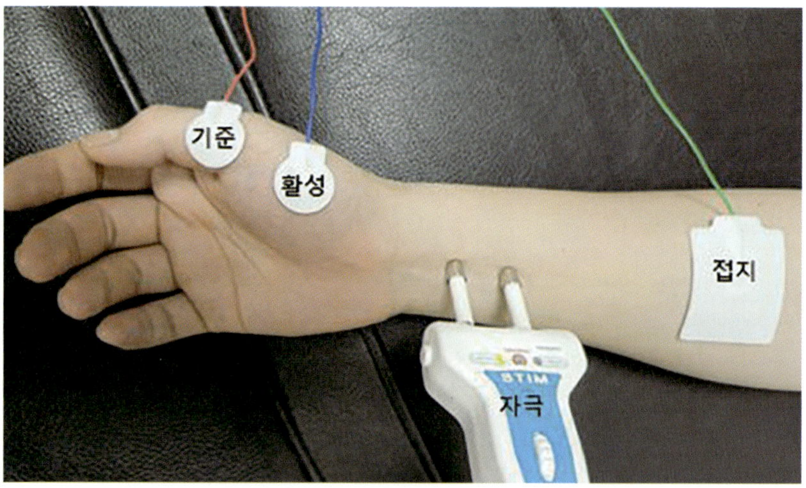

그림 2-4. 위치 및 기능에 따른 전극의 분류와 자극

● 활성전극(active electrode) : 음극(cathode, −)
: 전위의 위쪽 편향(upward deflection)을 기록

○ 기준전극(reference electrode) : 양극(anode, +)
: 전위의 아래쪽 편향(downward deflection)을 기록

◐ 접지전극(ground electrode)

자극: 전기적으로 흥분성 조직인 신경이나 근육을 흥분시키기 위해서는 자극기를 조직에 가능한 가까이 위치하게 한 후 양극에서 음극으로 전류를 흘려주어야 한다.

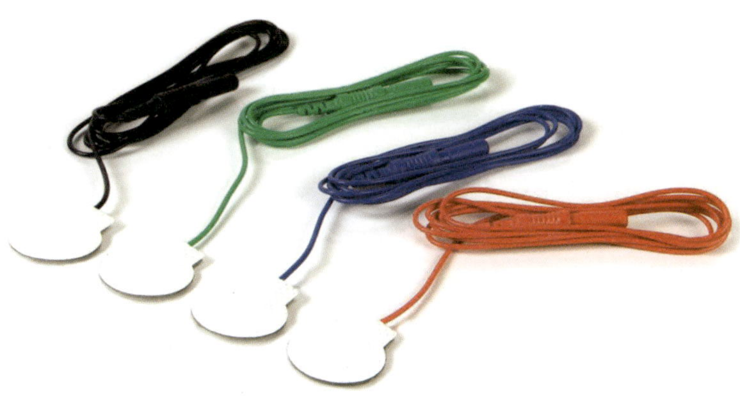

그림 2-5. 표면전극(테크노 메드)

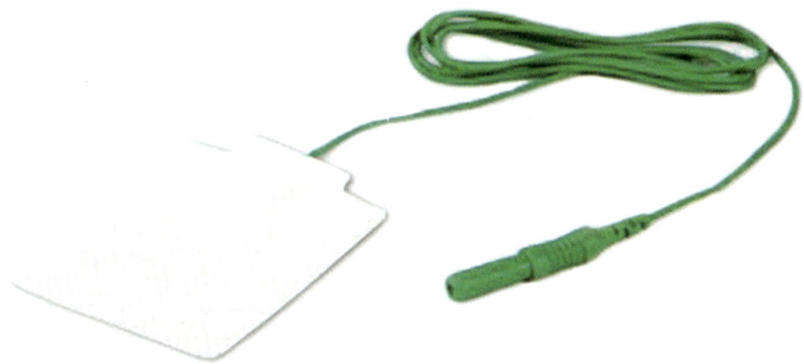

그림 2-6. 표면전극-접지전극(테크노 메드)

① 표면전극 사용 시 저항제어

표면전극 사용 시 생체 전위 발생 부위와 기록하는 전극 사이에 항상 존재하는 피부를 고려해야 하는데 피부와 표면 전극 접점 부위의 저항은 기록 부위에 500 Ω–9 MΩ에 이른다. 전극과 피부 각질층 사이에 전해질 크림(electrolyte cream)을 발라 저항을 줄이거나 알코올 솜 사용, 스킨 프렙 젤(skin prep gel)을 이용하여 피부 각질층을 부드럽게 벗겨내는 방법이 있다. 일반적인 신경전도검사를 시행할 경우에는 이 방법이 필요하지 않지만, 유발전위검사를 할 경우는 전위가 1 μV 이하일 수도 있으며 피부의 저항을 5 KΩ 이하로 줄여야 할 필요가 있다.

② 전극에 따른 신경전도검사 결과의 특징

전극 표면의 크기와 활동/기준전극 간의 거리가 전위의 파형에 영향을 미치는데 복합근활동전위(compound muscle action potential, CMAP)는 일반적으로 전극이 넓을수록 크기와 면적이 조금 작아지고 경미한 속도의 감소가 나타난다고 알려져 있으며, 시작 잠복기(onset latency)와 음성 전위 지속시간(negative peak duration)에는 임상적으로 의미 있는 영향을 주지 않는다.

감각신경활동전위(sensory nerve action potential, SNAP)검사에서 활성전극과 기준전극 간 최적 거리는 3~4 cm로 알려져 있으며 이는 전극에 의한 위상상쇄(phase cancellation)없이 활성전극이 최대의 진폭을 기록하게 된다. 만약 이보다 간격이 좁을 경우에는 잠복기는 영향을 받지 않으나 진폭이 감소되고, 정점 잠복기가 단축되는 결과가 온다. 따라서 감각신경 전도검사를 시행할 때 3~4 cm의 전극간 거리를 유지하여야 하며 반복해서 검사할 때도 이 점을 유의하여야 한다.

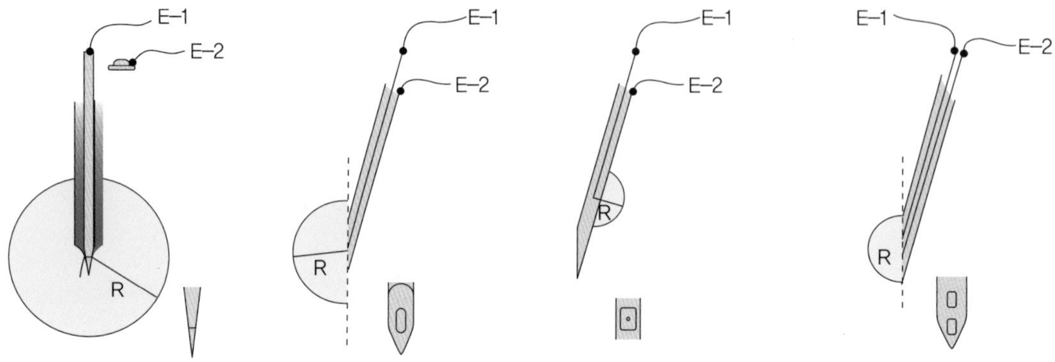

그림 2-7 바늘전극의 종류

(A) 단극 바늘전극(Monopolar needle electrode), (B) 동심원 바늘전극(Concentric needle electrode), (C) 단일 근섬유 전극(Single−fiber electrode), (D) 양극 동심원 바늘전극(Bipolar concentric needle electrode)

(2) 바늘전극(needle electrodes)

바늘전극은 대개 생체전기 신호의 생성원(generator)에 접근하기 위하여 사용하게 된다. 주로 근전도 검사를 위하여 사용되며 대표적인 바늘전극으로는 테플론을 씌운 단극 바늘전극(monopolar needle electrode)과 동심원 바늘전극(concentric needle electrode)이 있다.

바늘전극의 종류

㉠ 단극 바늘전극(monopolar needle electrode)

㉡ 동심원 바늘전극(standard concentric needle electrode)

㉢ 단일 근섬유 전극(single-fiber electrode)

㉣ 양극 동심원 바늘전극(bipolar concentric needle electrode)

전극이 위치하는 부위에 따라서도 바늘전극을 분류할 수 있다. 신경−주위 바늘전극(near-nerve needle electrode)은 말초 신경에 인접해서 전위를 기록하거나 자극 하는 용도로 사용한다. 바늘근전도검사에 쓰이는 단극 바늘전극은 신경 자극을 위해서 사용할 수 있고, 신경 전위를 기록하는 용도로는 일회용 감각 바늘전극을 주로 사용한다. 근육내 전극(intramuscular electrode)은 단일 근섬유 근전도검사나 일반적인 바늘근전도검사에 해당한다. 피하 전극(subdermal electrode)은 각종 유발전위검사(체감각신경, 청신경, 시신경 유발전위검사)에서 사용할 수 있다.

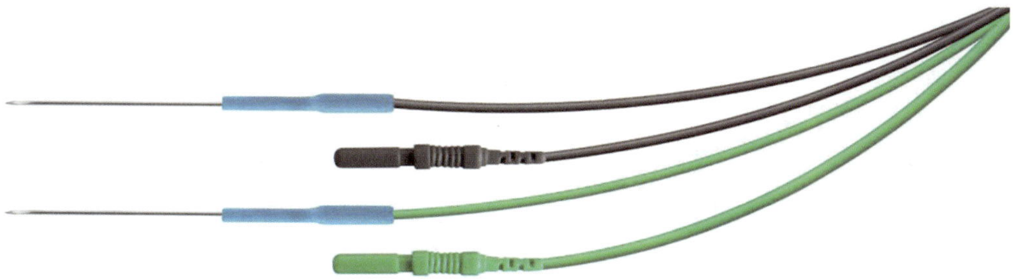

그림 2-8. 피하 전극(subdermal electrode, 테크노 메드)

① 단극 바늘전극(monopolar needle electrode)

단극 바늘전극은 길이가 12~75 mm이고 직경이 0.3~0.5 mm인 스테인레스 재질로 만들어져있고 말단 끝 부위를 제외한 바늘 전체가 테플론으로 감싸져 있다. 단극 바늘전극을 활동 전극으로 사용하고, 동일 근육 위의 바늘전극 부근에 표면전극을 부착하여 기준전극으로 사용하며 표면 접지전극도 필요하다. 동심원 바늘전극에 비하여 검사에 수반되는 고통이 적고, 가격이 저렴하면서, 세동 전위(fibrillation potential)와 양성예파(positive sharp wave)를 발견하는데 더 예민하기 때문에 더 선호하는 편이다.

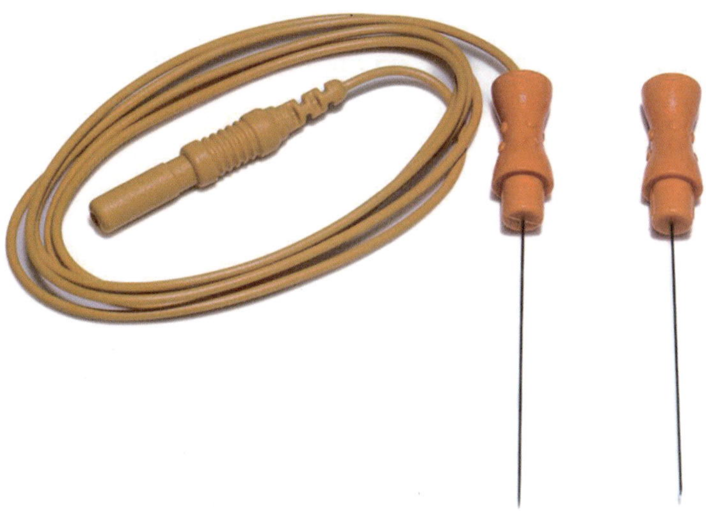

그림 2-9. 단극 바늘전극(monopolar needle electrode, 테크노 메드)
일반적인 바늘근전도검사에서 여러 근육을 대상으로 검사를 시행할 때 유용함

② 동심원 바늘전극(concentric needle electrode)

동심원 바늘전극은 속이 빈 스테인레스 바늘(캐뉼라)의 중심에 직경 0.1 mm의 백금 또는 니크롬은 전선이 들어있는 구조이며, 이 두 구조물 사이는 전류가 통하지 않는 에폭시 수지(epoxy resin)로 절연되어 있다. 총 직경은 0.3~1.0 mm이다.

내부의 전선이 활동 전극이고 외부의 캐뉼라가 기준전극이 되며 별도의 접지전극이 필요하다.

동심원 바늘전극을 이용한 바늘근전도검사에서는 baseline이 조용하고 안정되어 있으며, 잡신호가 적고, MUAP가 작은 특성을 갖게 된다. MUAP의 정상 범위는 동심원 바늘전극을 이용하여 얻은 수치이며, MUAP의 정량적 분석(quantitative EMG)에 필수적이다.

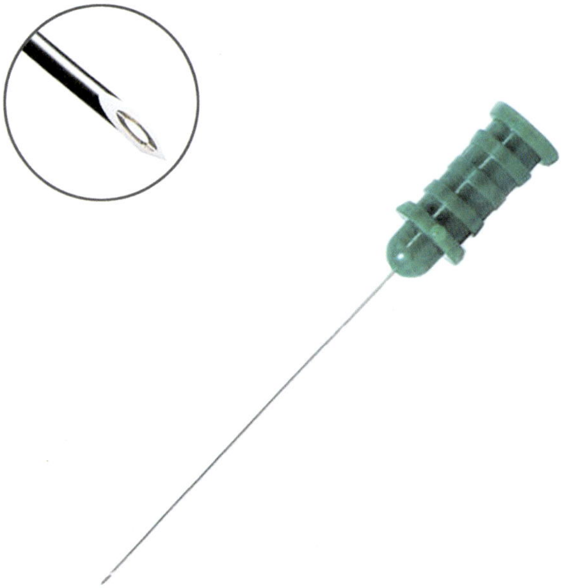

그림 2-10. **동심원 바늘전극(concentric needle electrode, 엠부)**
선택된 근육에 한하여 MUAP 분석을 시행할 때 유용

③ 양극 동심원 바늘전극(bipolar concentric electrode)

양극 동심원 바늘전극은 일반적인 동심원 바늘전극과 유사한 형태이지만 캐뉼라 안에 니크롬-은 전선이 하나 더 들어 있으면서 기준전극의 역할을 한다는 점이 다르다. 또한 캐뉼라는 접지전극의 역할을 하기 때문에 별도의 표면 접지전극도 필요하지 않다. 잡신호가 매우 적은 장점이 있지만 MUAP가 매우 작게 기록이 되는 단점이 있다.

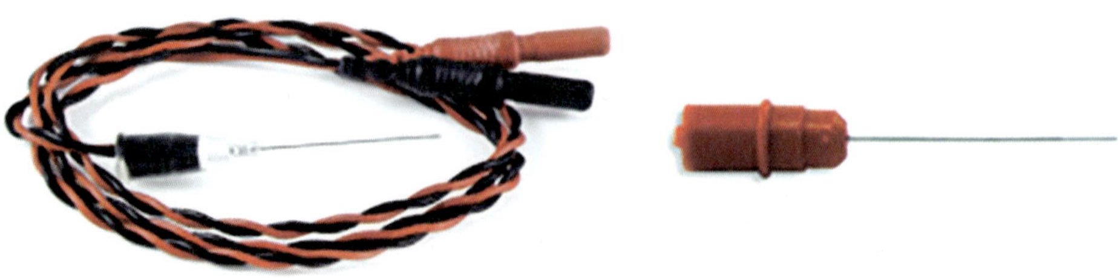

그림 2-11. **양극 동심원 바늘전극(bipolar concentric electrode, 테크노 메드)**

④ 단일 근섬유 전극(single fiber electrode)

단일 근섬유 전극도 동심원 바늘전극의 변형된 구조를 갖는다. 중심 전선이 캐뉼라 끝에서 4 mm 지점에 경사면 반대 방향으로 노출되어 25 μm 직경의 기록 전극을 형성하고 있으며 근섬유 하나의 직경과 유사하므로 단일 근섬유로부터의 활동전위를 얻는데 유리하다(그림 2-11). 전체 캐뉼라의 직경은 0.5 mm이다. 작은 활동 전극 면적과 함께 저주파 여과(low frequency filter)를 500~1,000 Hz로 높임으로써 매우 작은 범위의 활동전위를 기록할 수 있다.

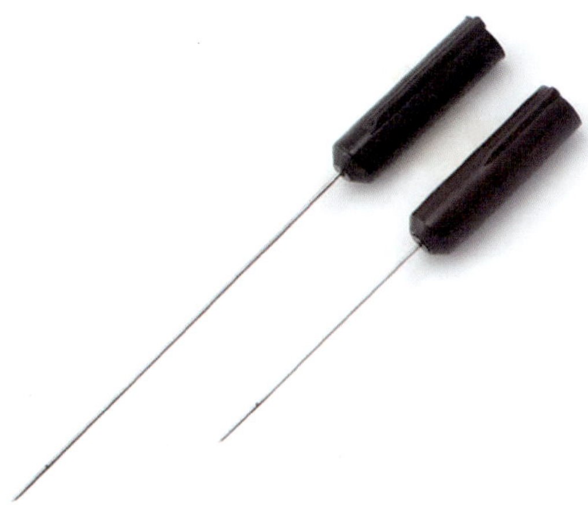

그림 2-12. **단일 근섬유 전극(single fiber electrode, 테크노 메드)**

2) 증폭기(amplifiers)

증폭기는 매우 작은 진폭의 전위를 기록하기 위해 그 크기를 증폭시키는 기능과 불필요한 인공산물을 제거해 주는 기능을 한다. 증폭기는 감도와 주파수 필터를 선택할 수 있게 되어 있다.

감도의 범위는 0.1 μV~10 mV까지 이며 감각신경에서 더 높은 감도로 측정하며 일반적으로 감각신경은 10~20 μV, 운동신경은 2~5 mV 정도로 맞추어 측정한다.

생체전기 신호는 수 μV에서 수 mV에 불과하기 때문에 전극에서 기록된 이후 분석하기 위해서는 증폭(amplification)의 과정이 필요한데, 일반적으로 전기진단검사 기기에서 사용하는 증폭기는 차등증폭기(differential amplifier)이다.

차등증폭기란 두 개의 동일한 증폭기를 보유하고, 이 중 하나의 증폭기에서는 신호의 부호(극)를 바꾸어 준 후 증폭된 값을 합산하여, 결과적으로 두 신호의 차이만 증폭시키는 장치라고 할 수 있다. 활성전극과 기준전극에서 얻어진 신호 각각을 증폭시킨 후 기준전극의 부호를 바꾸어 합산한다는 뜻으로 필요한 생체전기 신호를 얻고 각 전극 자체에서 발생하는 잡신호를 제거하는 역할을 한다. 이러한 방법으로 증폭기에서 합산되어 증폭된 신호를 차동신호(difference mode signal)이라고 하고, 제거된 신호를 공통모드신호(common mode signal) 이라고 한다.

접지전극은 각 증폭기에 연결되어 있어 영점(zero potential)을 정의하는 역할을 한다. 이러한 이유로 활성전극과 기준전극이 동일한 성질을 갖는 것이 잡신호(60 Hz등)를 제거하는 데 있어서 매우 중요하다.

3) 여과기(filters)

전기진단검사에서 관찰되는 모든 파형은 작은 생체 전기신호가 기록(record), 증폭(amplification)된 후 여과(filtering)의 과정을 거쳐서 보여지는 것이다. 마지막 과정인 여과는 파형의 기저선(baseline)이 요동치는 것을 억제하고 전위의 일그러짐을 방지하며 원하지 않는 잡신호를 제거함으로써, 검사를 통해 기록한 파형의 질을 향상시키는 역할을 한다.

주파수 여과 범위는 저주파수 여과기(low frequency filter)와 고주파수 여과기(high frequency filter)로 이루어져 있다. Low frequency filter는 다른 말로 고주파 신호 통과 여과기(high pass filter)라고 하며 이는 고주파수(high frequency)의 파형은 모두 통과시키나 정해진 범위 이하의 저주파수(low frequency)파형은 제한한다. 반면 high frequency filter는 저주파 신호 통과 여과기(low pass filter)라고도 하고 이는 저주파수(low frequency)의 파형은 모두 통과시키나 고주파수(high frequency)의 파형은 제한한다.

(1) 여과기에 따른 검사결과의 특징

Low frequency filter는 1~500 Hz 사이로 조절할 수 있고 이를 너무 높게 하면 전위의 기시잠복기는 변하지 않으나 정점잠복기가 짧아지고, 음성극파의 기간은 짧아지며, 진폭의 감소를 보인다. 또한 전위의 마지막에 하나의 상(phase)이 추가된다(그림 2-2). High frequency filter는 500 Hz~10 KHz 사이로 조절하며, 이를 너무 낮게 하면 전위의 기시잠복기와 정점잠복기가 지연되고, 진폭의 감소를 보일 수 있으나 그 정도는 작으며 전위의 뒤에 하나의 상이 추가될 수 있다

(2) 검사별 여과기 설정

운동신경전도검사: 2 Hz~10 KHz

감각신경전도검사: 2 Hz~2 KHz

바늘근전도검사: high frequency filter: 20 KHz 또는 10 KHz

low frequency filter: 2−20 Hz

표 2-1. 일반적인 근전도 기기 설정

	Needle EMG						
Setting	Rest	Min Contraction	Max Contraction	motor NCS	sensory NCS	H-reflex	F-wave
Sweep velocity (ms/div)	10	10	100	2	1	10	5~10
Sensitivity (μV)	100	500~1000	1000	2000	10	500	200
High filter (KHz)	10	10	10	10	2	10	10
Low filter (Hz)	2~20	2~20	2~20	2~20	20	20	20
Stimulus duration				0.05~0.1	0.05~0.1	1	0.05~0.1

4) 음극선(cathode ray, oscilloscope)

음극선은 전위를 시간에 따라 발생과 동시에 시각적으로 보여 주는 장치이다. 움직이는 전위가 저장되어 신경전도검사에서 잠복기와 진폭의 측정이 가능하며, 결과물을 출력할 수 있다. 대개는 자동적으로 측정되어 결과를 알 수 있는데, 신경전도속도도 거리를 입력하면 계산되어 나온다. sweep speed (time base)는 대개 0.1~500 ms/cm범위이며 검사의 종류에 따라 다르게 조절해야 한다.

5) 확성기(speaker)

근전도 기기에는 확성기가 설치되어 있다. 이는 화면에 비치는 전위를 시각적으로 분석하는 것 외에 청각적인 분석도 가능하게 한다. 바늘근전도검사에서는 각 전위의 특징적인 소리를 나타내며, 신경전도검사에서는 각 자극 때마다 단일 자극음을 나타낼 수 있다.

6) 자극기(stimulator)

전기적으로 흥분성 조직인 신경이나 근육을 흥분시키기 위해서는 자극기를 이 조직에 가능한 가까이 위치하게 한 후 양극(anode)에서 음극(cathode)으로 전류를 흘려주어야 한다. 음극은 전류 원천(electrical source)의 음의 말단으로 양이온(cation)을 끌어들이고, 양극은 양의 말단으로 음이온(anion)을 끌어들인다.

자극기는 음극이 활동(active)이 되고 양극이 기준(reference)이 된다. 충분히 강한 전류나 충분히 긴 자극 기간(stimulus duration)은 음극에서 전하(charge)를 증가시켜 역치 이하로 막전위를 감소시키게 된다. 음극 부위에서 탈분극(depolarization)이 일어나고 양극 부위에서 과다분극(hyperpolarization)이 일어나게 된다. 이 양극 과다분극에 의하여 양극 차단(anodal block)이 일어날 수 있지만, 사람에서 통상적인 신경전도검사시에는 양극 차단이 일어나지 않는다.

자극 방식에 따라 전류-고정자극기(constant-current stimulator)와 전압-고정자극기(constant-voltage stimulator)로 나눌 수 있으며, 일상적인 검사를 위해서는 두 방식 모두 사용이 가능하다. 이외에 손가락이나 발가락의 신경을 자극하기 위하여 링 전극(ring electrode)을 사용한다.

자극기는 짧은 기간 동안의 전류를 만들어 내며 음전극을 통해 신경을 자극하게 된다. 자극의 기간은 보통 0.05~1 ms로 기간이 길어질수록 환자가 느끼는 통증은 강해지므로 짧은 기간으로 세팅하여 검사를 시행하여야 한다. 자극의 강도는 0~300 V 또는 0~100 mA로 검사 시 통증을 유발하므로 낮은 강도에서 시작하여 전위의 최대 진폭까지 서서히 증가시켜 검사해야 한다.

신경전도검사는 완전한 탈분극을 유발하는 최대초과(supramaximal)자극을 해야 하는데 진폭이 최대로 나타나는 자극강도를 최대자극이라고 하며 이에 20~30%의 자극강도를 추가하면 최대초과자극이 된다. 최대초과자극 시 주의할 점은 자극강도가 필요 이상으로 강한 경우 잠복기가 빨라지거나 다른 신경을 따라 자극이 전파되어 initial positive deflection이 나타날 수 있다. 또한 주변 근육의 활동전위가 함께 기록될 수 있어 최대초과자극 시 주의를 요한다.

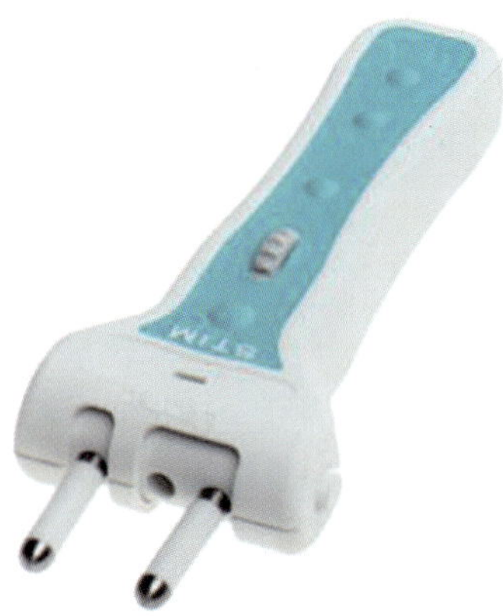

그림 2-13. 자극기(TruTraceEMG, DEYMED)

03 상지에서의 운동신경전도검사

1. 정중신경(median nerve)

정중신경의 운동신경전도검사

1) 기록

● 활성전극(active electrode) : 짧은엄지벌림근(abductor pollicis brevis, APB)의 힘살(belly)
○ 기준전극(reference electrode) : 짧은엄지벌림근(abductor pollicis brevis, APB)의 힘줄(tendon)
◐ 접지전극(ground electrode): 기록전극과 자극부위 사이

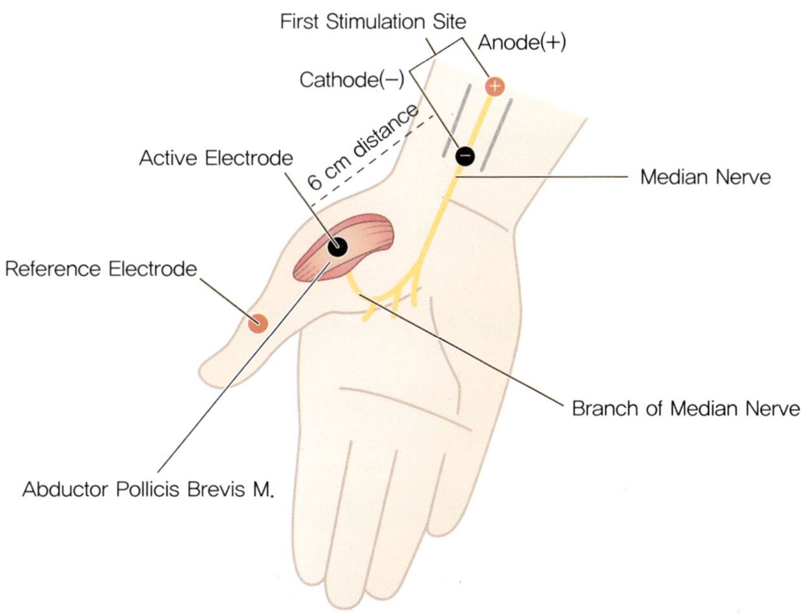

그림 3-1. 정중신경의 운동신경전도검사 기록

2) 자극

- 자극 1: 활성전극에서 6 cm 위치한 손목 중앙부의 노쪽손목굽힘근(flexor carpi radialis, FCR)과 긴손바닥근(palmaris longus, PL)의 두 힘줄 사이에 최대초과자극
- 자극 2: 전주와(antecubital space)에서 맥박이 만져지는 위팔동맥(brachial artery)의 약간 자쪽에서 최대초과자극
- 자극 3: 겨드랑이에서 위팔동맥 바로 앞쪽으로 대개 자극 2에서 자극 3간의 거리는 10 cm에 최대초과자극

※ 신경자극 시 너무 강한 전기 자극은 자신경(척골신경, ulnar nerve)이 함께 자극될 수 있으므로 주의해야 한다.

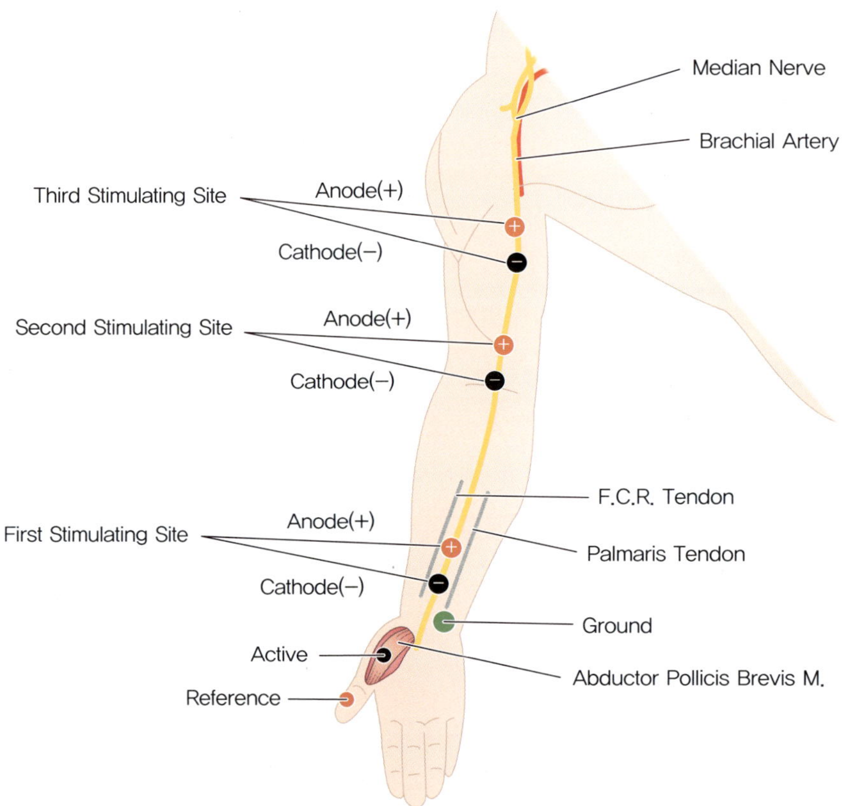

그림 3-2. 정중신경의 운동신경전도검사 자극

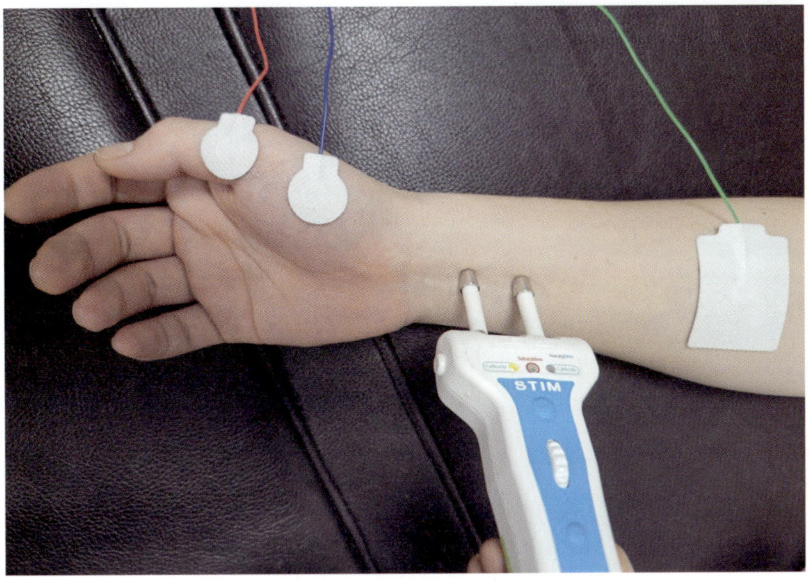

그림 3-3. 정중신경의 운동신경전도검사 자극 1

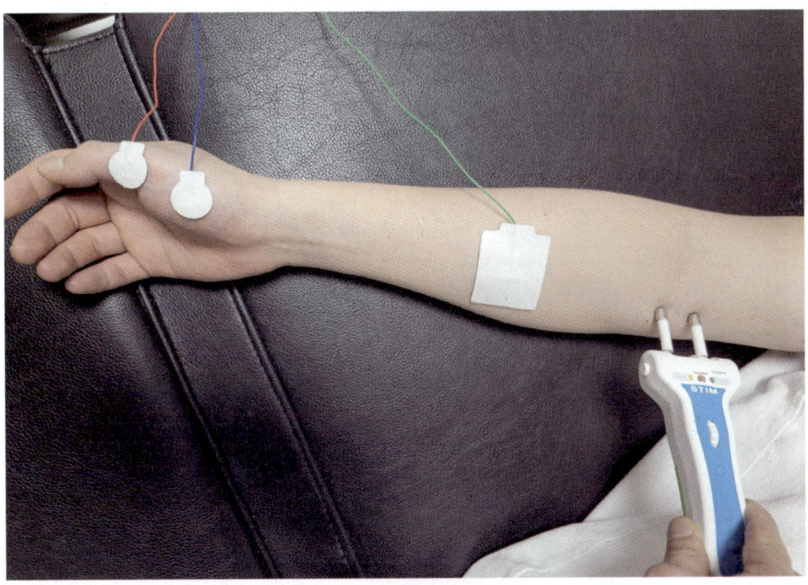

그림 3-4. 정중신경의 운동신경전도검사 자극 2

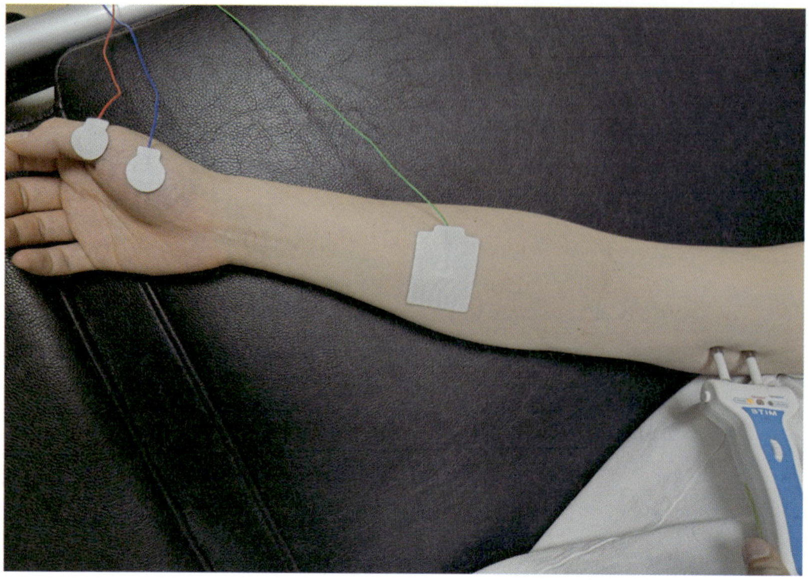

그림 3-5. 정중신경의 운동신경전도검사 자극 3

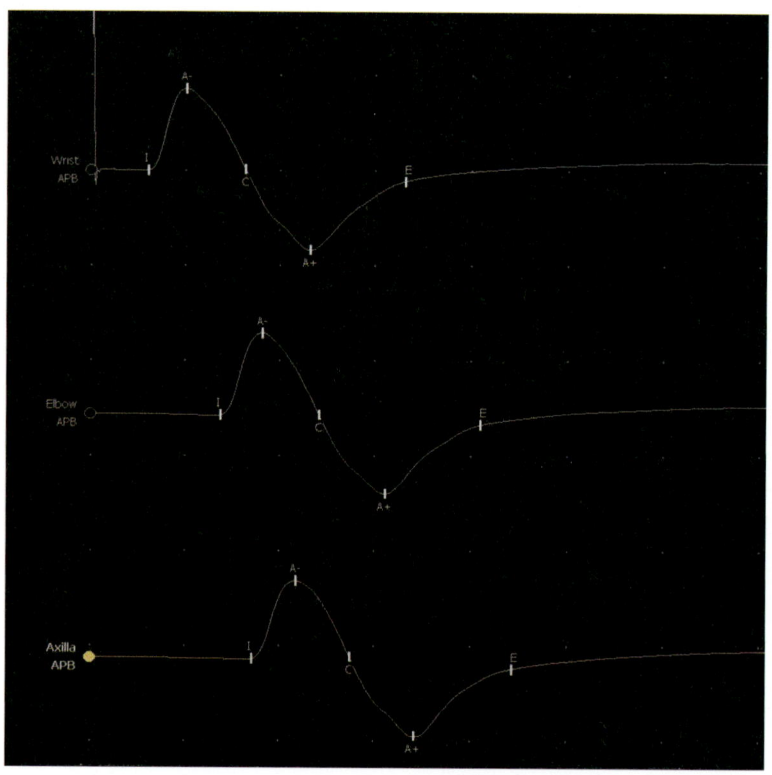

그림 3-6. 정중신경 운동신경전도검사 파형

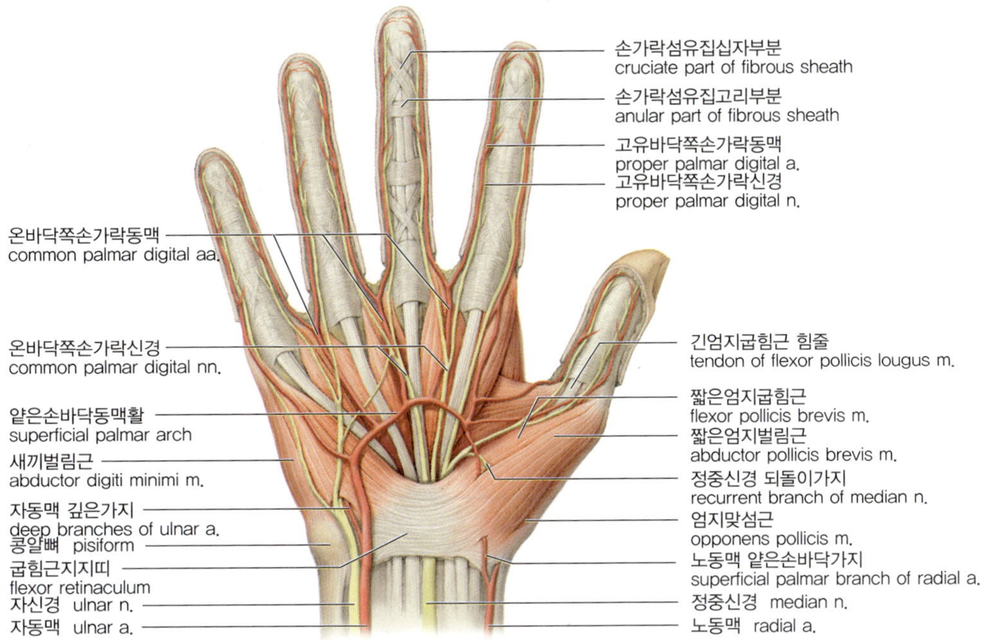

그림 3-7. 손바닥의 신경과 근육

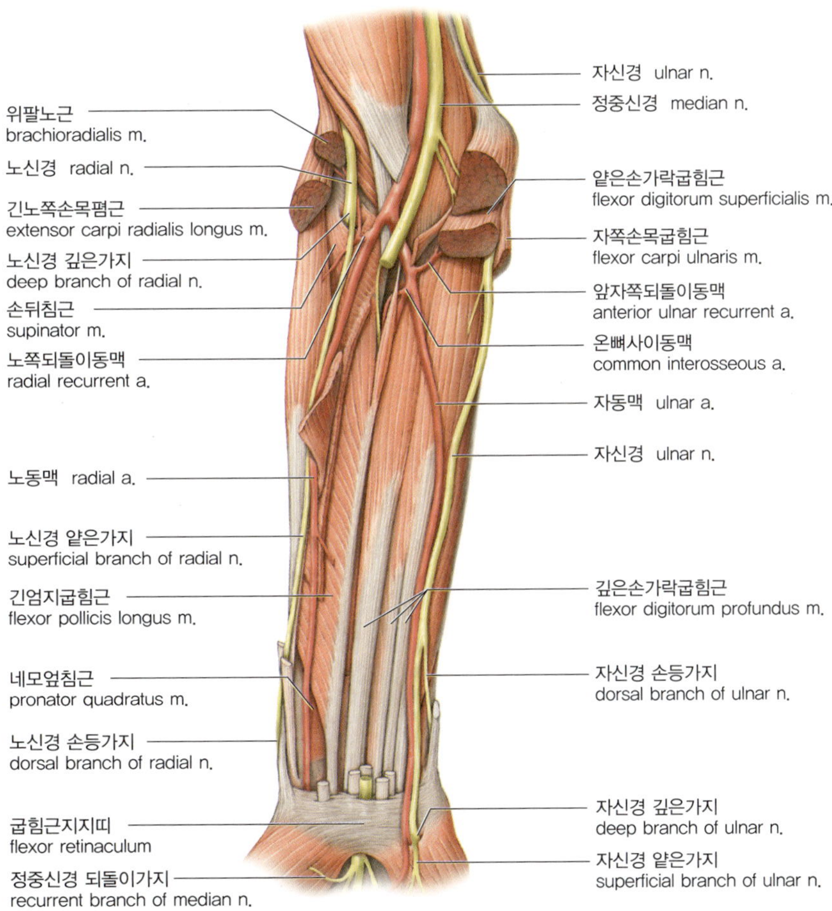

그림 3-8. 아래팔의 신경과 근육

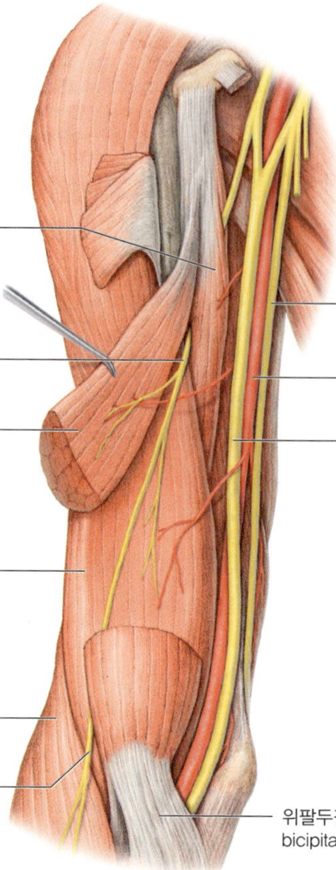

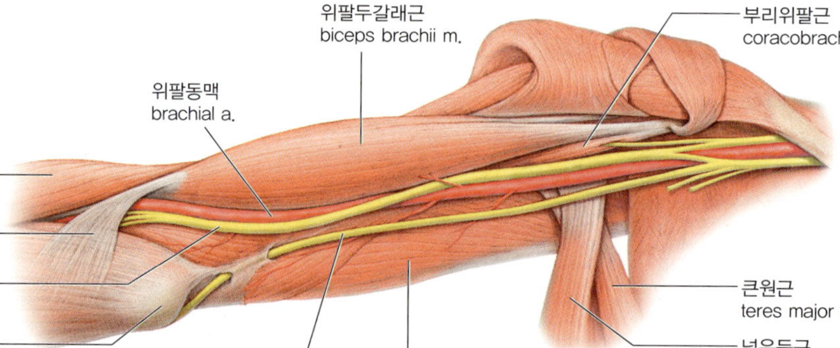

그림 3-9. 위팔 앞칸의 근육, 혈관, 신경

2. 자신경(척골신경, ulnar nerve)

자신경(척골신경)의 운동신경전도검사

1) 기록

● 활성전극(active electrode): 새끼벌림근(abductor digiti minimi, ADM)의 힘살(belly)

○ 기준전극(reference electrode): 새끼벌림근(abductor digiti minimi, ADM)의 힘줄(tendon)

◐ 접지전극(ground electrode): 기록전극과 자극부위 사이

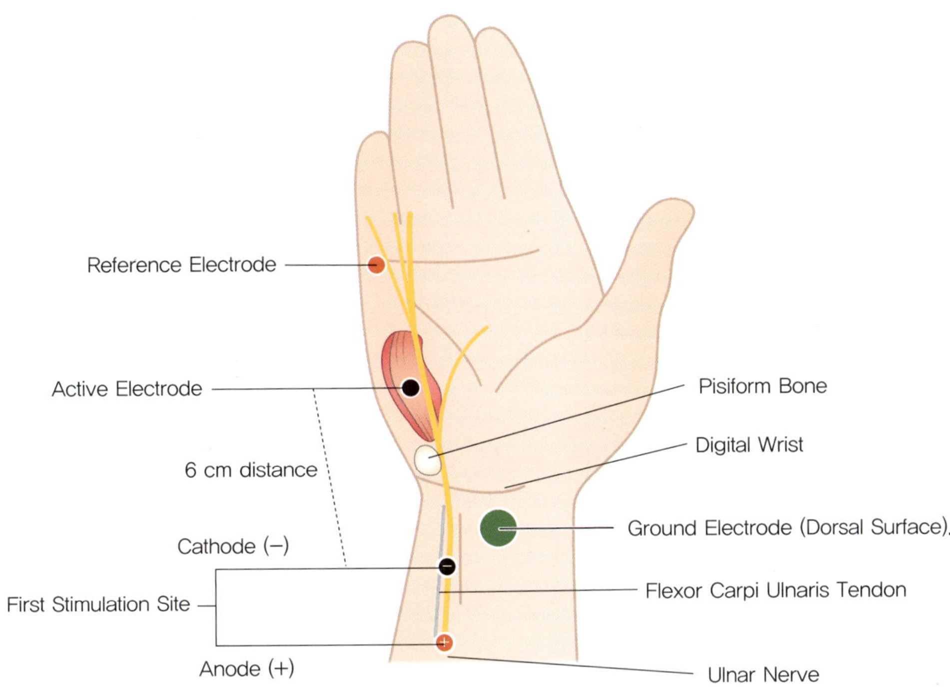

그림 3-10. 자신경(척골신경)의 운동신경전도검사 기록

2) 자극

- 자극 1: 활성전극에서 6 cm 위치한 손목 중앙부의 자쪽손목굽힘근(flexor carpi ulnaris, FCU) 노쪽에 최대초과자극
- 자극 2: 안쪽, 가쪽 위관절융기(epicondyle) 사이를 기준으로 하방 3~4 cm 위치에 자극, 팔을 70° 이상 굴곡(flexion) 시켜서 최대초과자극
- 자극 3: 안쪽, 가쪽 위관절융기(epicondyle) 사이를 기준으로 상방 6~7 cm 위팔두갈래근(biceps)과 위팔세갈래근(triceps) 사이에 최대초과자극, 검사분절(자극2~자극3)의 거리는 9~10 cm가 되어야 함

• 자극 4: 겨드랑이에서 맥박이 만져지는 위팔동맥의 뒤쪽으로 대개 자극 3에서 상방 5~6 cm에 최대초과자극

※ 정중신경과 자신경은 서로 인접해 있기 때문에 복합근활동전위(CMAP)가 합쳐지는 경우 활동전위의 모양과 진폭이 달라질 수 있으므로 주의가 필요하다. 만약 환자가 동결견(오십견)등과 같이 어깨 통증이 있는 환자는 검사하는 팔쪽으로 몸을 돌리면 팔의 굴곡이 가능해진다.

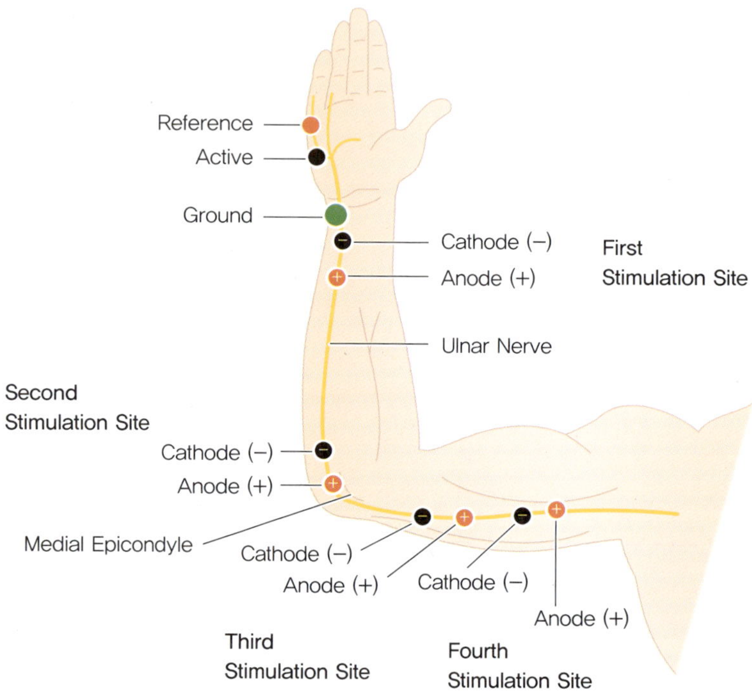

그림 3-11. 자신경(척골신경)의 운동신경전도검사 자극

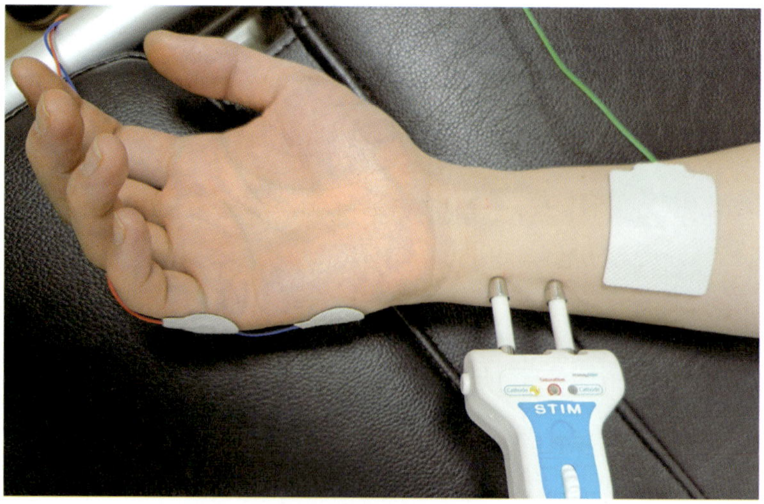

그림 3-12. 자신경의 운동신경전도검사 자극 1

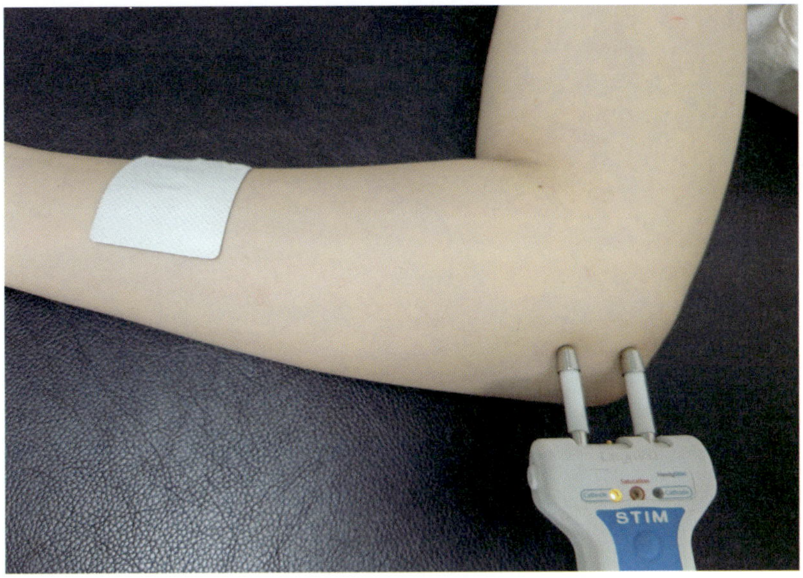

그림 3-13. 자신경의 운동신경전도검사자극 2

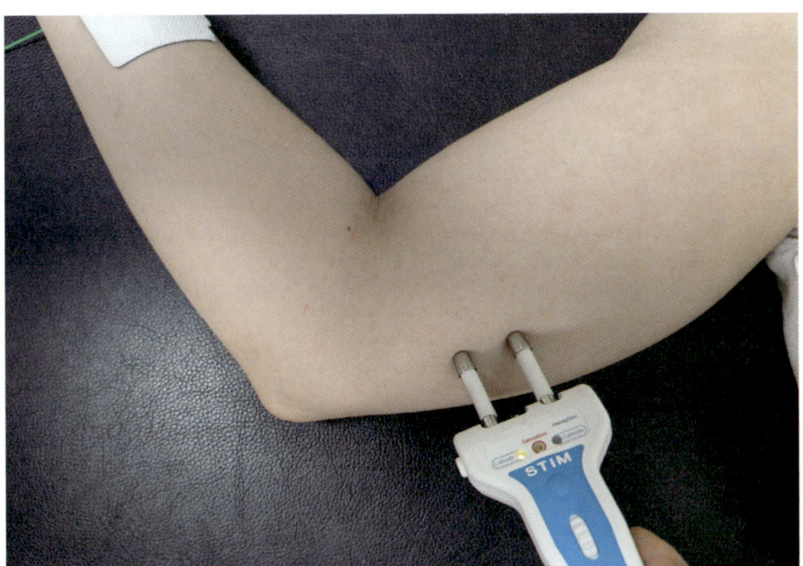

그림 3-14. 자신경의 운동신경전도검사 자극 3

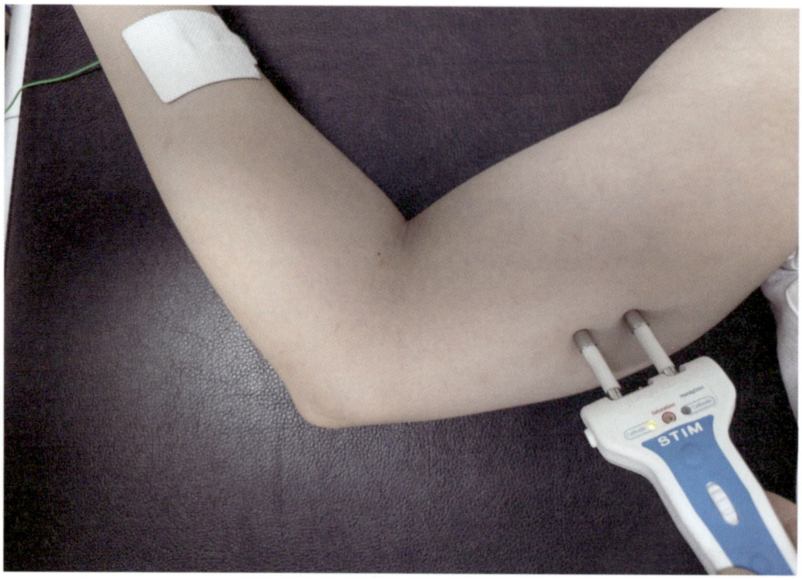

그림 3-15. 자신경의 운동신경전도검사 자극 4

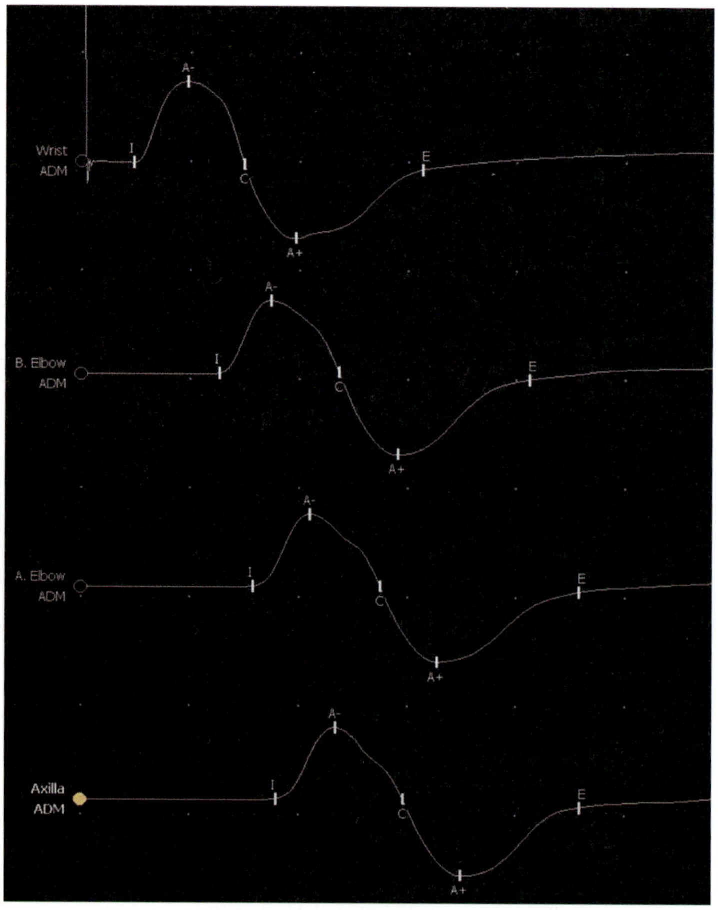

그림 3-16. 자신경(척골신경)의 운동신경전도검사 파형

3. 첫째 등뼈 사이근(first dorsal interosseous, FDI)에서의 자신경(척골신경)

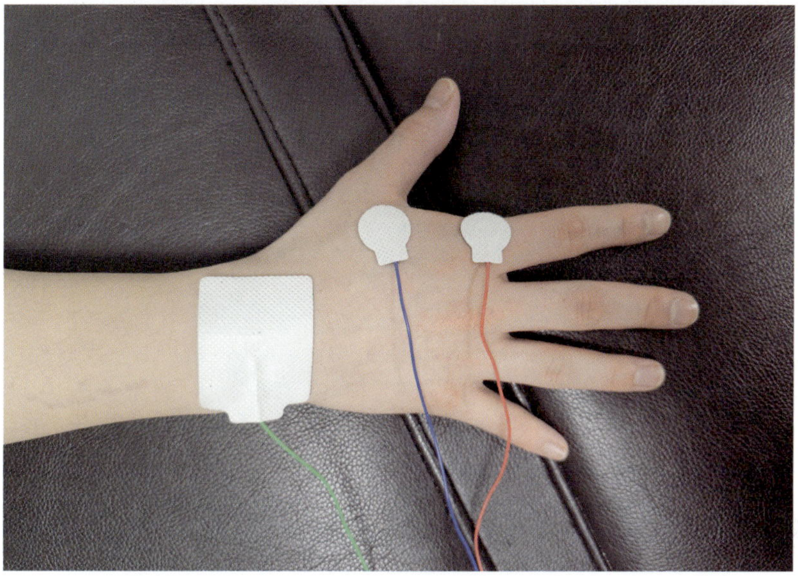

그림 3-17. 첫째 등뼈 사이근에서의 자신경(척골신경) 운동신경전도검사 기록

1) 기록

● 활성전극(active electrode): 첫째 등뼈 사이근(first dorsal interosseous, FDI)의 힘살(belly)

○ 기준전극(reference electrode): 첫째 등뼈 사이근(first dorsal interosseous, FDI)의 힘줄(tendon)

◍ 접지전극(ground electrode): 기록전극과 자극부위 사이

2) 자극

– 자신경의 운동신경전도검사와 동일하다.

- 자극 1: 새끼벌림근(abductor digiti minimi, ADM)의 힘살(belly)에서 6 cm 위치한 손목 중앙부의 자쪽손목굽힘근(flexor carpi ulnaris, FCU) 노쪽에 최대초과자극
- 자극 2: 안쪽, 가쪽 위관절융기(epicondyle) 사이를 기준으로 하방 3~4 cm 위치에 자극, 팔을 70° 이상 굴곡(flexion) 시켜서 최대초과자극
- 자극 3: 내측, 외측 위관절융기(epicondyle) 사이를 기준으로 상방 6~7 cm, 위팔두갈래근과 위팔세갈래근 사이에 최대초과자극, 검사분절(자극 2~자극 3)의 거리는 9~10 cm가 되어야 함
- 자극 4: 겨드랑이에서 맥박이 만져지는 위팔동맥의 뒤쪽으로 대개 자극 3에서 상방 5~6 cm에 최대초과자극

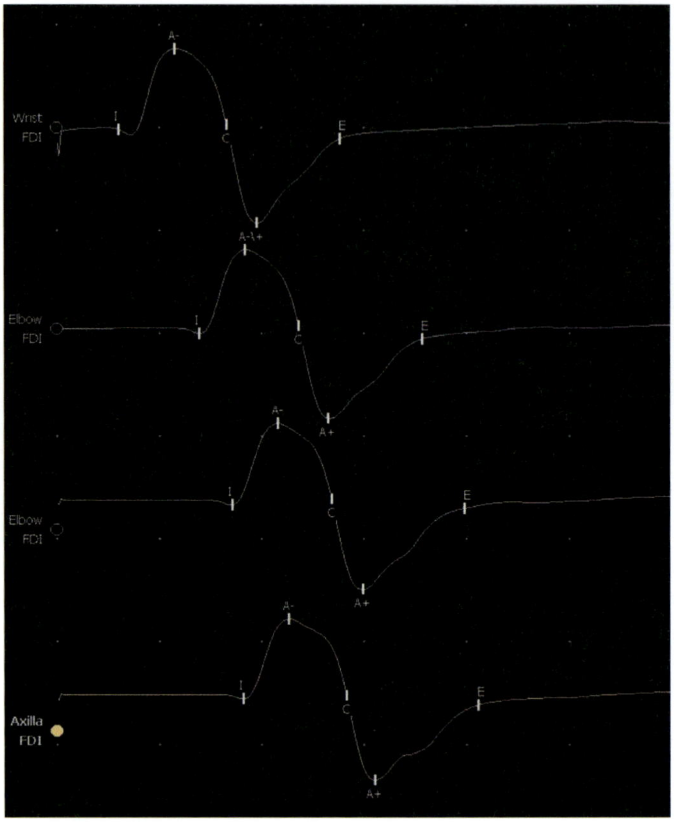

그림 3-18. 첫째등뼈사이근에서의 자신경(척골신경) 운동신경전도검사 파형

4. 노신경(요골신경, radial nerve)

노신경(요골신경)의 운동신경전도검사

1) 기록

● 활성전극(active electrode)

: 집게폄근(extensor indicis proprius, EIP)의 힘살(belly)

○ 기준전극(reference electrode)

: 활성전극에서 4 cm 떨어진 위치에 부착

⦶ 접지전극(ground electrode): 기록전극과 자극부위 사이

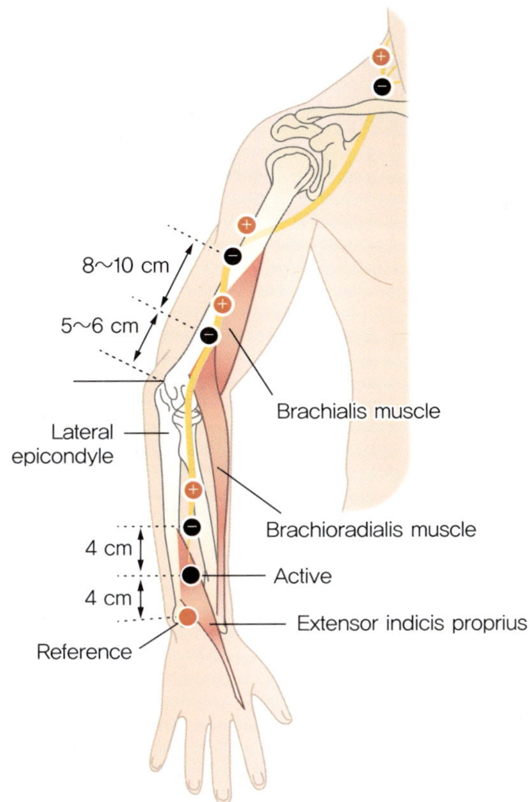

그림 3-19. 노신경(요골신경)의 운동신경전도검사 기록 및 자극

2) 자극

- 자극 1: 활성전극에서 4 cm 상방에서 최대초과자극
- 자극 2: 가쪽 위관절융기(epicondyle)에서 5~6 cm 상방의 상완골(humerus) 방향으로 위팔근(brachialis)과 위팔노근(brachioradialis) 사이에 최대초과자극
- 자극 3: 자극 2에서 8~10 cm 상방의 척수신경고랑(spiral groove)에 최대초과자극
- 자극 4: 에르프점(Erb's point, EP)에 최대초과자극–쇄골 상단 가장자리 약간 위쪽과 흉쇄 유돌근(sternocleidomastoid, SCM)의 쇄골 부위 옆

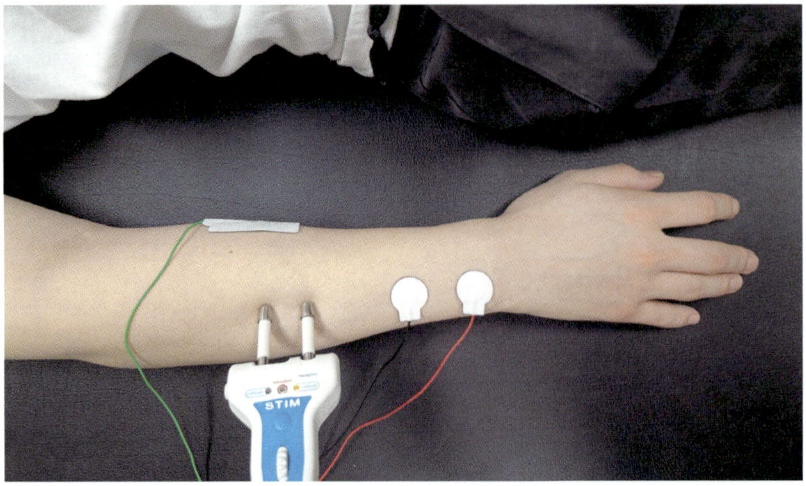

그림 3-20. 노신경(요골신경)의 운동신경전도검사 기록과 자극 1

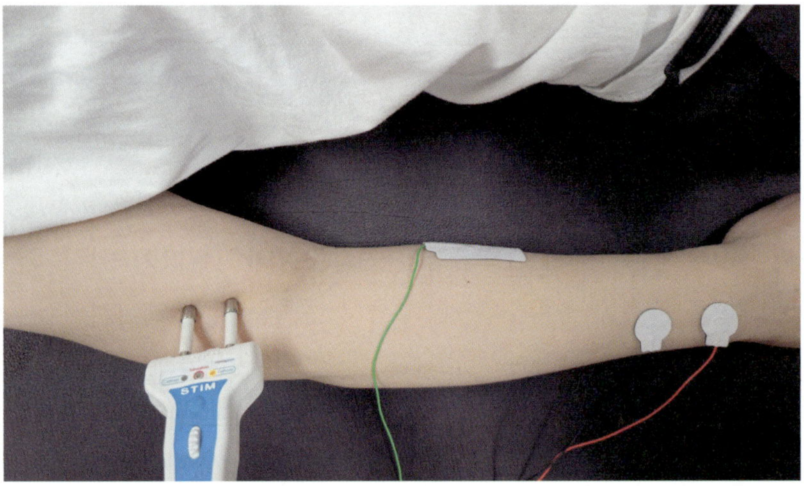

그림 3-21. 노신경(요골신경)의 운동신경전도검사 자극 2

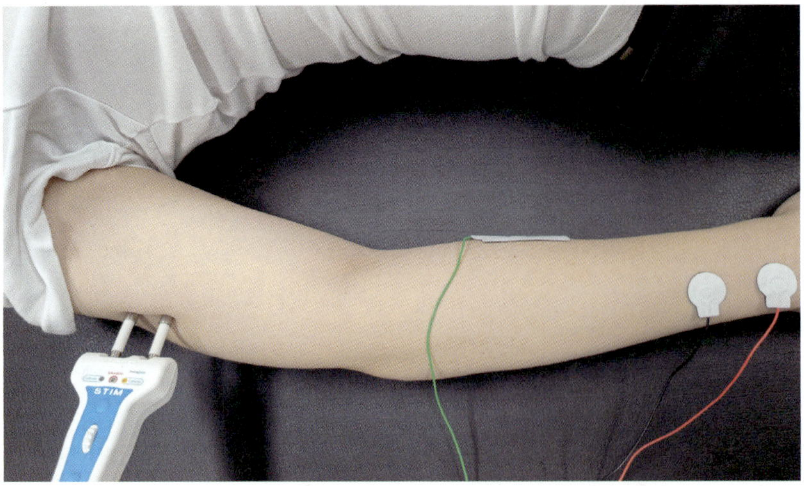

그림 3-22. 노신경(요골신경)의 운동신경전도검사 자극 3

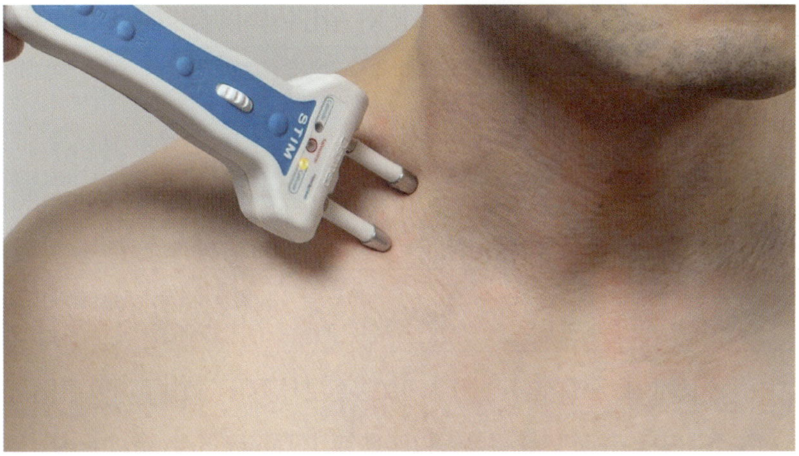

그림 3-23. 노신경(요골신경)의 운동신경전도검사 자극 4

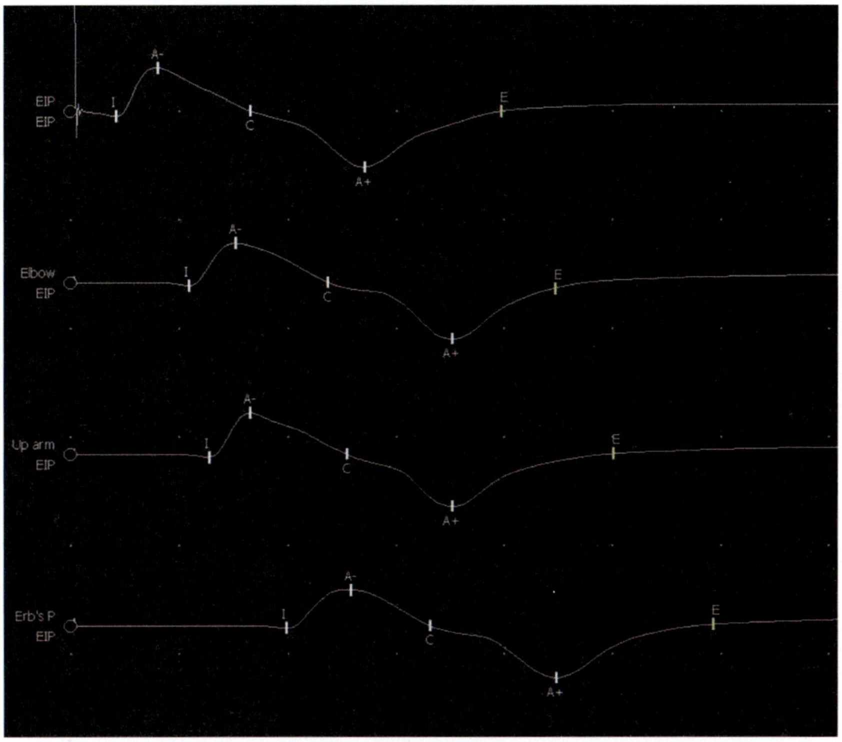

그림 3-24. 노신경(요골신경)의 운동신경전도검사 파형

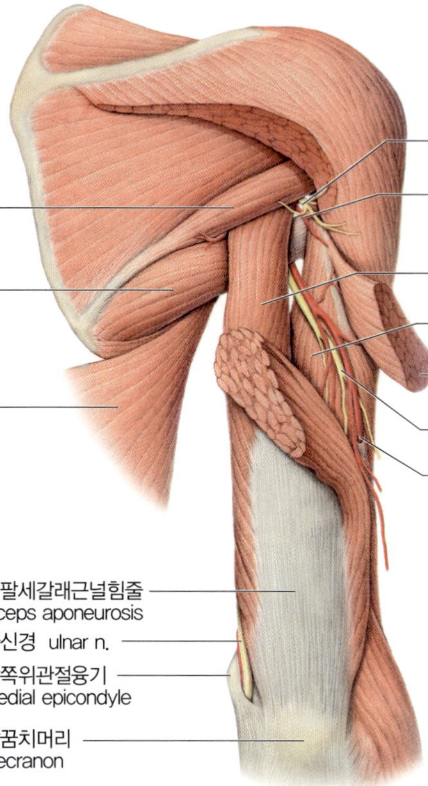

그림 3-25. 위팔 뒤칸의 신경과 근육

5. 근육피부신경(musculocutaneous nerve)

근육피부신경의 운동신경전도검사

1) 기록

● 활성전극(active electrode): 위팔두갈래근(biceps)의 힘살(belly)

○ 기준전극(reference electrode): 위팔두갈래근(biceps)의 힘줄(tendon)

◍ 접지전극(ground electrode): 기록전극과 자극부위 사이

2) 자극

에르프점(Erb's point, EP)에 최대초과자극–쇄골 상단 가장자리 약간 위쪽과 흉쇄 유돌근(sternocleidomastoid, SCM)의 쇄골 부위 옆

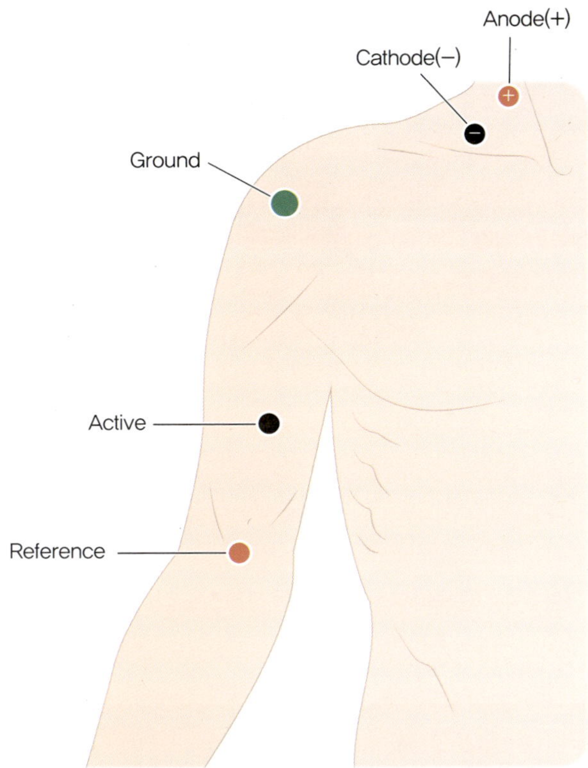

그림 3-26. 근육피부신경의 기록

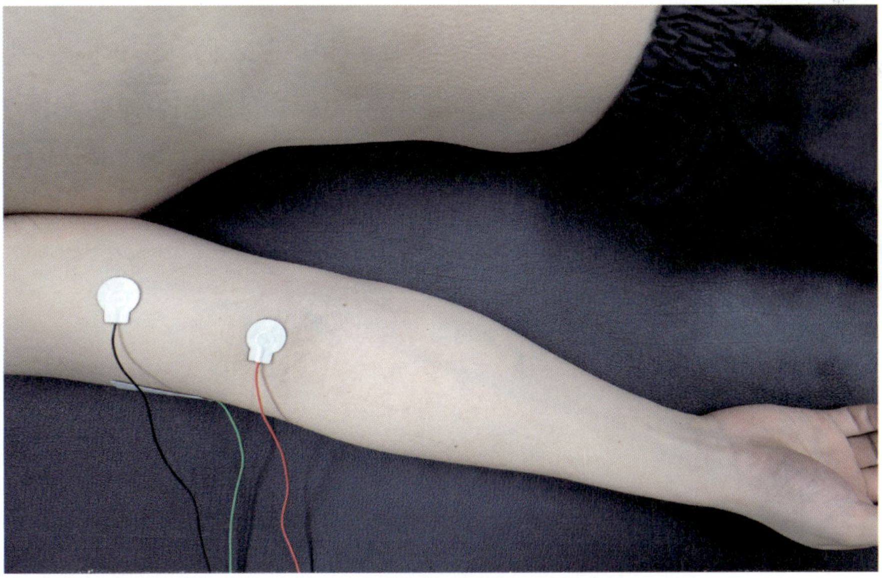

그림 3-27. 근육피부신경의 기록

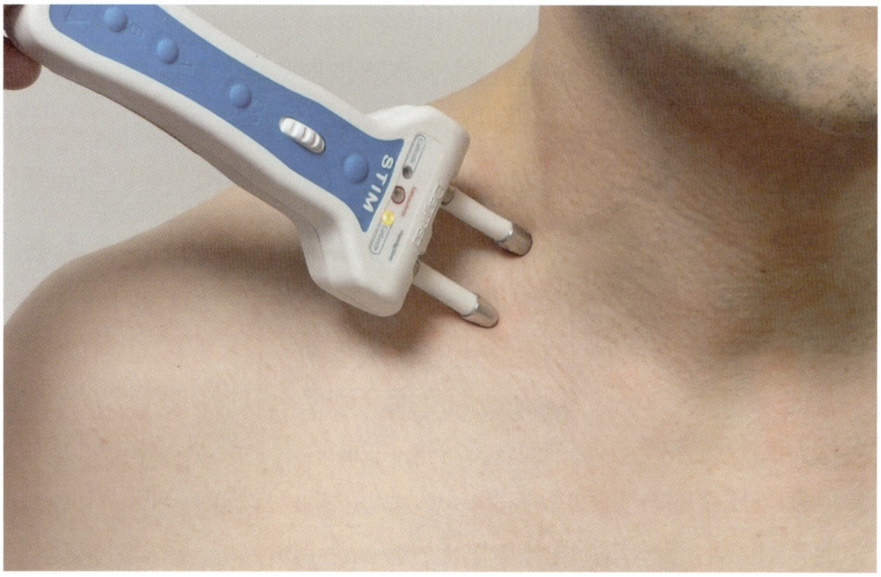

그림 3-28. 근육피부신경의 운동신경전도검사 자극

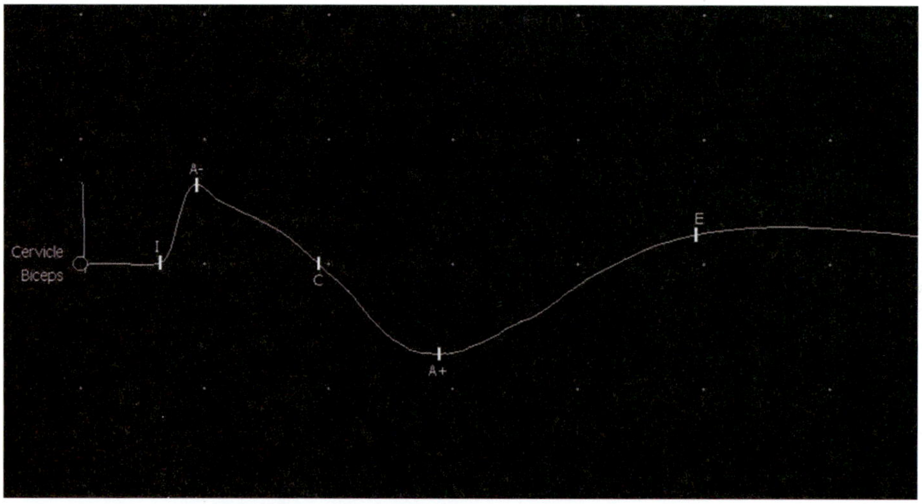

그림 3-29. 근육피부신경의 운동신경전도검사 파형

6. 겨드랑신경(axillary nerve)

겨드랑신경의 운동신경전도검사

1) 기록

- ● 활성전극(active electrode): 어깨세모근(deltoid)의 힘살(belly)
- ○ 기준전극(reference electrode): 어깨세모근(deltoid)의 힘줄(tendon)
- ◍ 접지전극(ground electrode): 기록전극과 자극부위 사이

2) 자극

에르프점(Erb's point, EP)에 최대초과자극-쇄골 상단 가장자리 약간 위쪽과 흉쇄 유돌근(sternocleidomastoid, SCM)의 쇄골 부위 옆

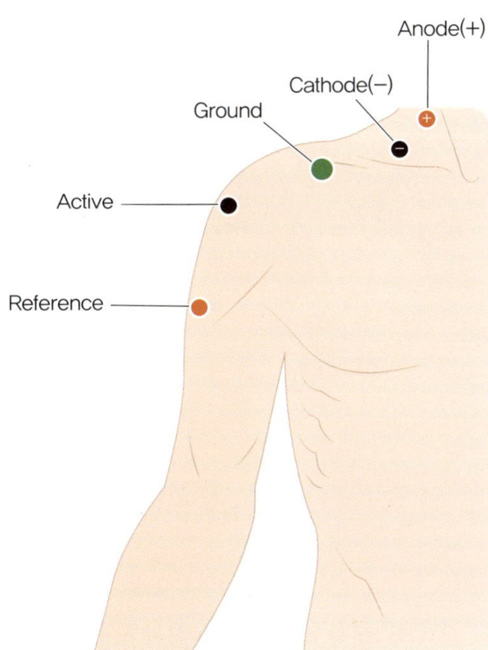

그림 3-30. 겨드랑신경의 기록

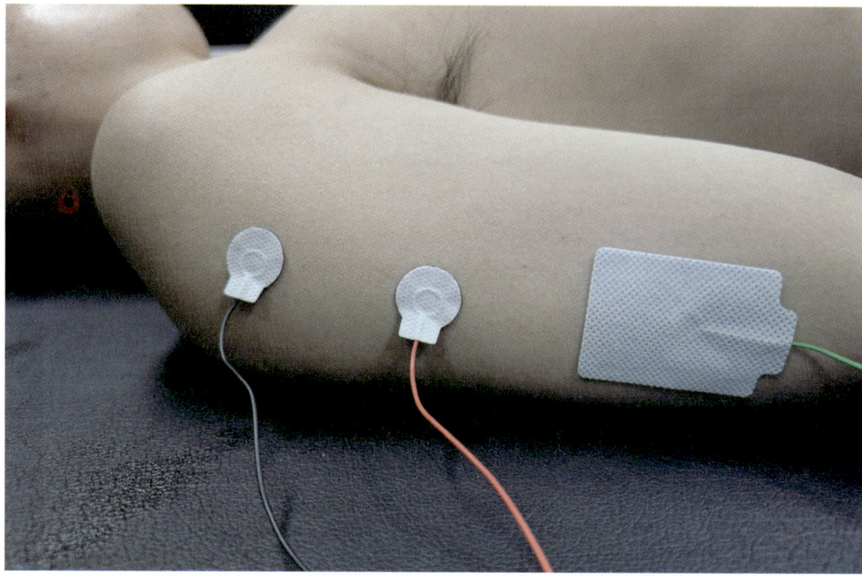

그림 3-31. 겨드랑신경의 운동신경전도검사 기록 및 자극

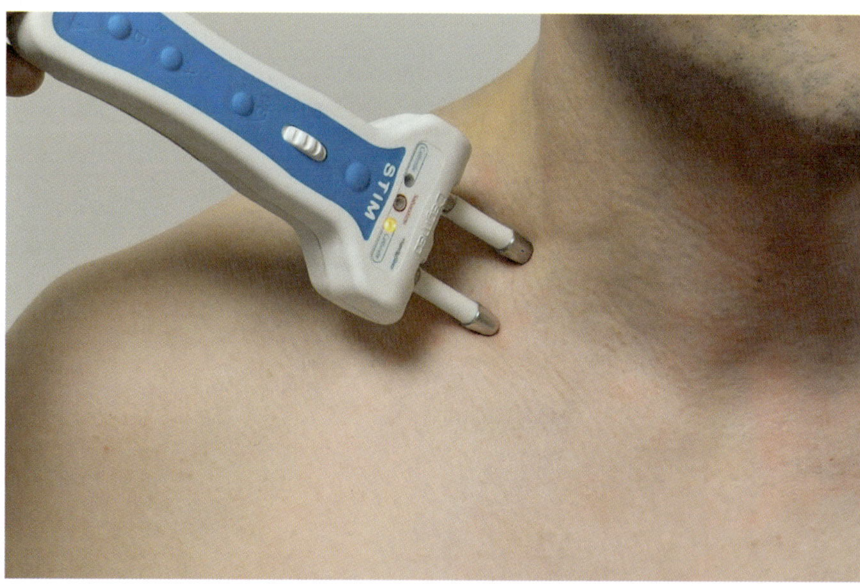

그림 3-32. 겨드랑신경의 운동신경전도검사 자극 위치

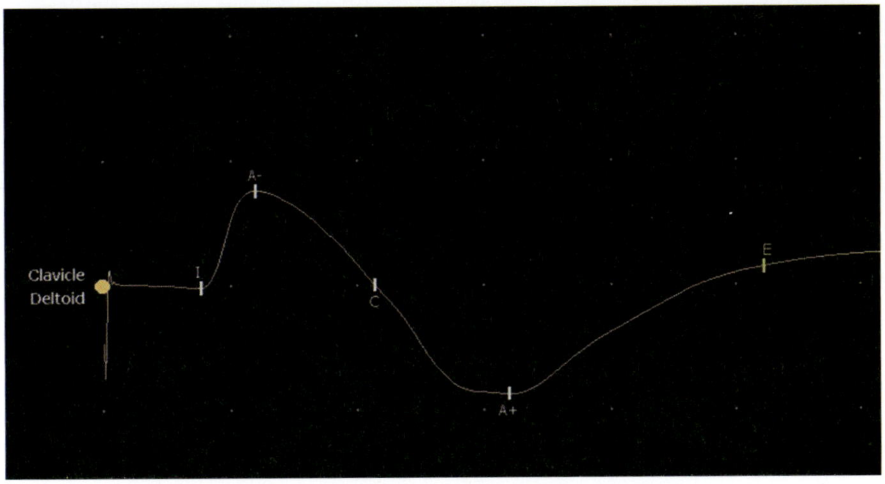

그림 3-33. 겨드랑신경의 운동신경전도검사 파형

7. 척수더부신경(spinal accessory nerve)

척수더부신경의 운동신경전도검사

1) 기록

● 활성전극(active electrode): 등세모근(trapezius)의 힘살(belly)

○ 기준전극(reference electrode): 등세모근(trapezius)의 힘줄(tendon)

◐ 접지전극(ground electrode): 활성전극과 자극부위 사이

2) 자극

- 척수더부신경(spinal accessory nerve)에 최대초과자극
- 흉쇄유돌근(sternocleidomastoid, SCM)의 후방-갑상연골(thyroid cartilage) 상단 가장자리 수준에서 흉쇄유돌근 경계 후방 약 1~2 cm 지점

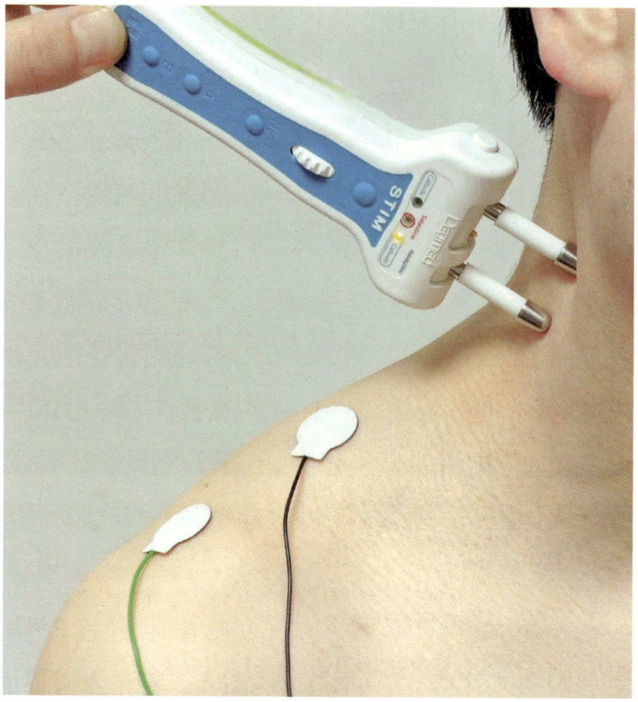

그림 3-34. 척수더부신경의 운동신경전도검사 기록 및 자극

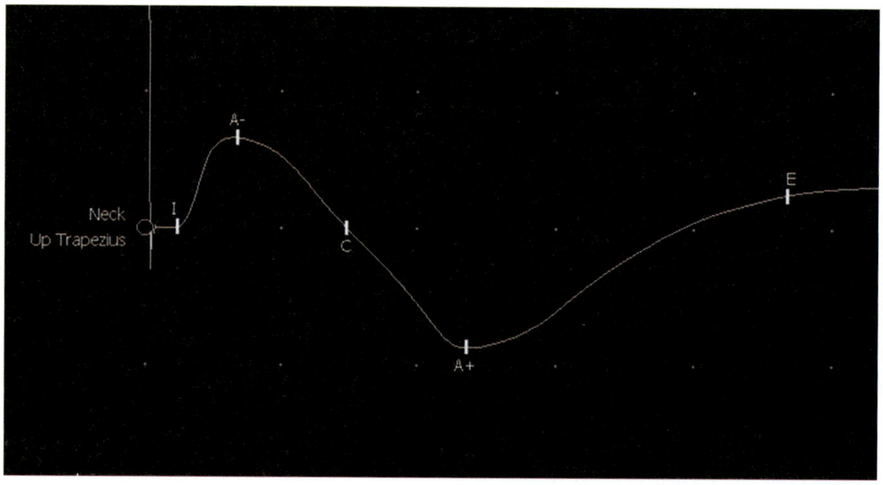

그림 3-35. 척수더부신경의 운동신경전도검사 파형

8. 어깨위신경(suprascapular nerve)

어깨위신경의 운동신경전도검사

: 가시위근(supraspinatus)과 가시아래근(infraspinatus)에서 검사로 두 가지 방법이 있다.

1) 가시위근(supraspinatus)에서의 어깨위신경 운동신경전도검사

(1) 기록

● 활성전극(active electrode)

○ 기준전극(reference electrode)

: 가시위근(supraspinatus)에 concentric needle electrode을 삽입

◑ 접지전극(ground electrode): 기록전극과 자극부위 사이

(2) 자극

에르프점(Erb's point, EP)에 최대초과자극-쇄골 상단 가장자리 약간 위쪽과 흉쇄 유돌근(sternocleidomastoid, SCM)의 쇄골 부위 옆

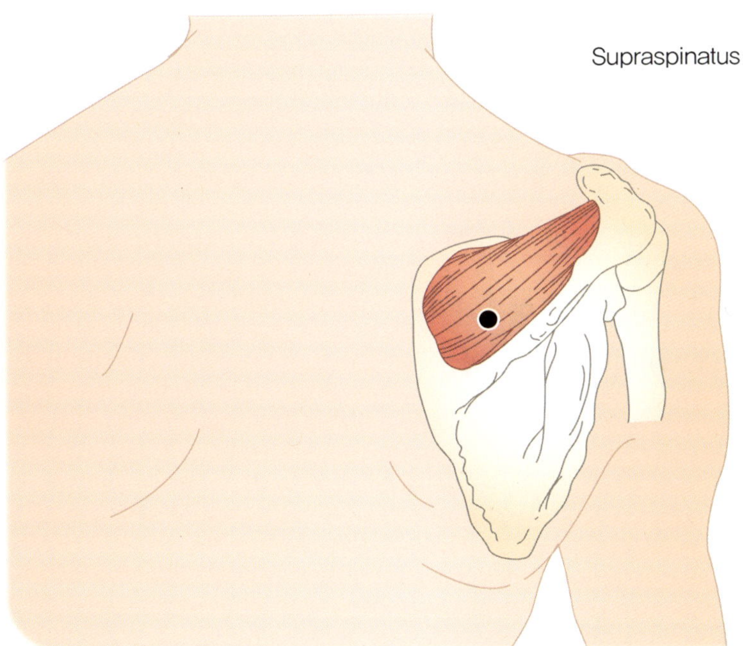

그림 3-36. 가시위근에서의 어깨위신경 운동신경전도검사 기록

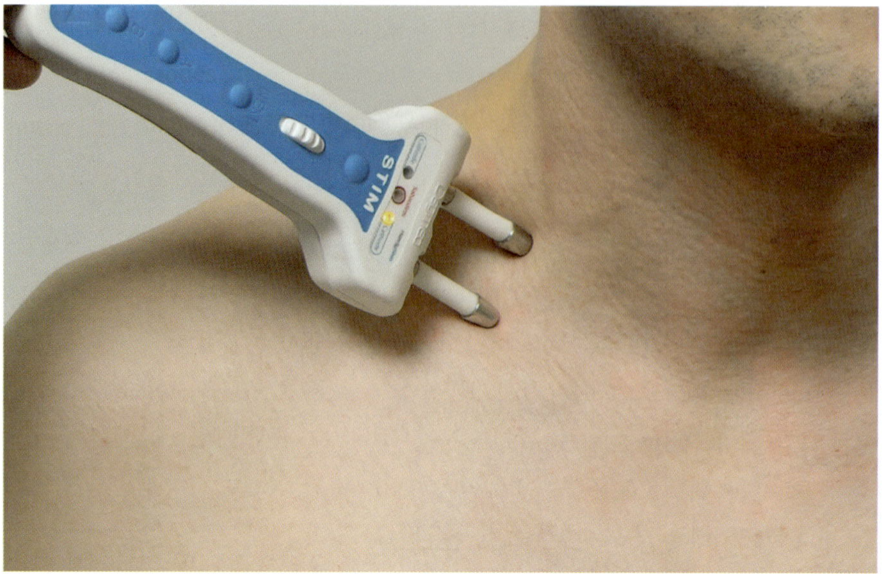

그림 3-37. 가시위근에서의 어깨위신경 운동신경전도검사의 자극

2) 가시아래근(infraspinatus)에서의 어깨위신경 운동신경전도검사

(1) 기록방법 1

● 활성전극(active electrode)

○ 기준전극(reference electrode)

: 가시아래근(inpraspinatus)에 concentric needle electrode을 삽입

◑ 접지전극(ground electrode): 기록전극과 자극부위 사이

(2) 자극

에르프점(Erb's point, EP)에 최대초과자극-쇄골 상단 가장자리 약간 위쪽과 흉쇄 유돌근(sternocleidomastoid, SCM)의 쇄골 부위 옆

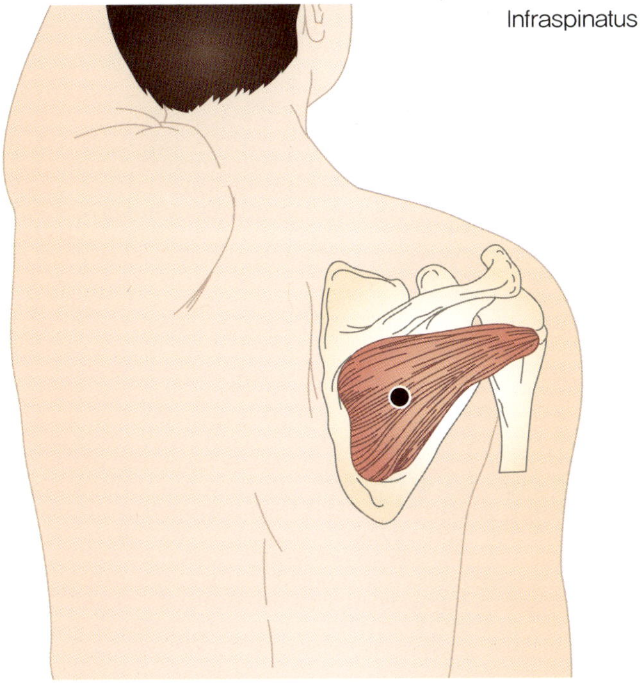

그림 3-38. 가시아래근(infraspinatus muscle)의 기록

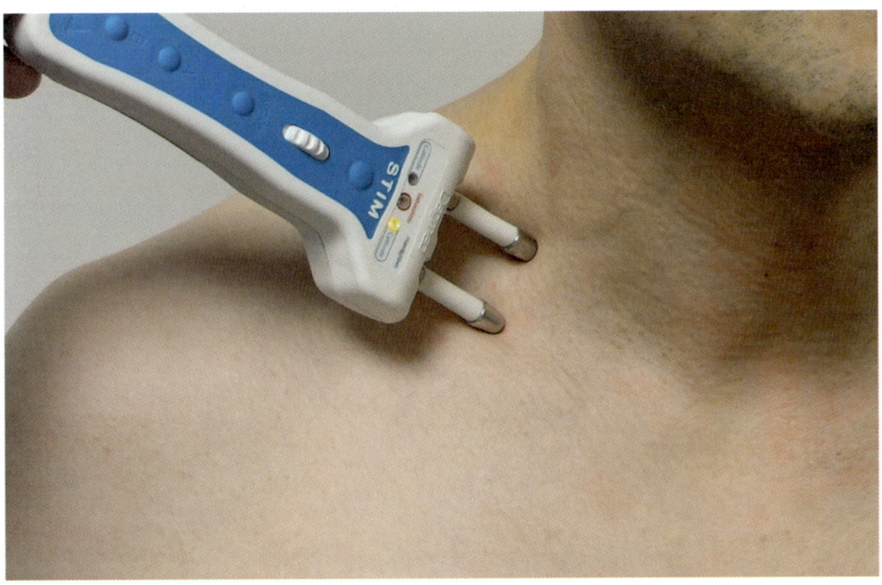

그림 3-39. 가시아래근에서의 어깨위신경 운동신경전도검사 자극

04 하지에서의 운동신경전도검사

1. 온종아리신경(총비골신경, common peroneal nerve)

온종아리신경의 운동신경전도검사

1) 기록

● 활성전극(active electrode)

: 짧은발가락폄근(extensor digitorum brevis, EDB)의 힘살(belly)

○ 기준전극(reference electrode)

: 짧은 발가락의 중족지절관(metatarsophalangeal joint) 힘줄(tendon)

◐ 접지전극(ground electrode): 기록전극과 자극부위 사이

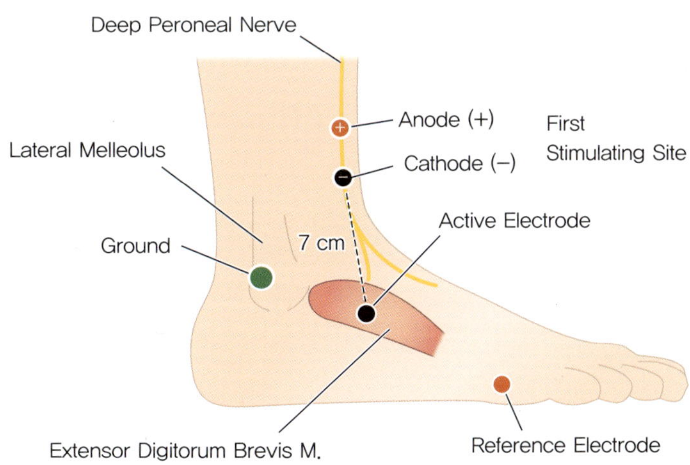

그림 4-1. 온종아리신경의 운동신경전도검사 기록

2) 자극

- 자극 1: 활성전극에서 7 cm의 발목에서 안쪽복사(medial malleolus)와 가쪽복사(lateral malleolus) 사이 가운데 부위에 최대초과자극
- 자극 2: 종아리뼈머리(fibular head)의 아래 앞쪽에 최대초과자극
- 자극 3: 오금(popliteal fossa)의 가쪽 반에 최대초과자극

*주의: 자극 3에서 자극이 너무 강한 경우 오금(popliteal fossa)의 중앙에 위치한 정강신경(tibial nerve)이 함께 자극될 수 있다. 검사실에 따라 자극 3은 제외하는 경우도 있다.

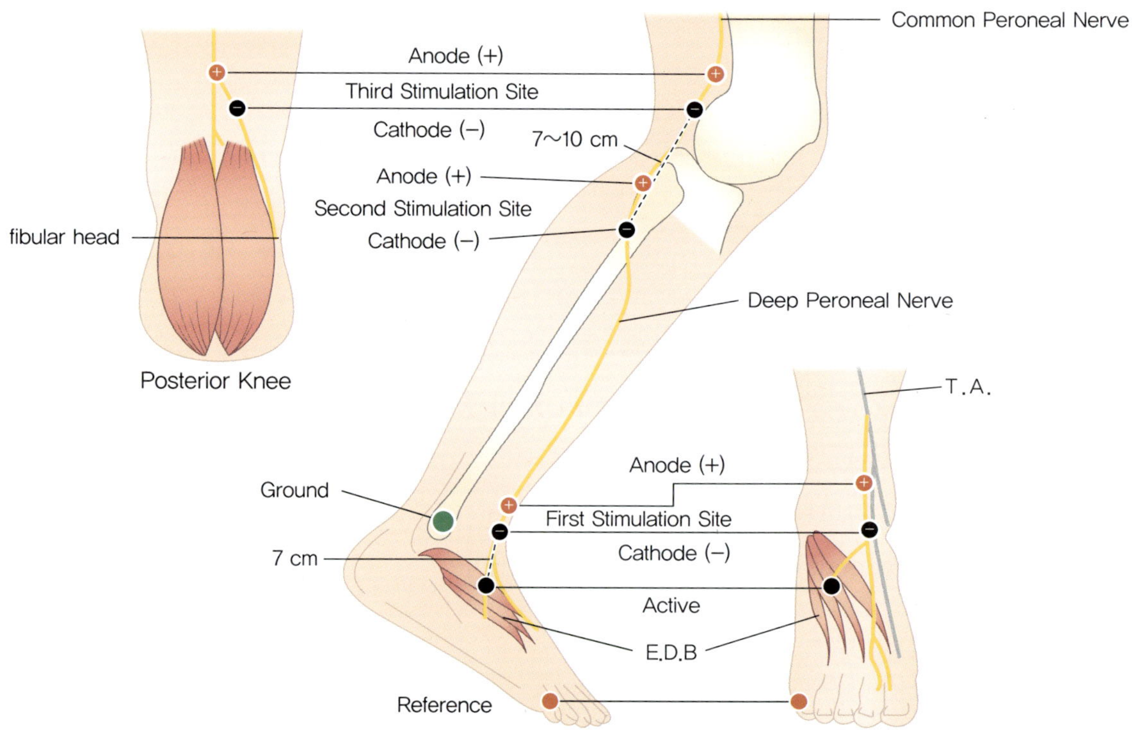

그림 4-2. 온종아리신경의 운동신경전도검사 기록 및 자극

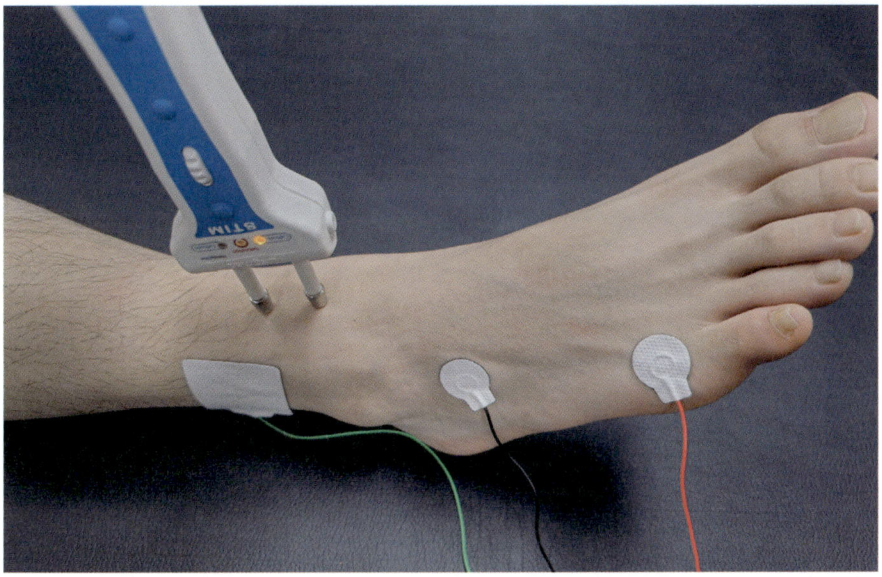

그림 4-3. 온종아리신경의 운동신경전도검사 자극 1

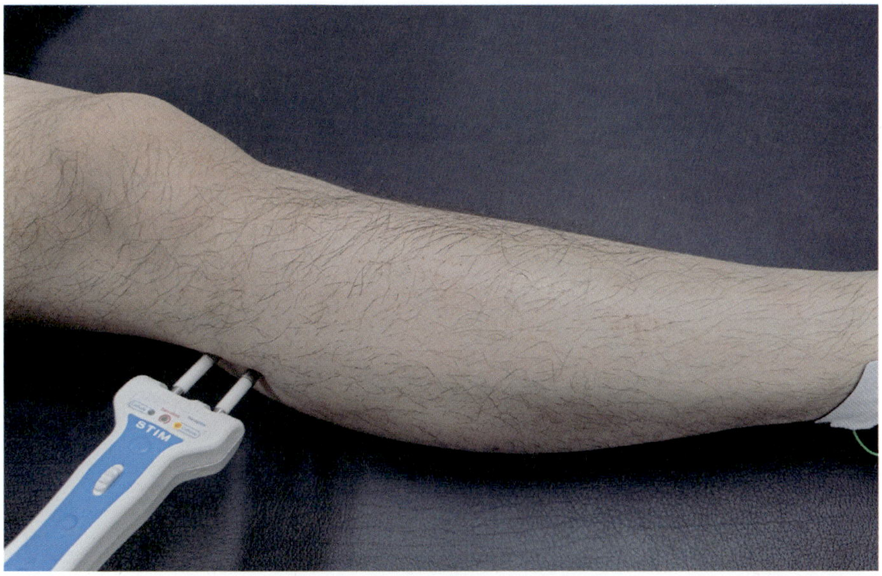

그림 4-4. 온종아리신경의 운동신경전도검사 자극 2

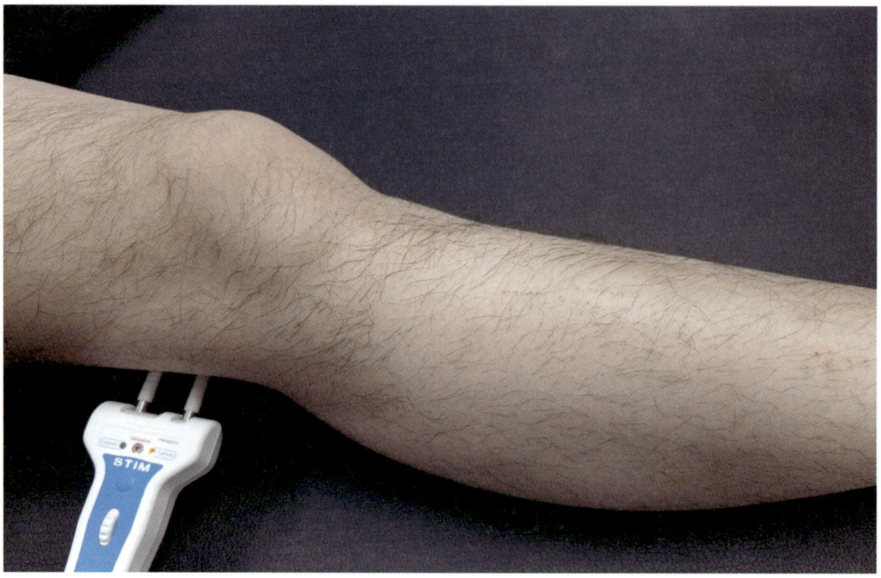

그림 4-5. 온종아리신경의 운동신경전도검사 자극 3

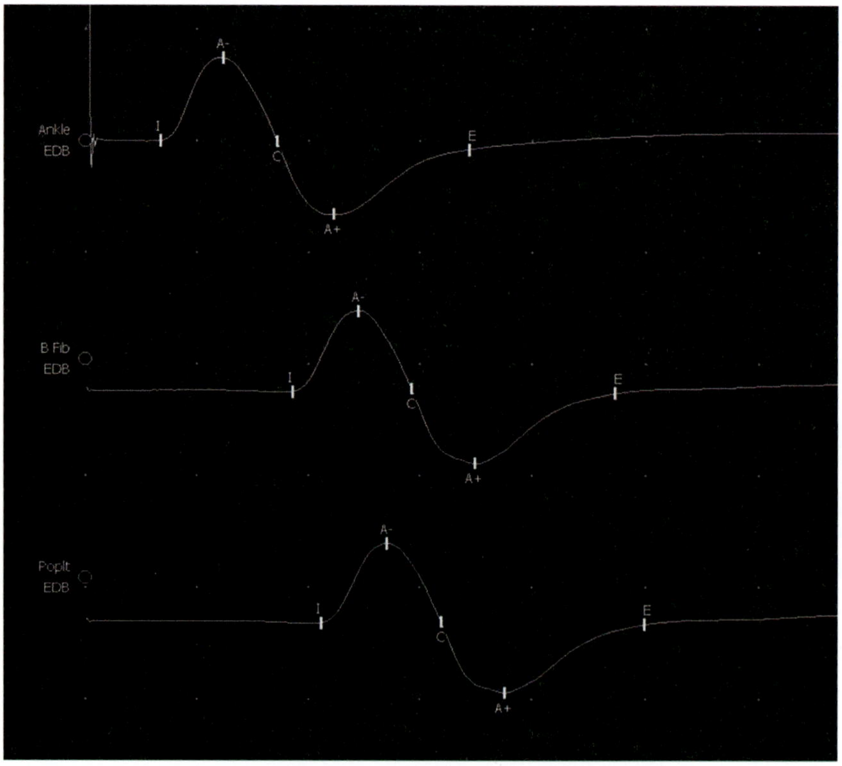

그림 4-6. 온종아리신경의 운동신경전도검사 파형

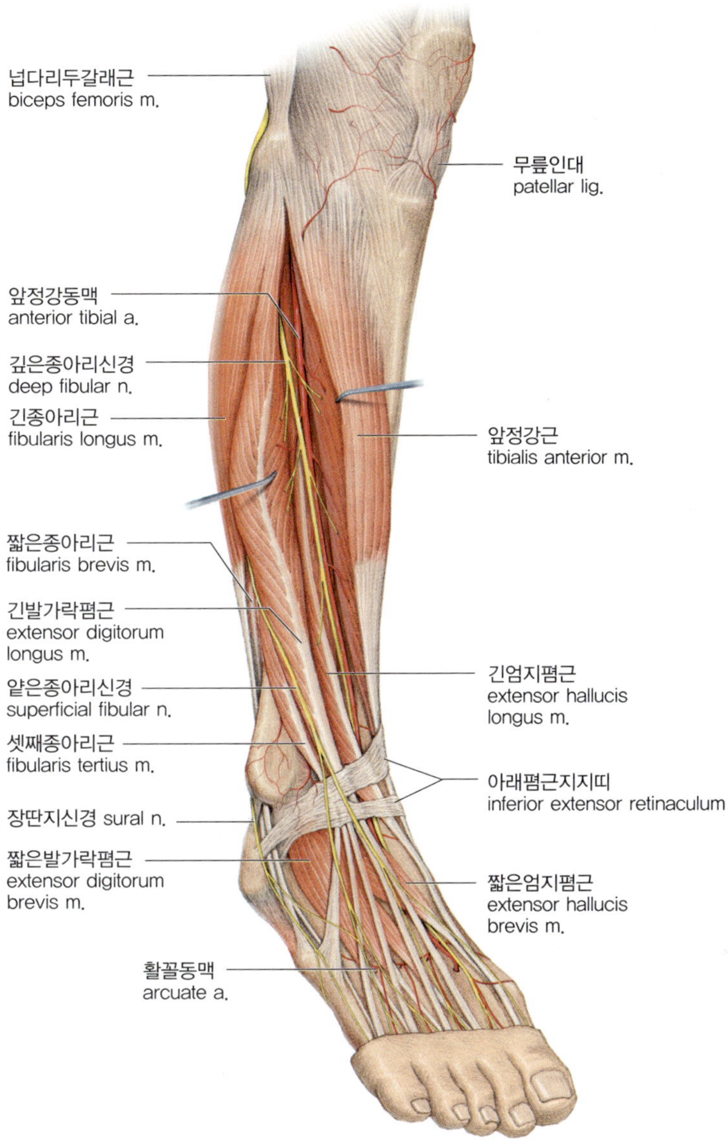

그림 4-7. 종아리앞칸과 발등의 신경과 근육

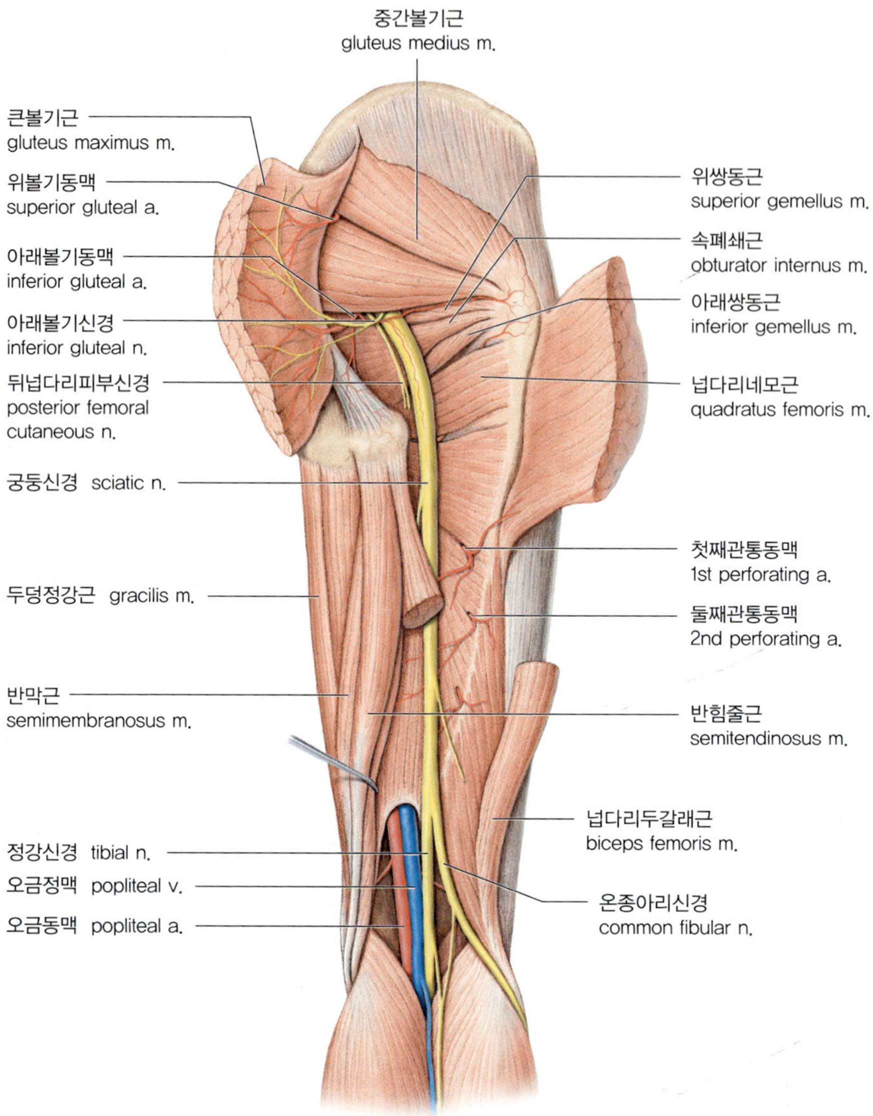

그림 4-8. 넙다리 뒤칸의 신경과 근육

2. 정강신경(경골신경, tibial nerve)

정강신경의 운동신경전도검사

1) 기록

● 활성전극(active electrode)

: 엄지벌림근(abductor hallucis, AH)의 힘살(belly), 발배뼈(navicular bone)의 후방 1 cm, 하방 1 cm 힘살(belly)에 위치함

ⓒ 기준전극(reference electrode)
 : 엄지발가락 시작부위
ⓓ 접지전극(ground electrode): 기록전극과 자극부위 사이

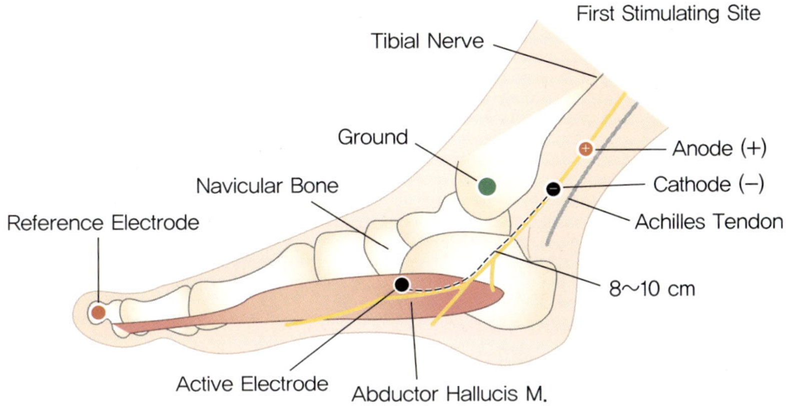

그림 4-9. 정강신경의 운동신경전도검사 기록 및 자극

2) 자극

- 자극 1: 활성전극에서 8~10 cm 상방의 안쪽복사(medial malleolus) 뒤 발목에 최대초과자극
- 자극 2: 오금(popliteal fossa) 중앙에서 약간 안쪽에 최대초과자극

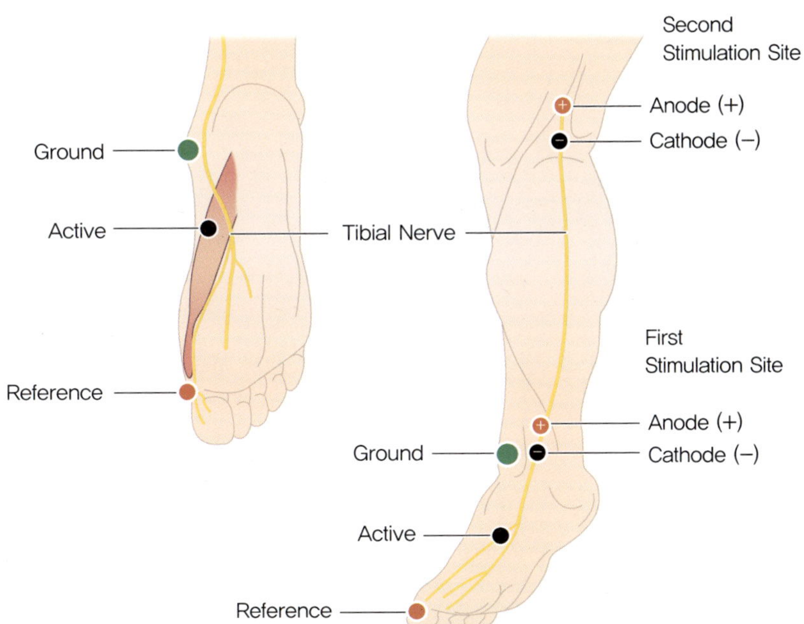

그림 4-10. 정강신경의 운동신경전도검사 자극

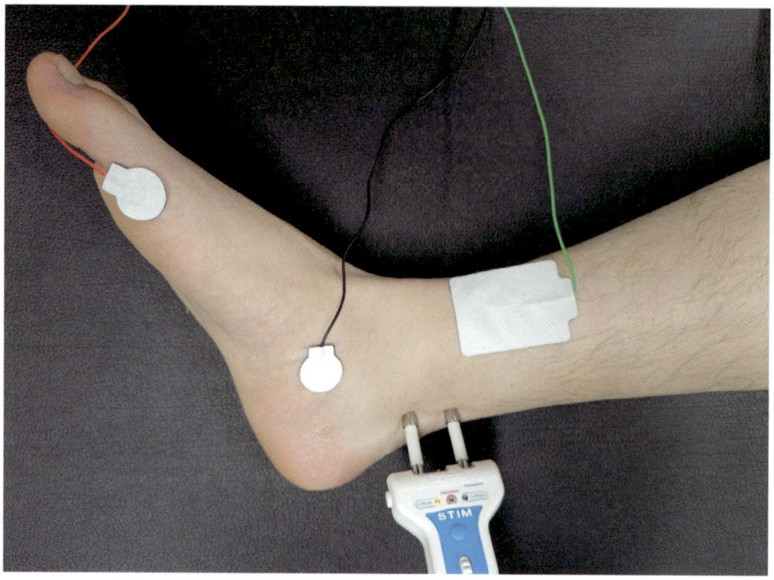

그림 4-11. 정강신경의 운동신경전도검사 자극 1

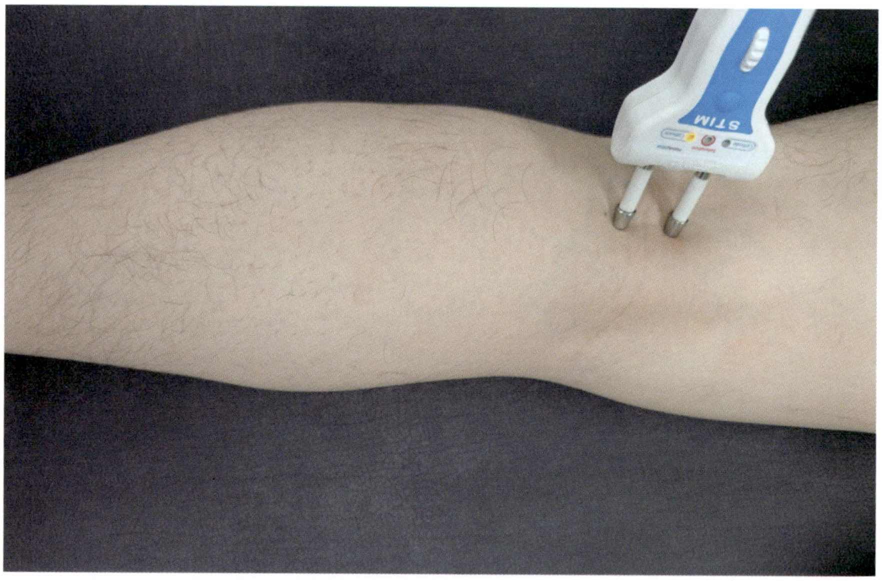

그림 4-12. 정강신경의 운동신경전도검사 자극 2

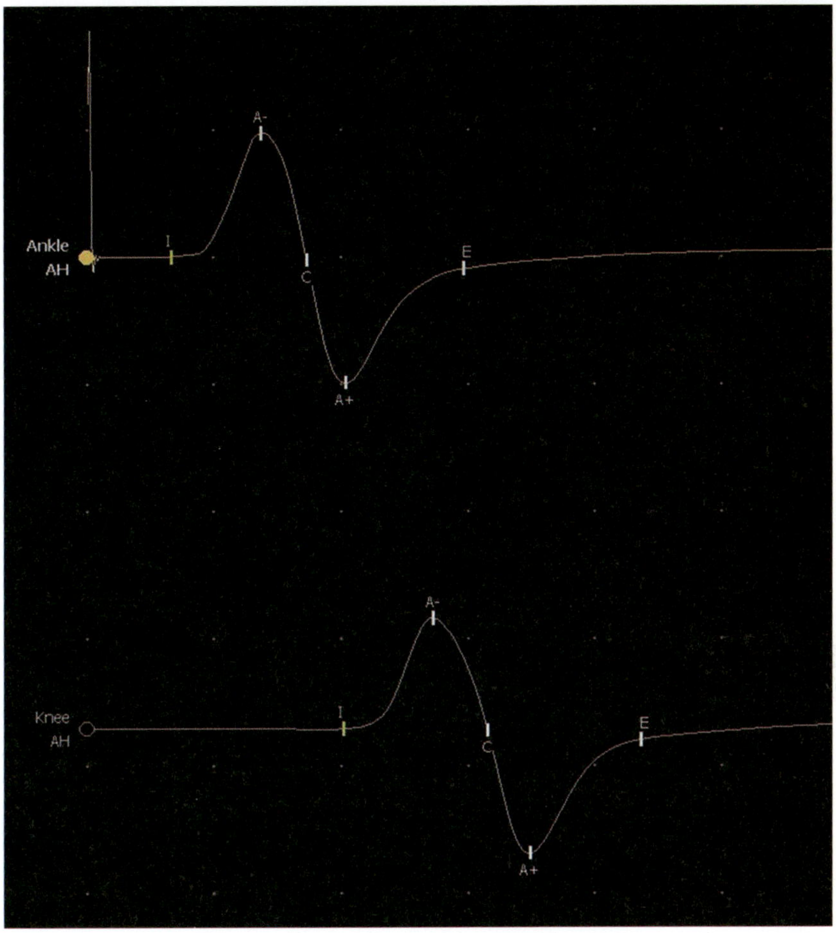

그림 4-13. 정강신경의 운동신경전도검사 파형

3. 앞정강근(tibialis anterior muscle, TA)에서의 종아리신경(peroneal nerve)

운동신경전도검사

1) 기록

● 활성전극(active electrode)

: 앞정강근(tibialis anterior muscle, TA)의 힘살(belly)

○ 기준전극(reference electrode)

: 앞정강근(tibialis anterior muscle, TA)의 힘줄(tendon)

◍ 접지전극(ground electrode): 기록전극과 자극부위 사이

2) 자극

- 자극 1: 종아리뼈머리(fibular head)의 아래 앞쪽에 최대초과자극
- 자극 2: 오금(popliteal fossa)의 가쪽 반에 최대초과자극

*주의: 자극 2에서 자극이 너무 강한 경우 오금(popliteal fossa)의 중앙에 위치한 정강신경(tibial nerve)이 함께 자극될 수 있다.

*peroneal nerve의 CMAP가 낮은 경우 양측을 검사한 후 비교한다.

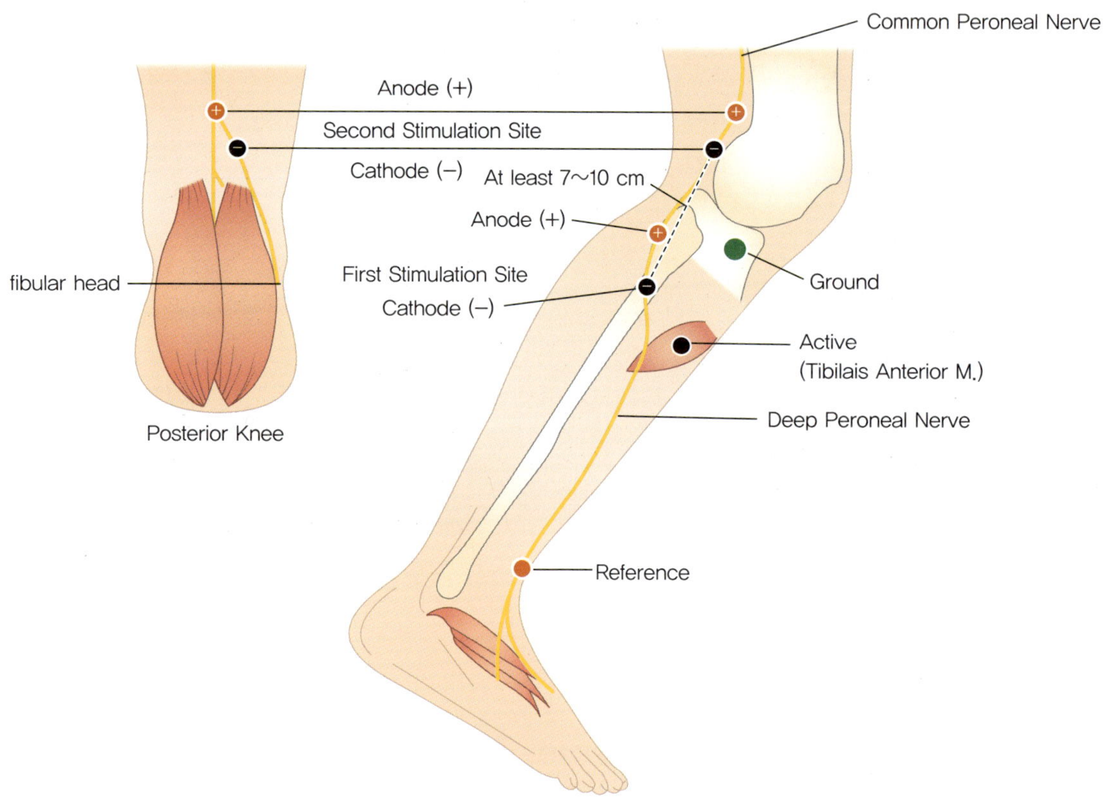

그림 4-14. 앞정강근에서의 종아리신경의 운동신경전도검사 기록 및 자극

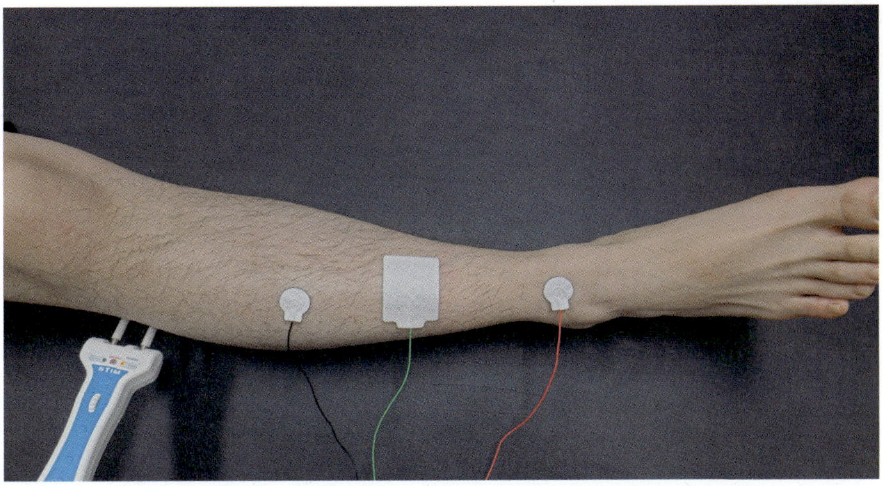

그림 4-15. 앞정강근에서의 종아리신경 운동신경전도검사의 자극 1

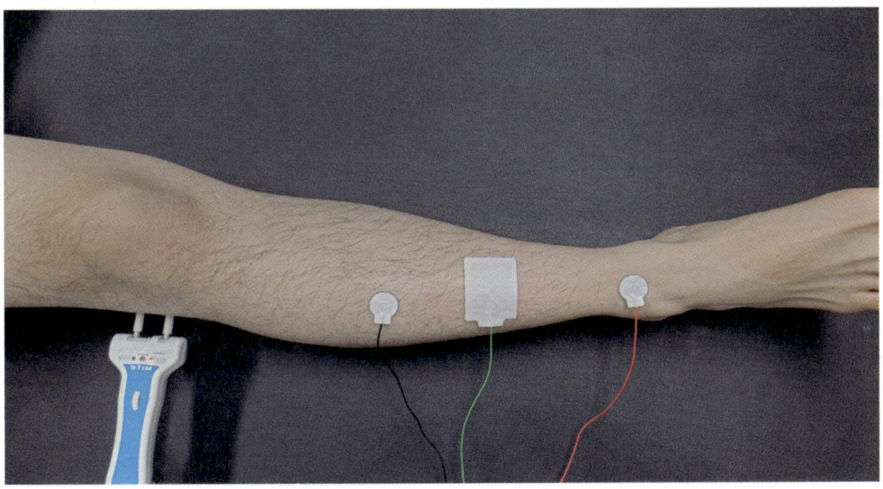

그림 4-16. 앞정강근에서의 종아리신경 운동신경전도검사의 자극 2

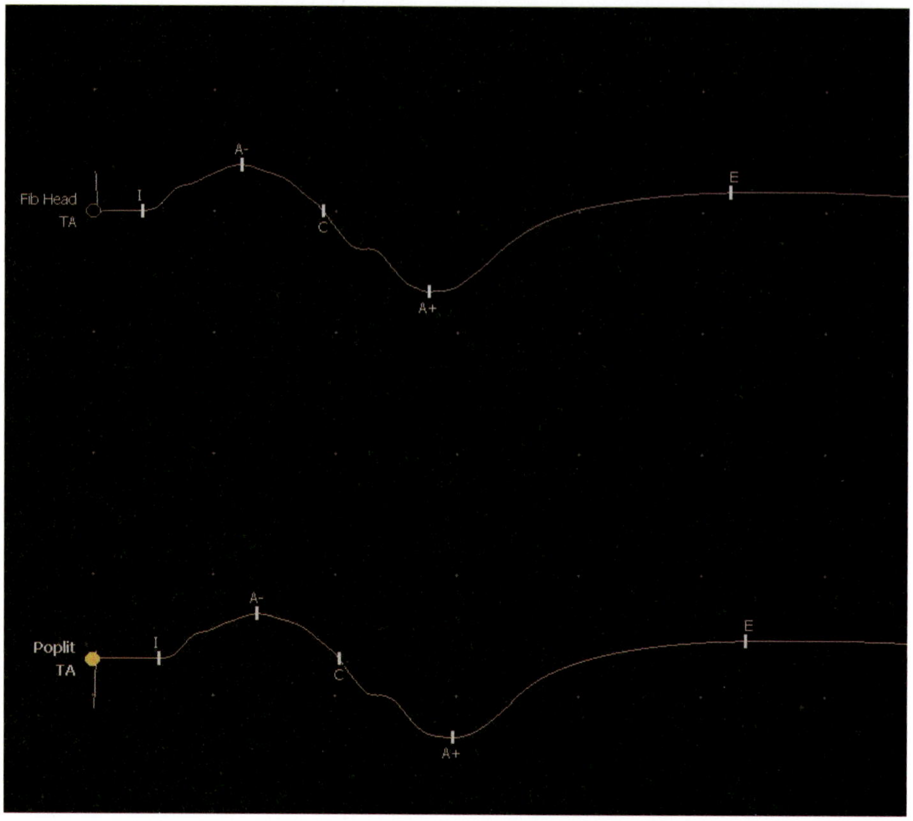

그림 4-17. 앞정강근에서의 종아리신경 운동신경전도검사 파형

4. 안쪽발바닥신경(medial plantar nerve)

안쪽발바닥신경의 운동신경전도검사

1) 기록

● 활성전극(active electrode)

: 엄지벌림근(abductor hallucis, AH)의 힘살(belly), 발배뼈(navicular bone)의 후방 1 cm, 하방 1 cm에 힘살(belly) 위치함

○ 기준전극(reference electrode)

: 엄지발가락 시작부위

◐ 접지전극(ground electrode): 기록전극과 자극부위 사이

2) 자극

정강신경(경골신경, tibial nerve)의 운동신경전도검사 자극 1과 동일하게 자극한다. 엄지벌림근(abductor hallucis, AH)의 힘살(belly)에서 8~10 cm 상방의 안쪽복사(medial malleolus) 뒤 발목에 최대초과자극

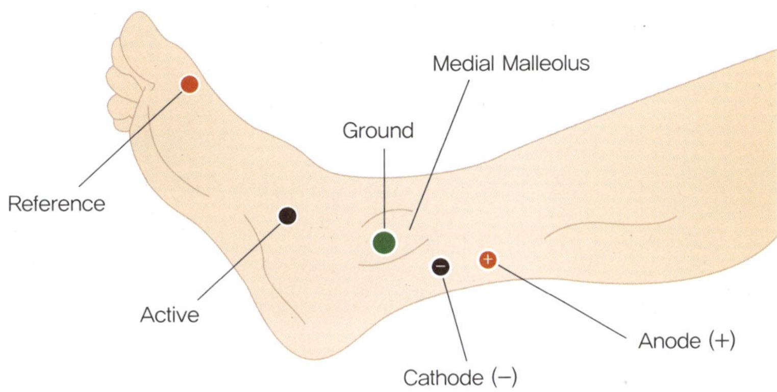

그림 4-18. 안쪽발바닥신경의 기록 및 자극

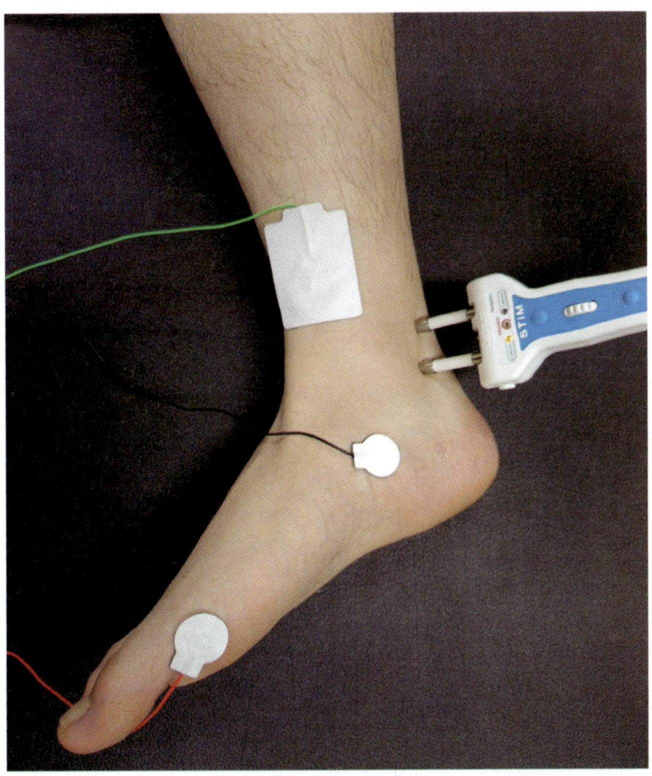

그림 4-19. 안쪽발바닥신경의 운동신경전도검사 기록 및 자극

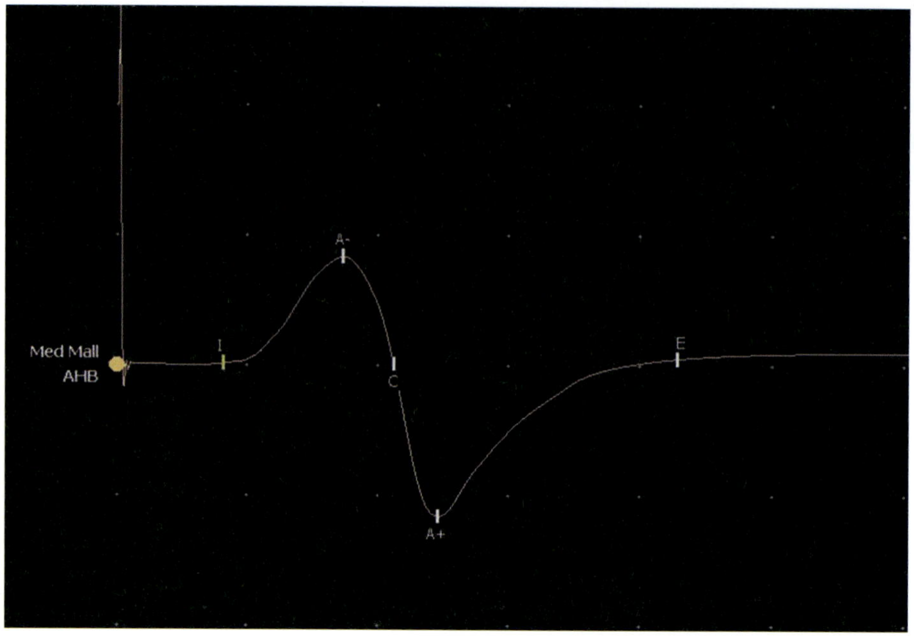

그림 4-20. 안쪽발바닥신경의 운동신경전도검사 파형

5. 가쪽발바닥신경(lateral plantar nerve)

가쪽발바닥신경의 운동신경전도검사

1) 기록

● 활성전극(active electrode)

: 가쪽복사(lateral malleolus)와 발바닥의 1/2 지점, 새끼발가락 벌림근(abductor digiti minimi)

○ 기준전극(reference electrode)

: 새끼 발가락의 중족지절관(metatarsophalangeal joint) 힘줄(tendon)

⏀ 접지전극(ground electrode): 기록전극과 자극부위 사이

2) 자극

정강신경(경골신경, tibial nerve)의 운동신경전도검사 자극 1과 동일한 위치에서 자극한다. 엄지벌림근(abductor hallucis, AH)의 힘살(belly)에서 8~10 cm 상방의 안쪽복사(medial malleolus) 뒤 발목에 최대초과자극

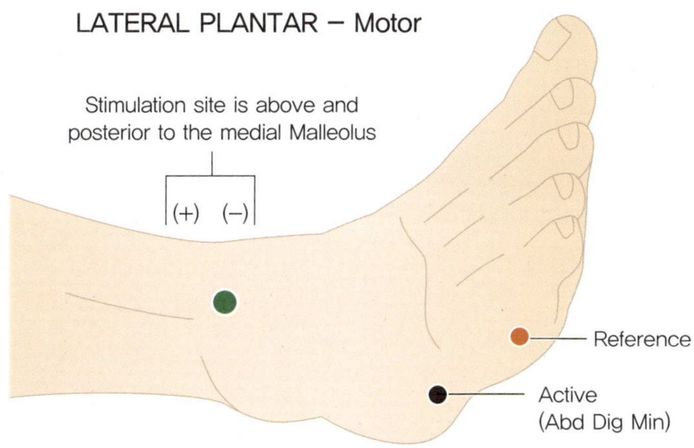

그림 4-21. 가쪽발바닥신경의 운동신경전도검사 기록 및 자극

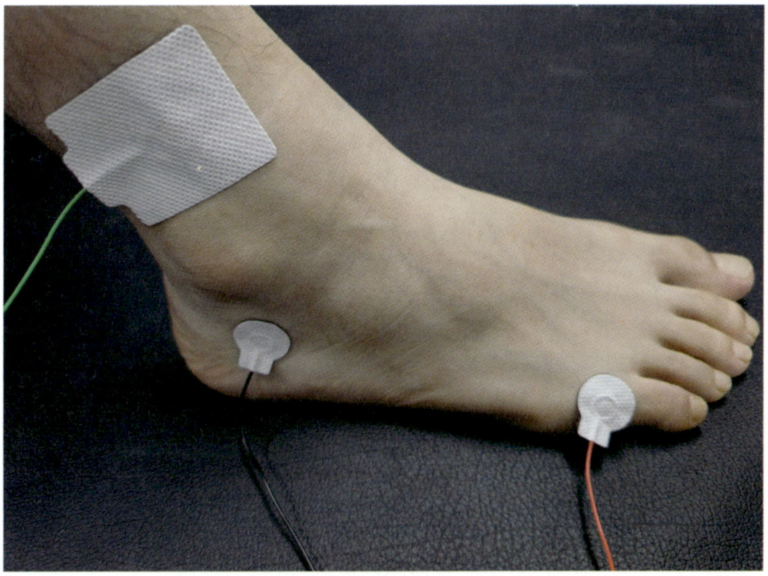

그림 4-22. 가쪽발바닥신경의 운동신경전도검사

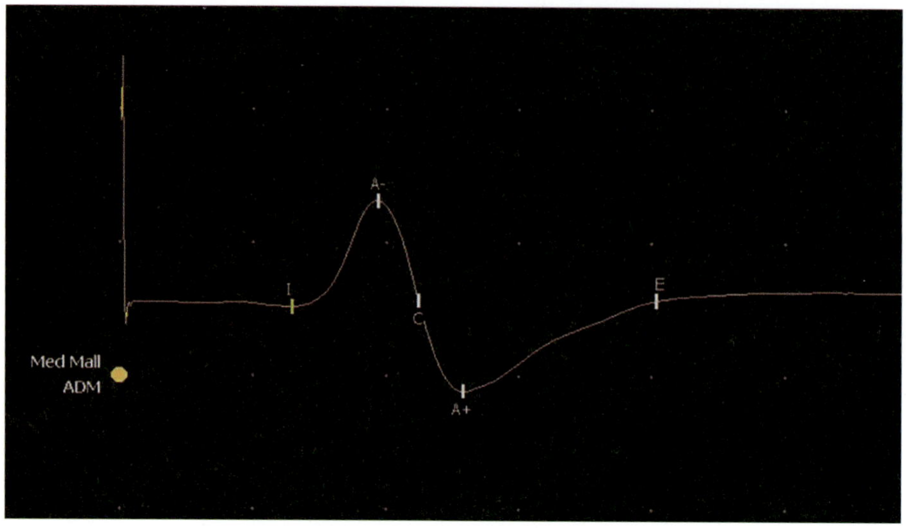

그림 4-23. 가쪽발바닥신경의 운동신경전도검사 파형

6. 대퇴신경(femoral nerve)

대퇴신경의 운동신경전도검사

1) 기록

● 활성전극(active electrode): 무릎뼈 상방에서 위로 5 cm, 안쪽 5 cm에 위치한 안쪽넓은근(vastus medialis muscle)의 중앙

○ 기준전극(reference electrode): 무릎인대(patella ligament)

◐ 접지전극(ground electrode): 기록전극과 자극부위 사이

2) 자극

샅고랑 인대(inguinal ligament) 위의 넙다리동맥(femoral artery)의 가쪽으로 최대초과자극

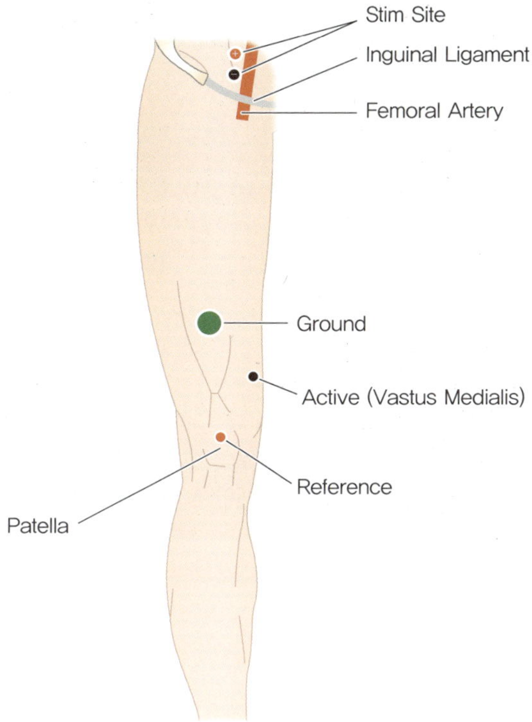

그림 4-24. 대퇴신경의 운동신경전도검사 기록 및 자극

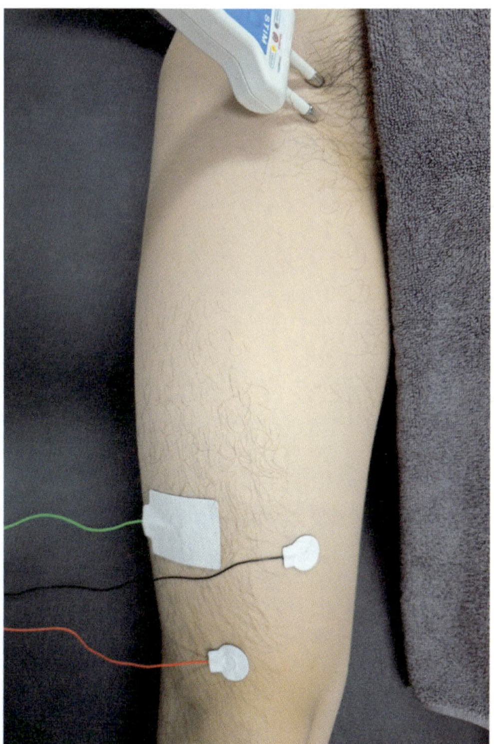

그림 4-25. 대퇴신경의 운동신경전도검사

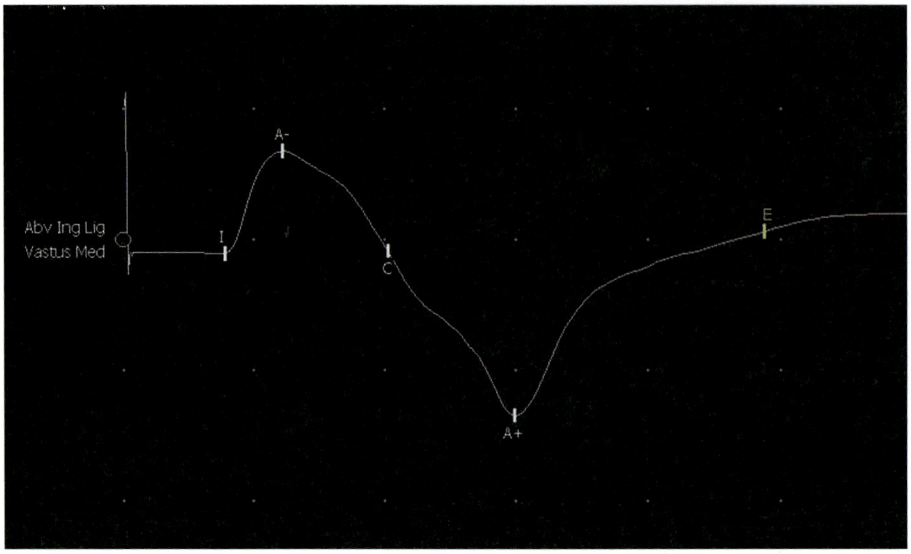

그림 4-26. 대퇴신경의 운동신경전도검사 파형

05 상지에서의 감각 신경전도검사

1. 정중신경(median nerve) - 정방향(orthodromic method)

정중신경의 감각신경전도검사

1) 기록

● 활성전극(active electrode): 손목 중앙부의 노쪽손목굽힘근(flexor carpi radialis, FCR)과 긴손바닥근(palmaris longus, PL)의 두 힘줄 사이

○ 기준전극(reference electrode): 활성전극에서 3~4 cm 떨어진 위치

◍ 접지전극(ground electrode): 기록전극과 자극부위 사이

2) 자극

두 번째 손가락의 손허리손가락관절(metacarpophalangeal joint) 부위에서 최대초과자극

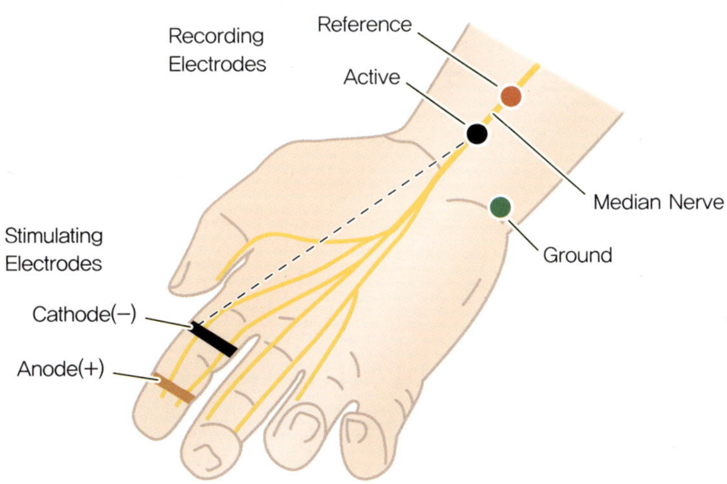

그림 5-1. 정중신경의 운동신경전도검사(정방향) 기록 및 자극

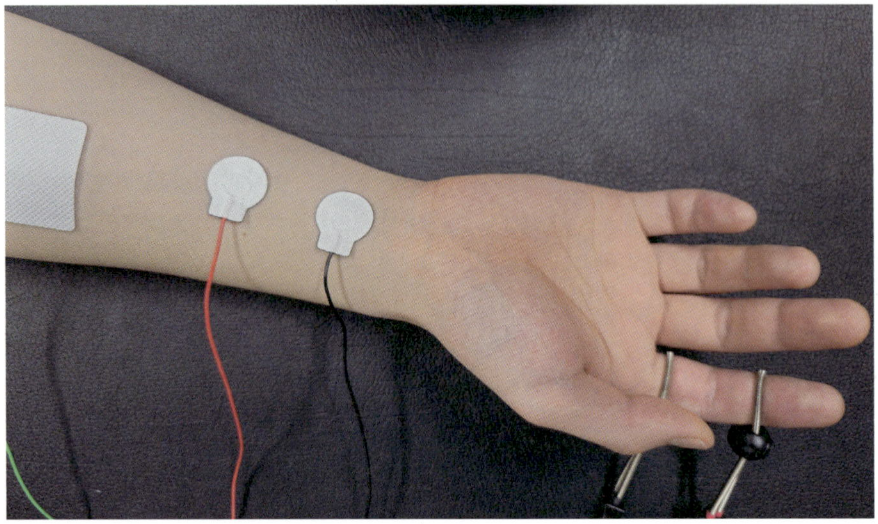

그림 5-2. 정중신경의 감각신경전도검사(정방향)

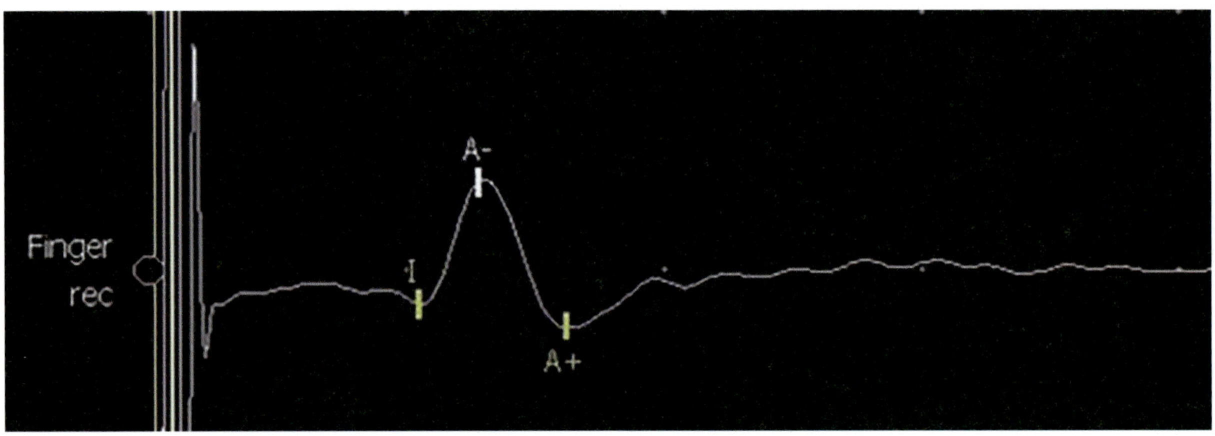

그림 5-3. 정중신경의 감각신경전도검사(정방향) 파형

2. 정중신경(median nerve) – 역방향(antidromic method)

정중신경의 감각신경전도검사

1) 기록

● 활성전극(active electrode): 두 번째 손가락의 손허리손가락관절(metacarpophalangeal joint)부위

○ 기준전극(reference electrode): 활성전극에서 3~4 cm 떨어진 위치

◍ 접지전극(ground electrode): 기록전극과 자극부위 사이

2) 자극

손목 중앙부의 노쪽손목굽힘근(flexor carpi radialis, FCR)과 긴손바닥근(palmaris longus, PL)의 두 힘줄 사이에서 최대초과자극

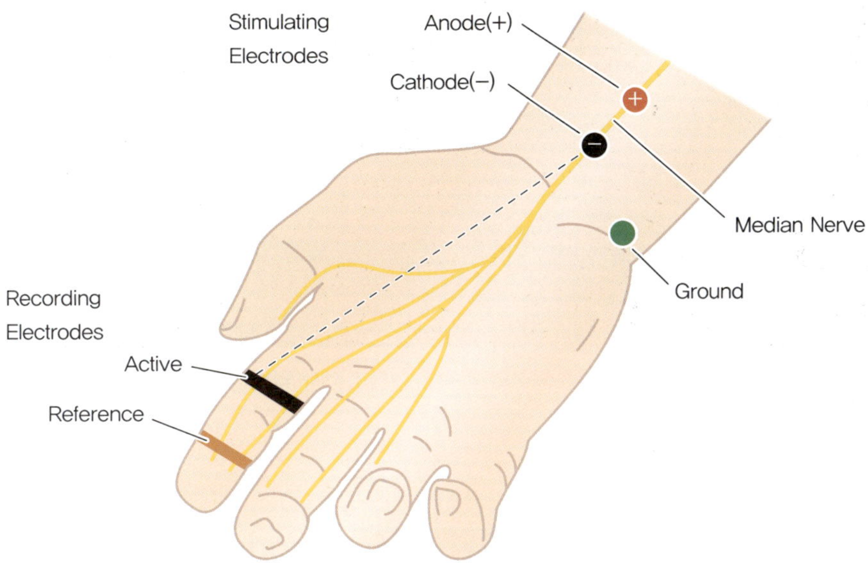

그림 5-4. 정중신경의 운동신경전도검사(역방향) 기록 및 자극

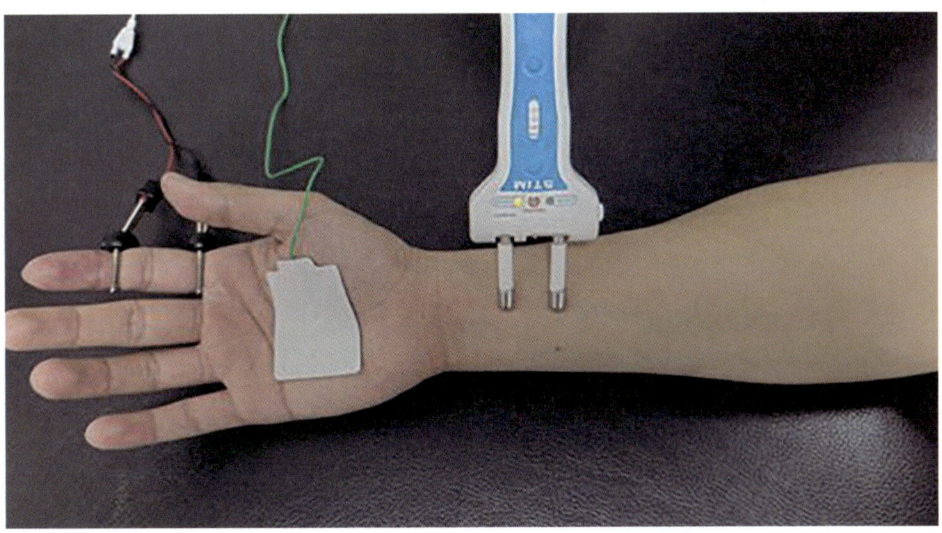

그림 5-5. 정중신경의 감각신경전도검사(역방향)

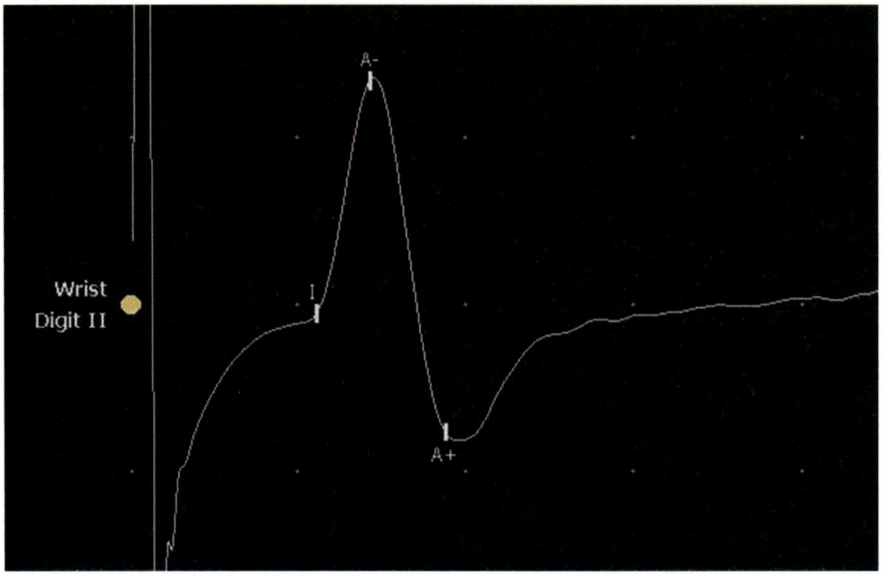

그림 5-6. 정중신경의 감각신경전도검사(역방향) 파형

3. 자신경(척골신경 ulnar nerve) – 정방향(orthodromic method)

자신경(척골신경)의 감각신경전도검사

1) 기록

● 활성전극(active electrode): 손목의 자쪽손목굽힘근(flexor carpi ulnaris, FCU) 노쪽

○ 기준전극(reference electrode): 활성전극에서 3~4 cm 떨어진 위치

◍ 접지전극(ground electrode): 기록전극과 자극부위 사이

2) 자극

다섯 번째 손가락의 손허리손가락관절(metacarpophalangeal joint) 부위에 최대초과자극

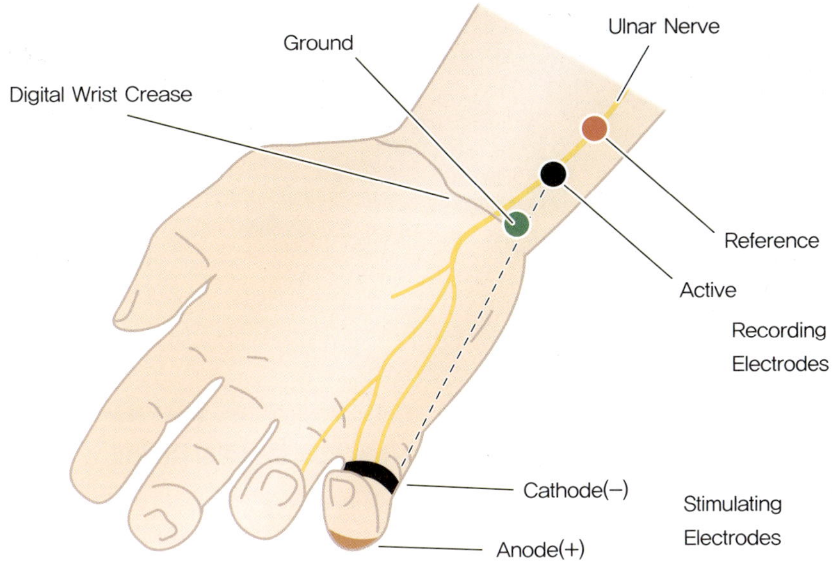

그림 5-7. 자신경(척골신경)의 감각신경전도검사(정방향) 기록 및 자극

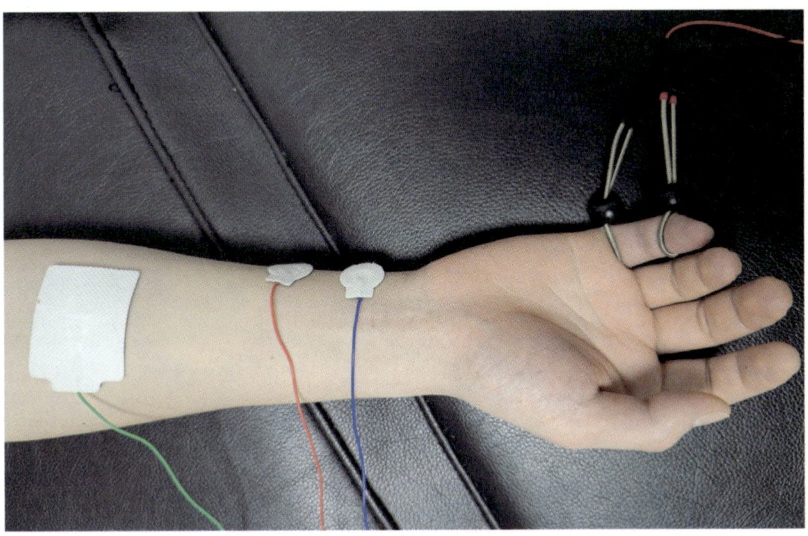

그림 5-8. 자신경(척골신경)의 감각신경전도검사(정방향)

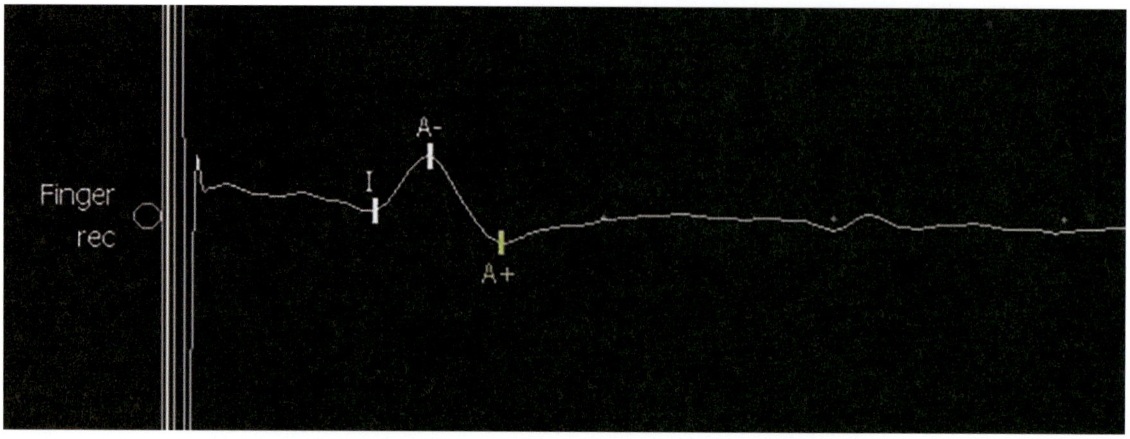

그림 5-9. 자신경(척골신경)의 감각신경전도검사(정방향) 파형

4. 자신경(척골신경, ulnar nerve) - 역방향(antidromic method)

자신경(척골신경)의 감각신경전도검사

1) 기록

● 활성전극(active electrode): 다섯 번째 손가락의 손허리손가락관절(metacarpophalangeal joint) 부위

○ 기준전극(reference electrode): 활성전극에서 3~4 cm 떨어진 위치

⏀ 접지전극(ground electrode): 기록전극과 자극부위 사이

2) 자극

손목의 자쪽손목굽힘근(flexor carpi ulmaris, FCU) 노쪽에 최대초과자극

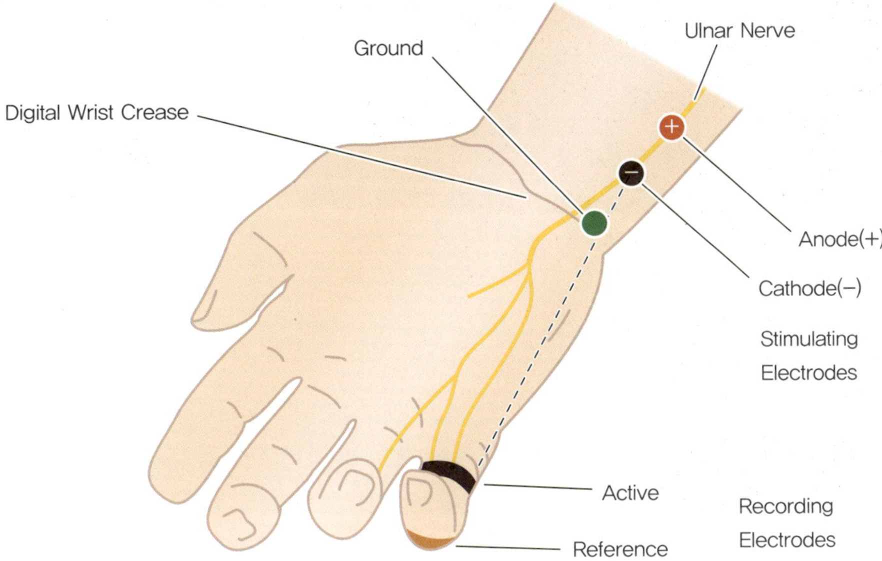

그림 5-10. 자신경(척골신경)의 감각신경전도검사(역방향) 기록 및 자극

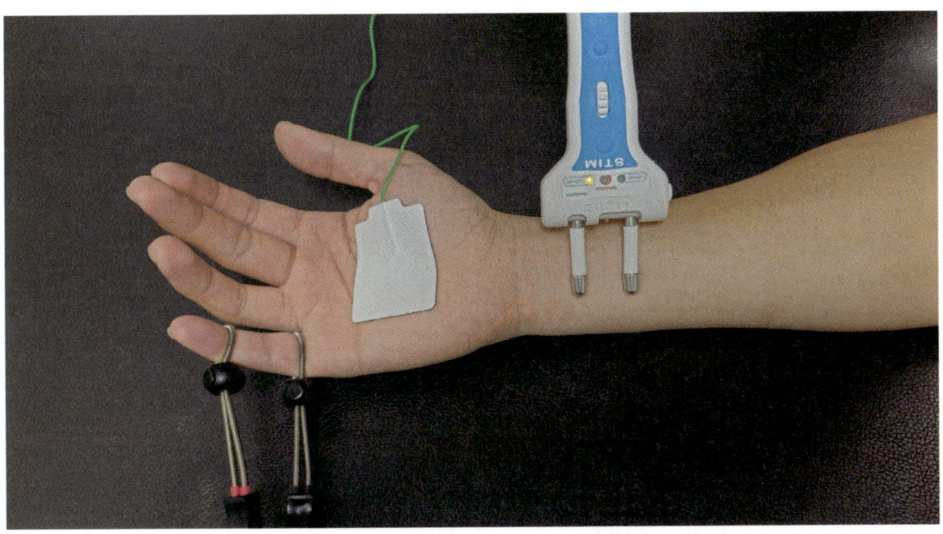

그림 5-11. 자신경(척골신경)의 감각신경전도검사(역방향)

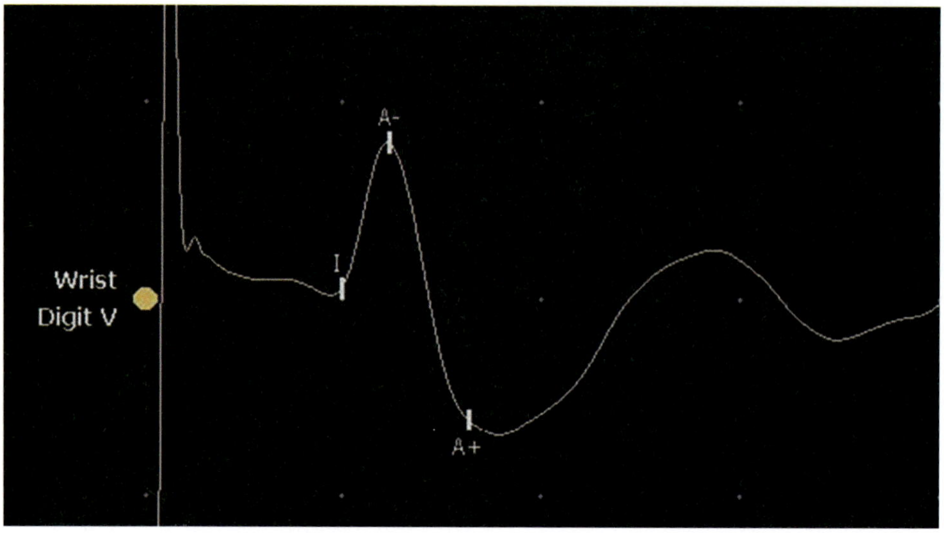

그림 5-12. 자신경(척골신경)의 감각신경전도검사(역방향) 파형

5. 정중신경(median nerve)의 혼합신경전도검사(mixed nerve conduction study)

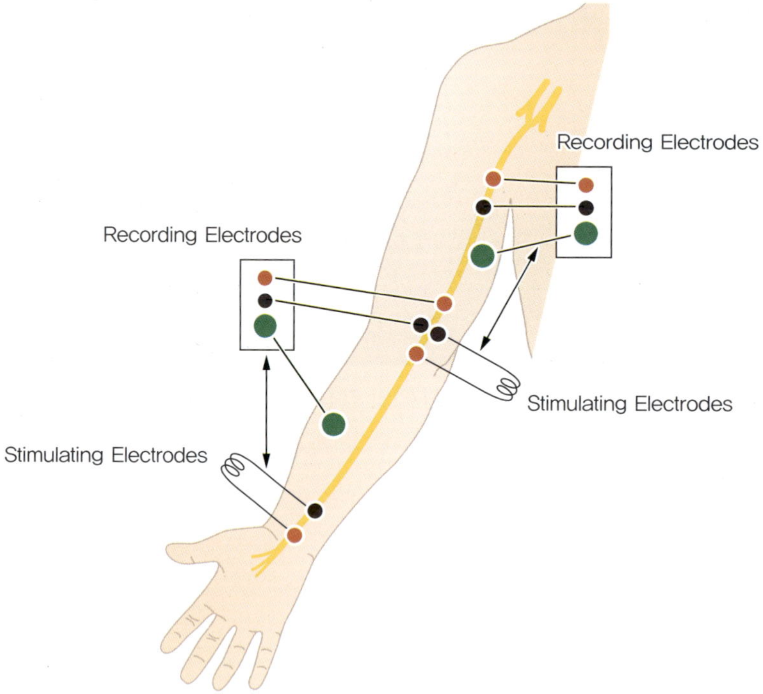

그림 5-13. 정중신경의 혼합신경전도검사 기록 및 자극

1) 정중신경 손목-팔꿈치(Wrist-Elbow) 혼합신경전도검사

(1) 기록

● 활성전극(active electrode): 전주와(antecubital space)에서 맥박이 만져지는 위팔동맥(brachial artery)의 약간 자쪽

○ 기준전극(reference electrode): 활성전극에서 3~4 cm 떨어진 위치

◑ 접지전극(ground electrode): 기록전극과 자극부위 사이

(2) 자극

손목 중앙부의 노쪽손목굽힘근(flexor carpi radialis, FCR)과 긴손바닥근(palmaris longus)의 두 힘줄 사이에서 최대초과자극

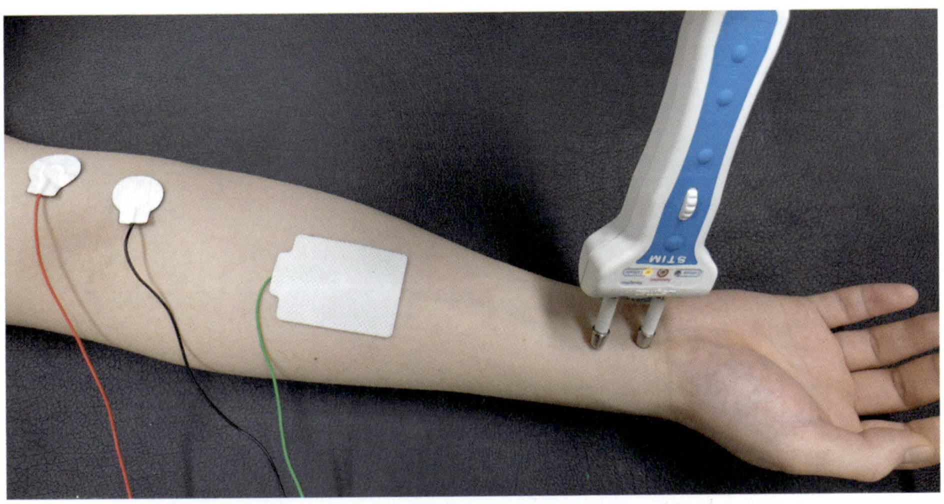

그림 5-14. 정중신경 손목–팔꿈치(Wrist–Elbow) 혼합신경전도검사

2) 정중신경 팔꿈치-겨드랑이(Elbow-Axilla) 혼합신경전도검사

(1) 기록

● 활성전극(active electrode): 겨드랑이에서 위팔동맥 바로 앞쪽

○ 기준전극(reference electrode): 활성전극에서 3~4 cm 떨어진 위치

◑ 접지전극(ground electrode): 기록전극과 자극부위 사이

(2) 자극

전주와(antecubital space)에서 맥박이 만져지는 위팔동맥(brachial artery)의 약간 자쪽에서 최대초과 자극

*환자가 비만인 경우 피부의 지방층이 두꺼워 감각신경활동전위(sensory nerve action potential, SNAP)가 작게 나올 수 있다. 이러한 경우에는 손가락으로 기록전극을 누르면서 검사를 하면 정상적인 파형을 얻을 수 있다.

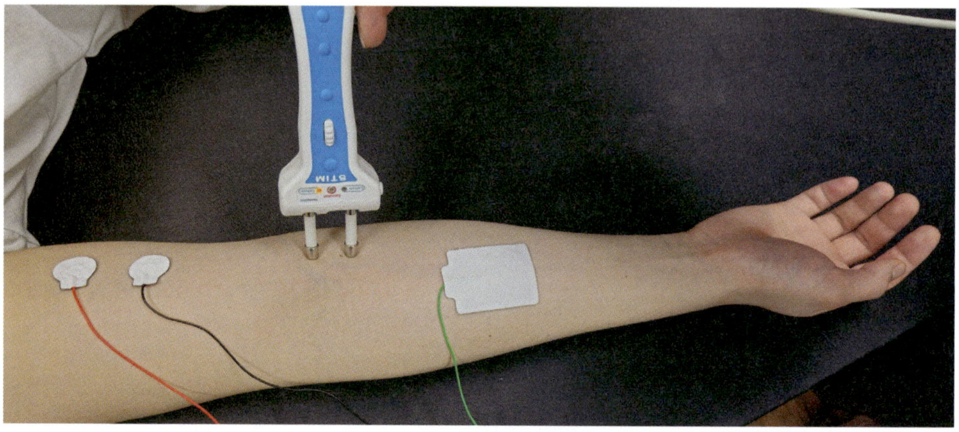

그림 5-15. 정중신경 팔꿈치-겨드랑이(Elbow-Axilla) 혼합신경전도검사

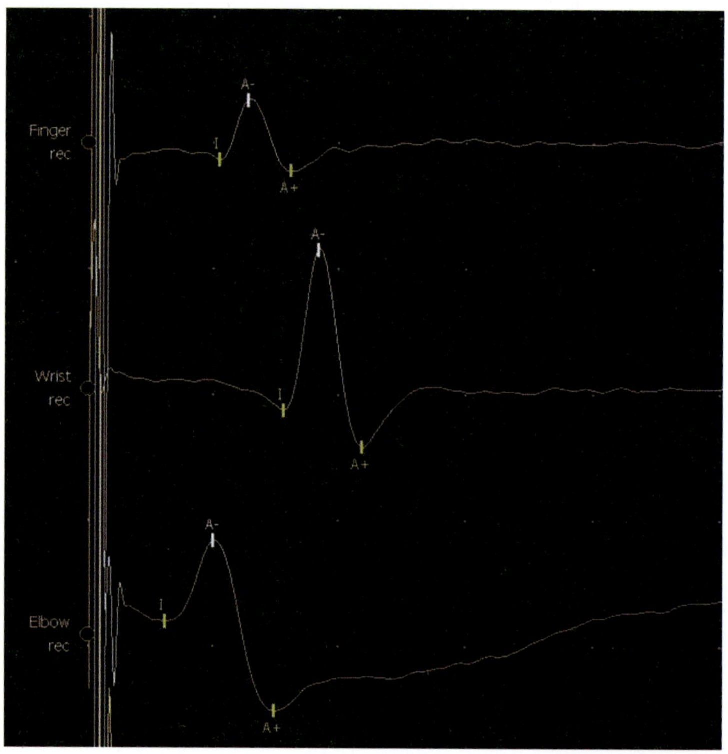

그림 5-16. 정중신경의 감각신경전도검사와 혼합신경전도검사 파형

6. 자신경(척골신경, ulnar nerve)의 혼합신경전도검사(mixed nerve conduction study)

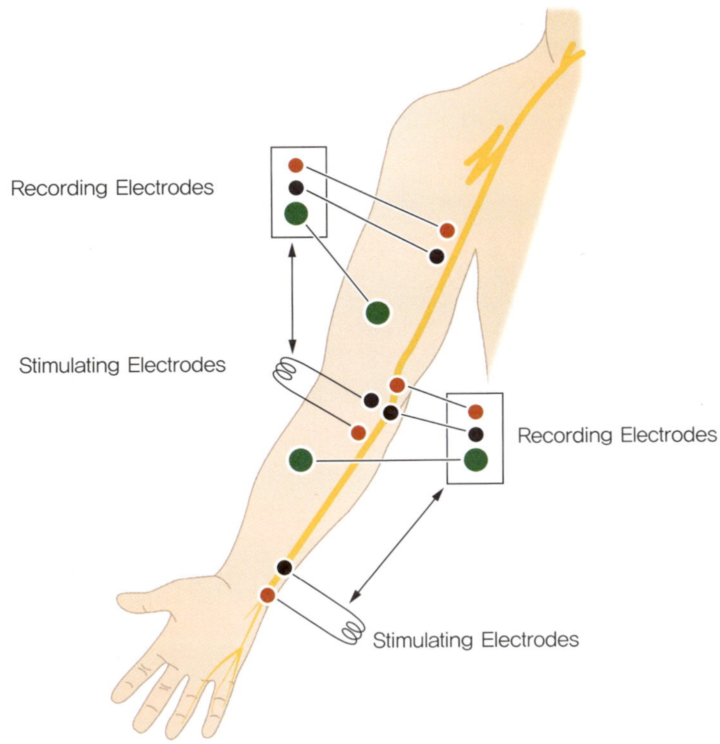

그림 5-17. 자신경(척골신경)의 혼합신경전도검사 기록 및 자극

1) 자신경(척골신경) 손목-팔꿈치(Wrist-Elbow) 혼합신경전도검사

(1) 기록

● 활성전극(active electrode): 안쪽, 가쪽 위관절융기(epicondyle) 사이 척골고랑(ulnar groove)

○ 기준전극(reference electrode): 활성전극에서 3~4 cm 떨어진 위치

◑ 접지전극(ground electrode): 기록전극과 자극부위 사이

(2) 자극

손목 중앙부의 자쪽손목굽힘근(flexor carpi ulnaris, FCU) 노쪽에서 최대초과자극

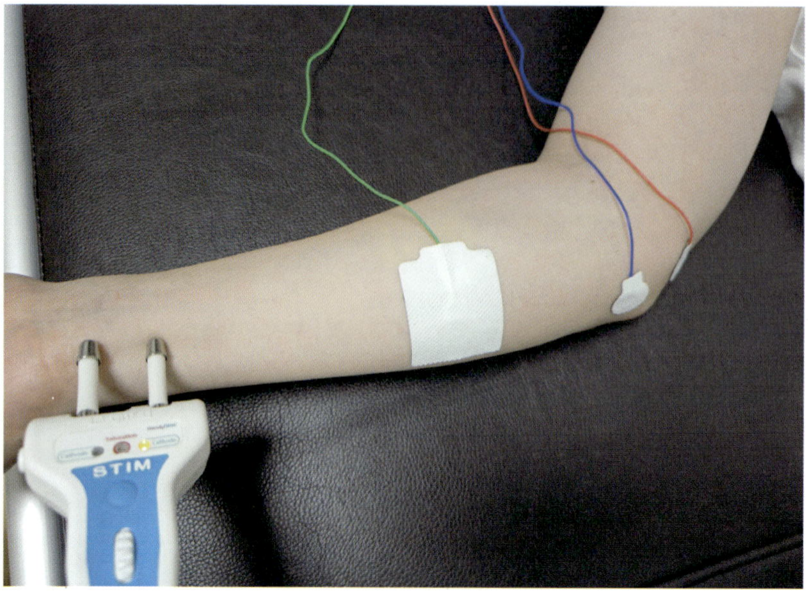

그림 5-18. 자신경(척골신경) 손목-팔꿈치(Wrist-Elbow) 혼합신경전도검사

1) 자신경(척골신경) 팔꿈치-겨드랑이(Elbow-Axilla) 혼합신경전도검사

(1) 기록

● 활성전극(active electrode): 맥박이 만져지는 위팔동맥 뒤쪽

○ 기준전극(reference electrode): 활성전극에서 3~4 cm 떨어진 위치

◐ 접지전극(ground electrode): 기록전극과 자극부위 사이

(2) 자극

척골고랑(ulnar groove)에서 최대초과자극

*자신경(척골신경)의 감각신경전도검사시 기저선(baseline)이 좋지 않은 경우 자극기의 음극(cathode)은 고정하고 양극(anode)만 회전하듯이 움직여 자극하는 양극 회전(anodal rotation) 방법을 이용하면 안정된 파형을 얻을 수 있다.

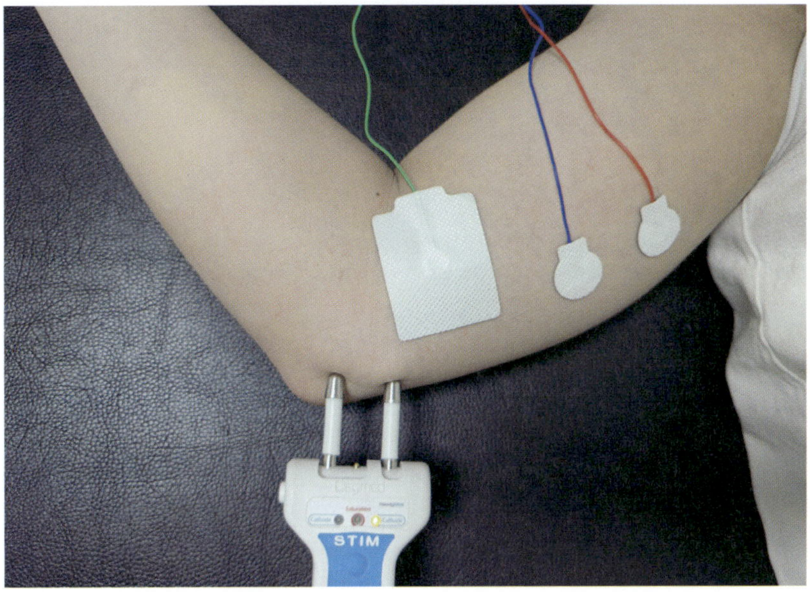

그림 5-19. 자신경(척골신경) 팔꿈치-겨드랑이(Elbow-Axilla) 혼합신경전도검사

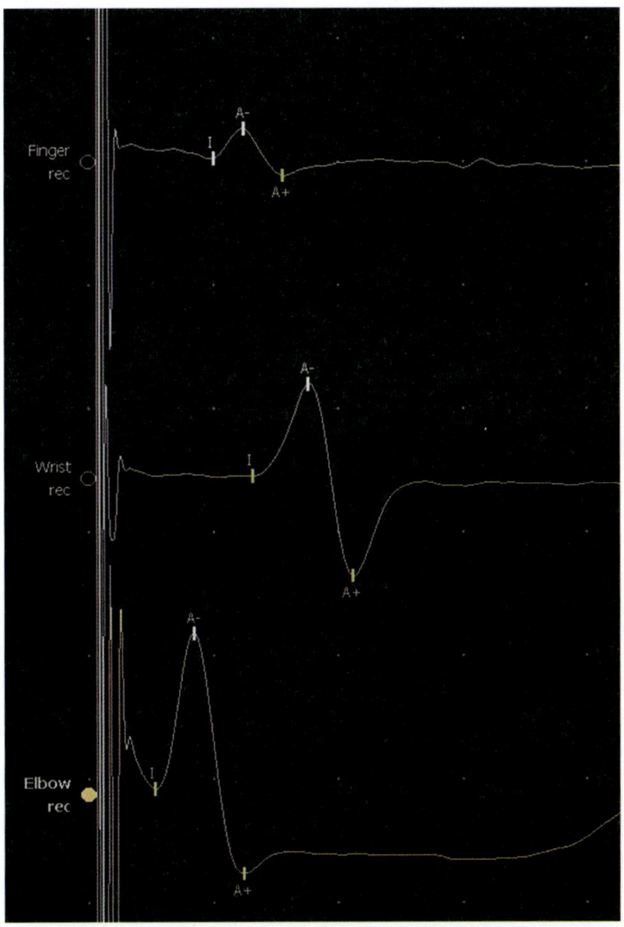

그림 5-20. 자신경(척골신경)의 감각신경전도검사와 혼합신경전도검사 파형

7. 정중신경(median nerve) - 손바닥(palm)에서의 감각신경전도검사

1) 기록

● 활성전극(active electrode): 손목 중앙부의 노쪽손목굽힘근(flexor carpi radialis, FCR)과 긴손바닥근(palmaris longus, PL)의 두 힘줄 사이

○ 기준전극(reference electrode): 활성전극에서 3~4 cm 떨어진 위치

◍ 접지전극(ground electrode): 기록전극과 자극부위 사이

2) 자극

두 번째 손가락의 손허리손가락관절(metacarpophalangeal joint) 부위에서 활성전극 방향으로 4 cm 위로 손바닥의 2번째, 3번째 손허리뼈(metacarpal bone) 사이에 최대초과자극

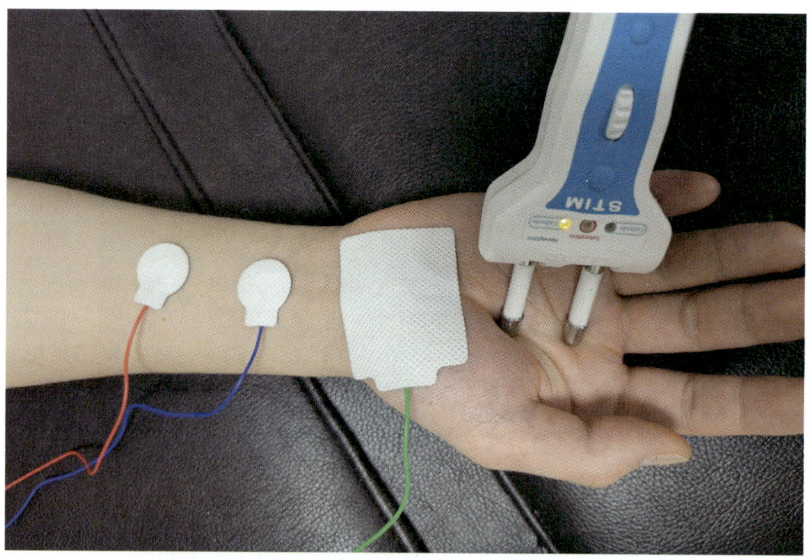

그림 5-21. 정중신경의 손바닥에서의 감각신경전도검사

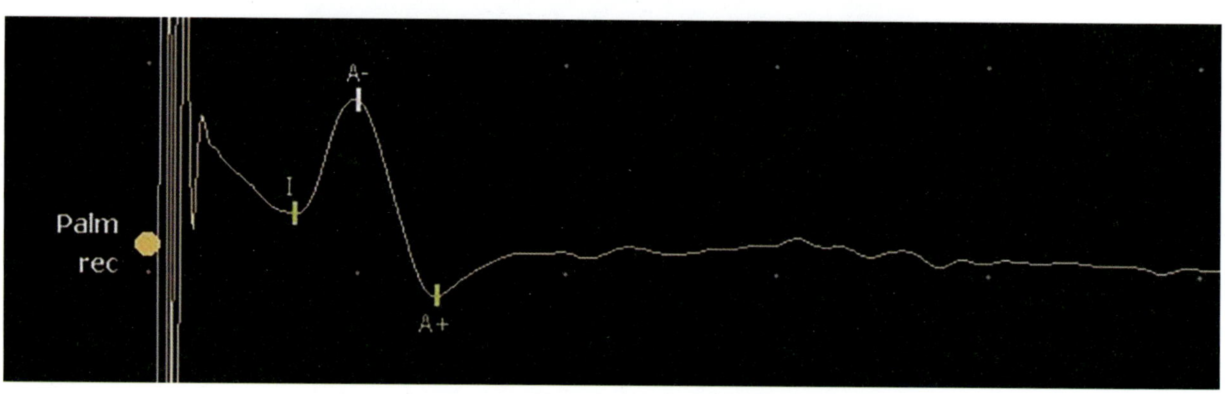

그림 5-22. 정중신경의 손바닥에서의 감각신경전도검사 파형

8. 얕은노신경(천요골신경, superficial radial nerve)의 감각신경전도검사

노신경(요골신경)의 감각신경

1) 기록

● 활성전극(active electrode): 긴엄지폄근(extensor pollicis longus, EPL)의 주요 가지
○ 기준전극(reference electrode): 활성전극에서 3~4 cm 떨어진 위치의 손허리뼈(metacarpal)
◐ 접지전극(ground electrode): 기록전극과 자극부위 사이

2) 자극

활성전극에서 10 cm 상방의 요골 가쪽 모서리(lateral border)에서 최대초과자극

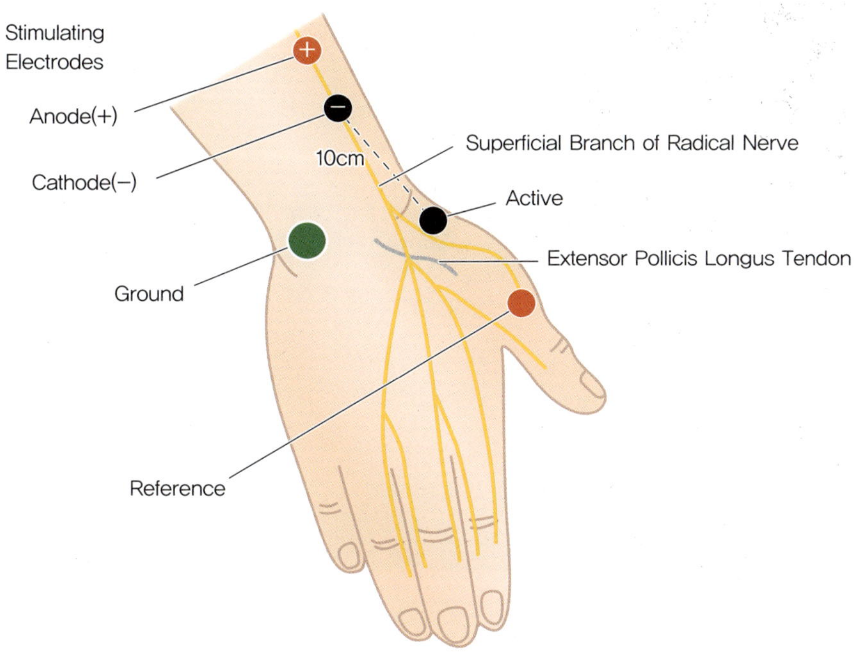

그림 5-23. 얕은노신경(천요골신경)의 감각신경전도검사 기록 및 자극

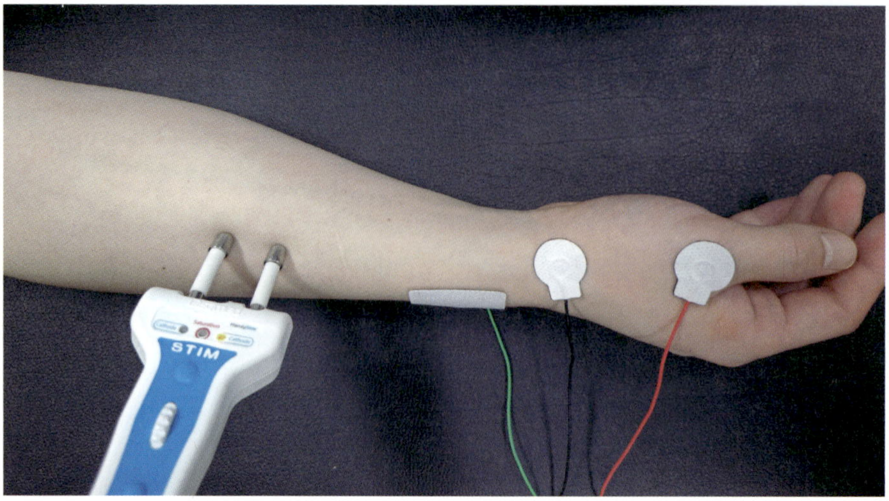

그림 5-24. 얕은노신경(천요골신경)의 감각신경전도검사

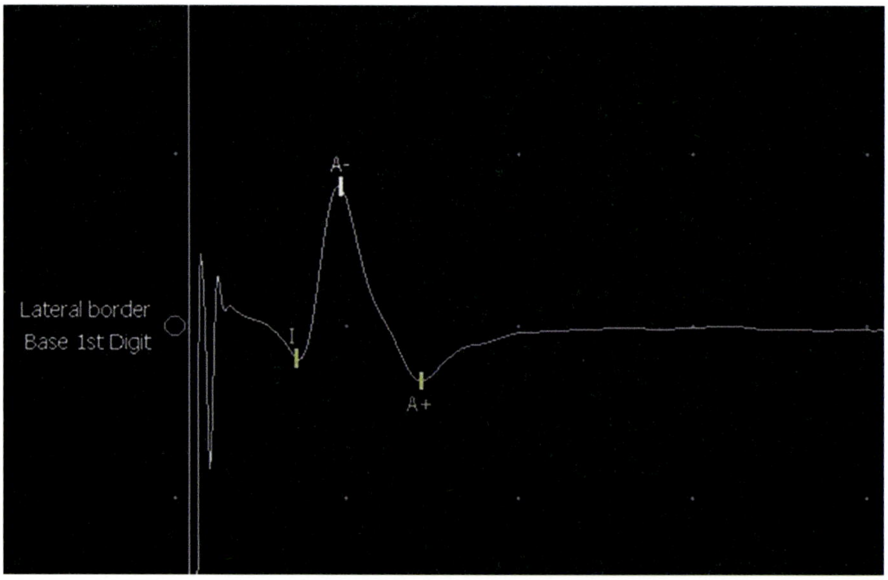

그림 5-25. 얕은노신경(천요골신경)의 감각신경전도검사 파형

9. 반지 손가락에서 정중신경과 자신경(척골신경)의 감각신경전도 비교검사법

1) 기록

● 활성전극(active electrode) ○ 기준전극(reference electrode)

: 반지 손가락(ring finger)에 링 전극을 이용하여 활성전극과 기준전극을 고정시켜 기록하며, 링 전극 간의 거리는 3~4 cm이다.

◍ 접지전극(ground electrode): 기록전극과 자극부위 사이

2) 자극

(1) 정중신경 자극

링 전극에서 14 cm 위치한 손목 중앙부의 노쪽손목굽힘근(flexor carpi radialis, FCR)과 긴손바닥근(palmaris longus, PL)의 두 힘줄 사이에서 최대초과자극

(2) 자신경(척골신경) 자극

링 전극에서 14 cm 위치한 손목의 자쪽손목굽힘근(flexor carpi ulnaris, FCU)노쪽에 최대초과자극

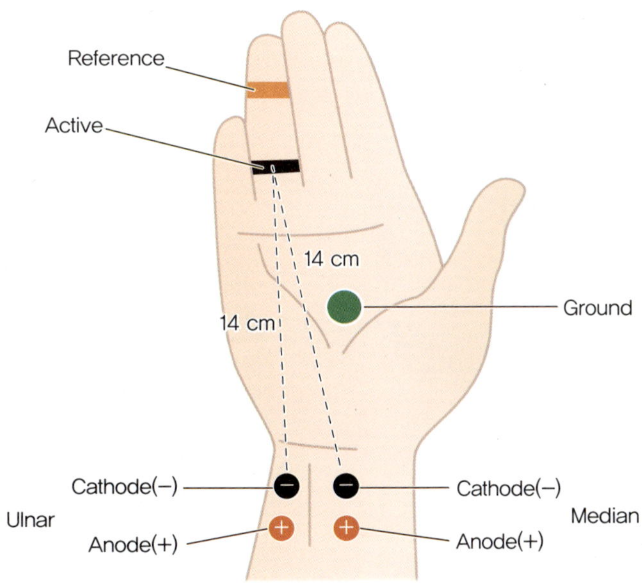

그림 5-26. 반지 손가락에서 정중신경과 자신경(척골신경)의 감각신경전도 비교검사법 기록 및 자극

※ 감각신경전도 비교검사법은 수근관 증후군이 의심되는 상황에서 통상적인 신경전도검사 결과 정상이거나 경미한 이상 소견만을 보일 경우 비교검사법을 시행하며, 잠복기 차이가 0.5 ms를 초과하는 경우 이상으로 간주한다.

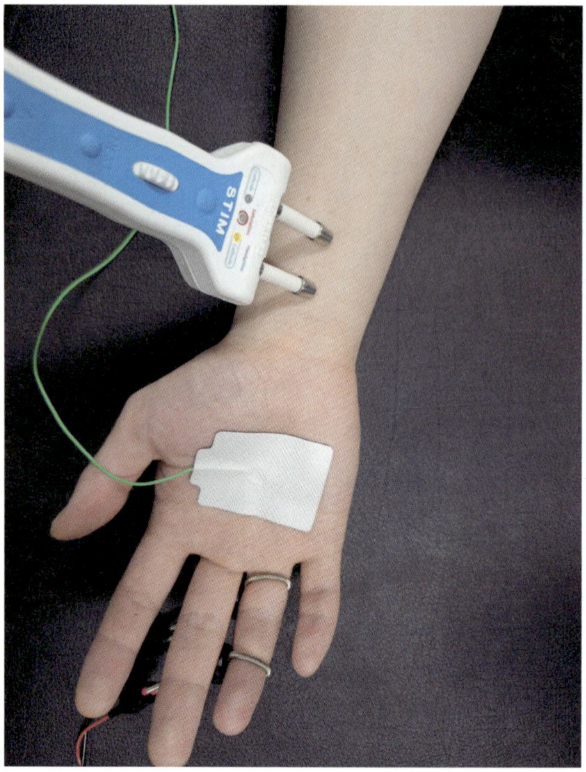

그림 5-27. 반지 손가락에서 정중신경과 자신경의 감각신경전도 비교검사법 - 정중신경 자극

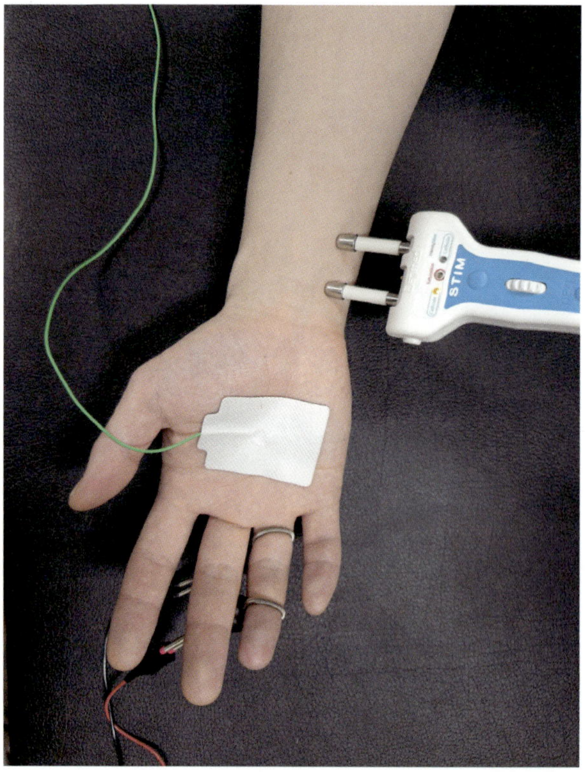

그림 5-28. 반지 손가락에서 정중신경과 자신경의 감각신경전도 비교검사법 - 자신경 자극

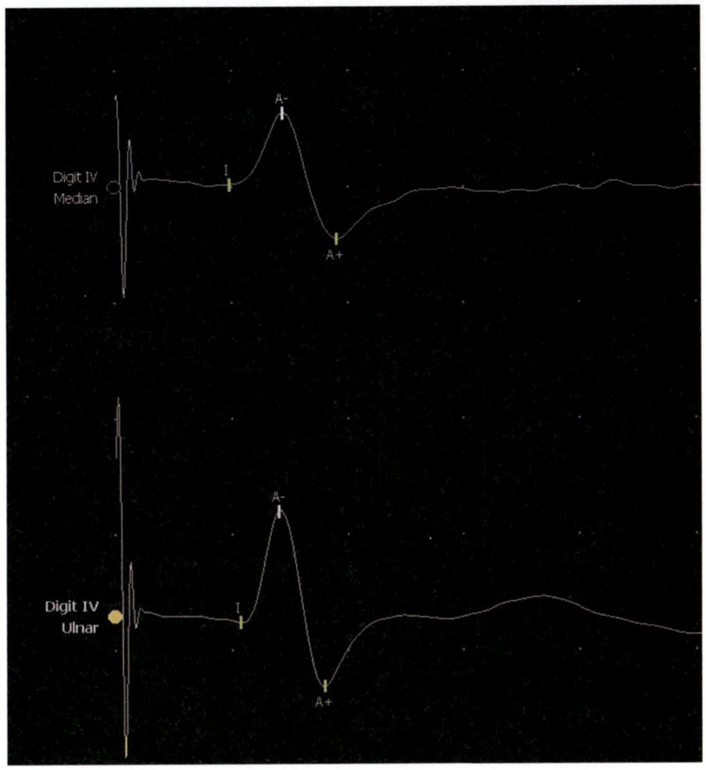

그림 5-29. 반지 손가락에서 정중신경과 자신경(척골신경)의 감각신경전도 비교검사법 파형

10. 엄지 손가락에서 정중신경과 얕은노신경(천요골신경) 감각신경전도 비교검사법

1) 기록

● 활성전극(active electrode) ○ 기준전극(reference electrode)

: 엄지 손가락에 링 전극을 이용하여 활성전극과 기준전극을 고정시켜 기록하며, 링 전극간의 거리는 3~4 cm이다.

◐ 접지전극(ground electrode): 기록전극과 자극부위 사이

2) 자극

(1) 정중신경 자극

링 전극에서 10 cm 위치한 손목 중앙부의 노쪽손목굽힘근(flexor carpi radialis muscle, FCR)과 긴손바닥근(palmaris longus, PL)의 두 힘줄 사이에서 최대 초과자극

(2) 얕은노신경(천요골신경) 자극

링 전극에서 10 cm 위치한 요골 가쪽모서리(lateral border)에서 최대초과자극

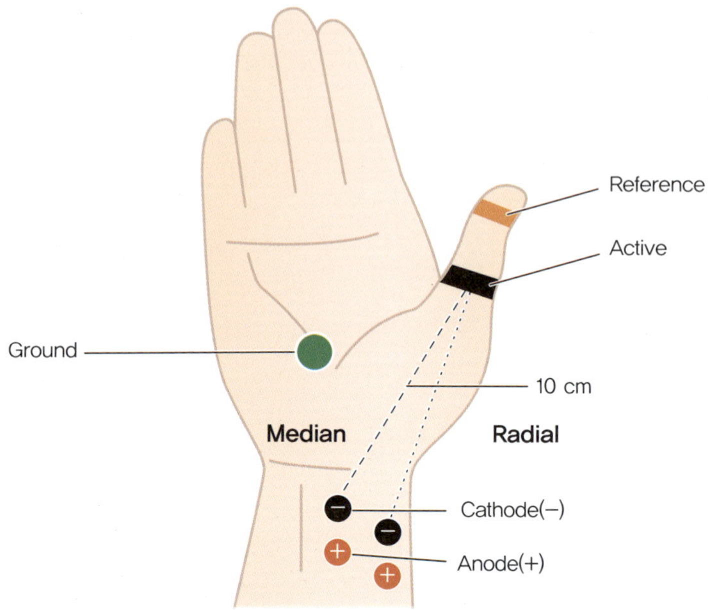

그림 5-30. 엄지 손가락에서 정중신경과 얕은노신경(천요골신경)의 감각신경전도 비교검사법 기록 및 자극

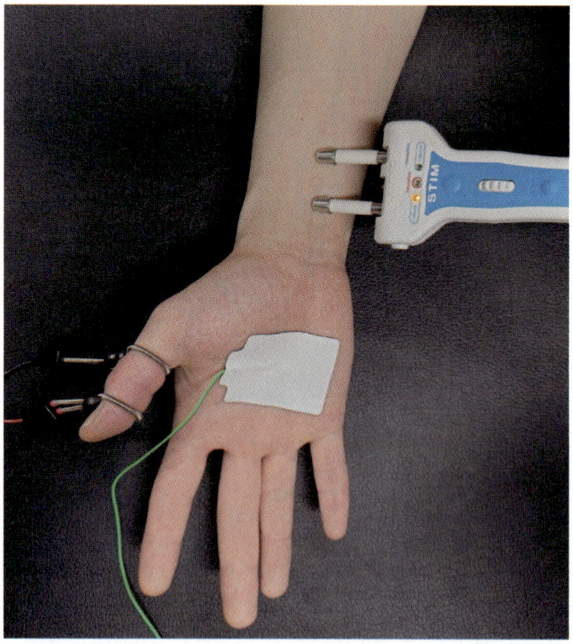

그림 5-31. 엄지 손가락에서 정중신경과 얕은노신경(천요골신경)의 감각신경전도 비교검사법 – 정중신경 자극

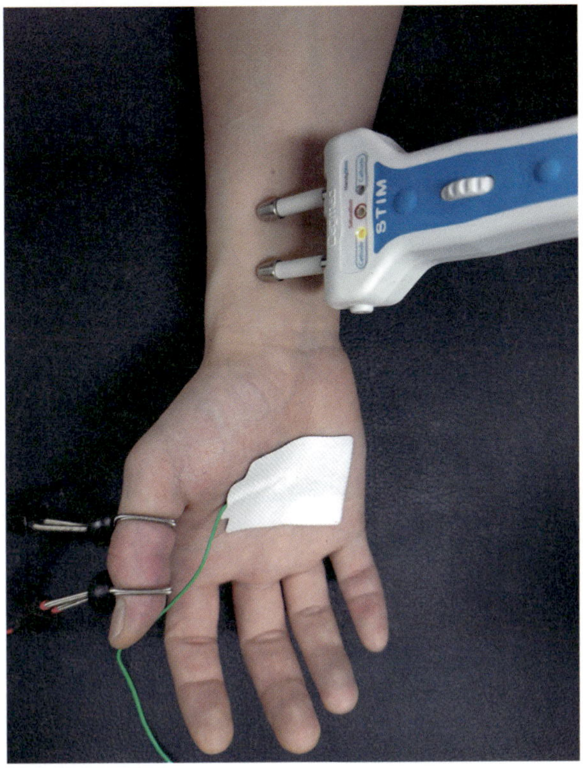

그림 5-32. 엄지 손가락에서 정중신경과 얕은노신경(천요골신경)의 감각신경전도 비교검사법
– 얕은노신경(천요골신경) 자극

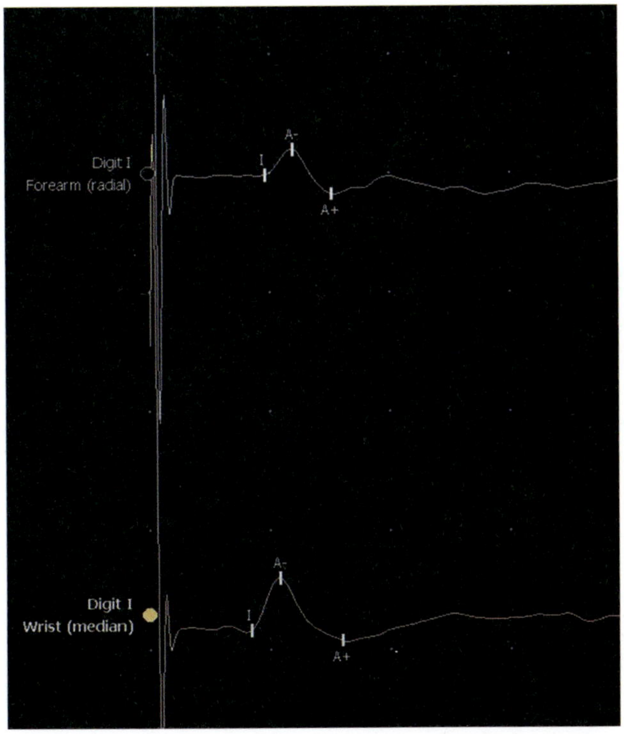

그림 5-33. 엄지 손가락에서 정중신경과 얕은노신경(천요골신경)의 감각신경전도 – 비교검사법 파형

11. 손바닥에서 자극하는 정중신경과 자신경(척골신경)의 감각신경전도 비교 검사법

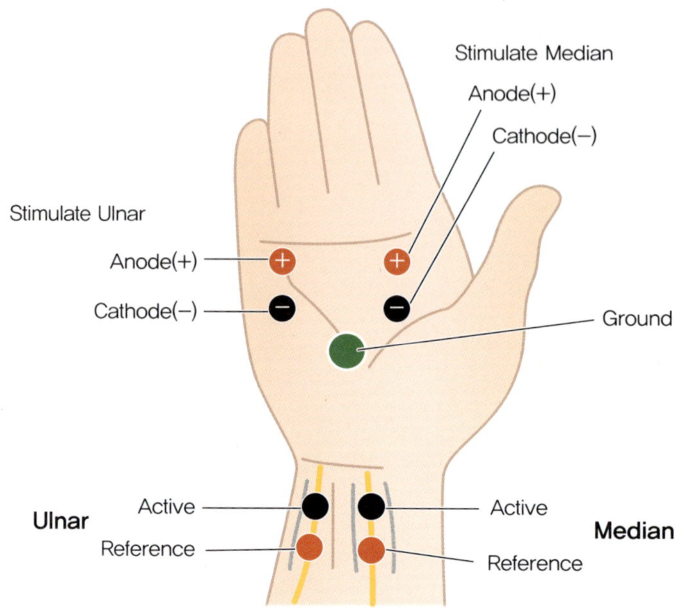

그림 5-34. 손바닥에서 자극하는 정중신경과 자신경(척골신경)의 감각신경전도 비교검사법

1) 정중신경

(1) 기록

● 활성전극(active electrode): 손목 중앙부의 노쪽손목굽힘근(flexor carpi radialis, FCR)과 긴손바닥근(palmaris longus, PL)의 두 힘줄 사이

○ 기준전극(reference electrode): 활성전극에서 3~4 cm 떨어진 위치

◑ 접지전극(ground electrode): 기록전극과 자극부위 사이

(2) 자극

활성전극에서 8 cm 떨어진 손바닥의 2번째, 3번째 손허리뼈(metacarpal bone) 사이의 공간에 최대초과자극

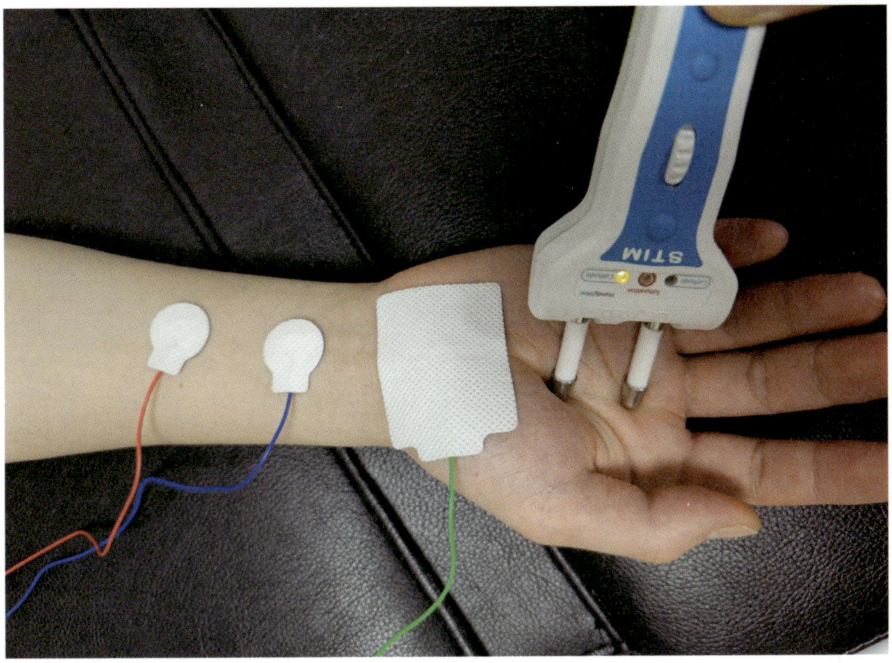

그림 5-35. 손바닥에서 자극하는 정중신경과 자신경(척골신경)의 감각신경전도 비교검사법 - 정중신경 자극

2) 자신경(척골신경)

(1) 기록

● 활성전극(active electrode): 손목의 자쪽손목굽힘근(flexor carpi ulnaris, FCU)의 노쪽

○ 기준전극(reference electrode): 활성전극에서 3~4 cm 떨어진 위치

⦶ 접지전극(ground electrode): 기록전극과 자극부위 사이

(2) 자극

활성전극에서 8 cm 떨어진 손바닥의 4번째, 5번째 손허리뼈(metacarpal bone) 사이의 공간에 최대 초과자극

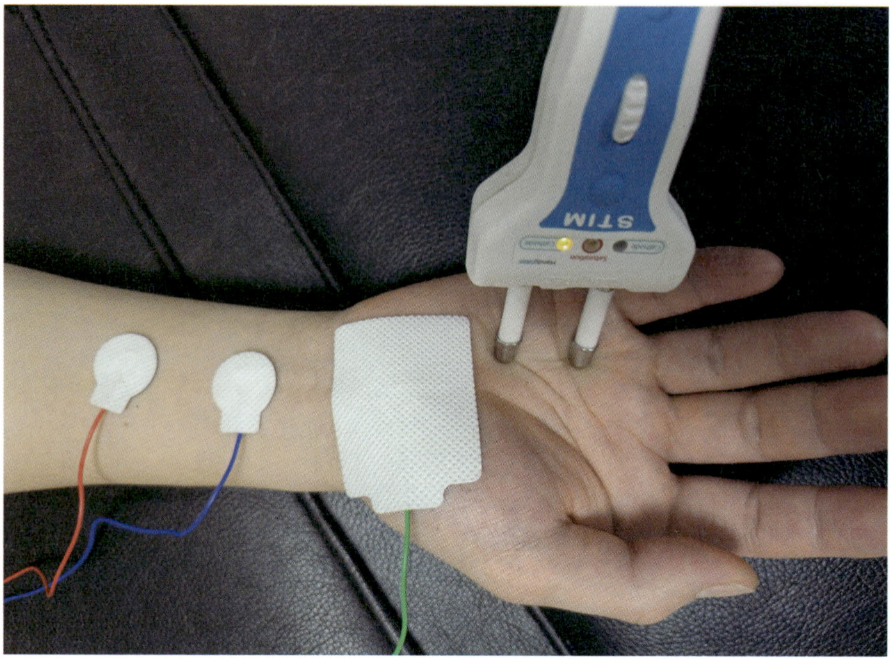

그림 5-36. 손바닥에서 자극하는 정중신경과 자신경(척골신경)의 감각신경전도 비교검사법 - 자신경 자극

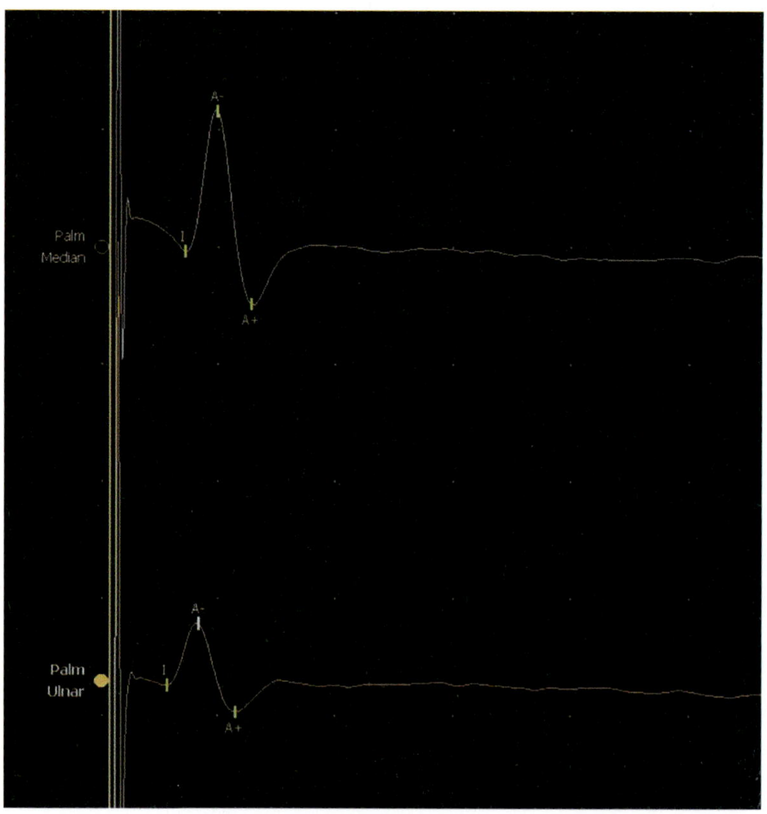

그림 5-37. 손바닥에서 정중신경과 자신경(척골신경)의 감각 신경전도 비교검사법 파형

12. 자신경(척골신경)의 등쪽척골피부신경(ulnar dorsal cutaneous) 감각신경전도검사

1) 기록

● 활성전극(active electrode): 손등의 4번째와 5번째 손허리뼈(metacarpal bone)사이의 공간

○ 기준전극(reference electrode): 활성전극에서 3~4 cm 떨어진 위치

◍ 접지전극(ground electrode): 활성전극과 자극부위 사이

2) 자극

활성전극에서 10~14 cm 떨어진 위치로 자쪽손목굽힘근(flexor carpi ulnaris, FCU)의 노쪽에 최대초과자극

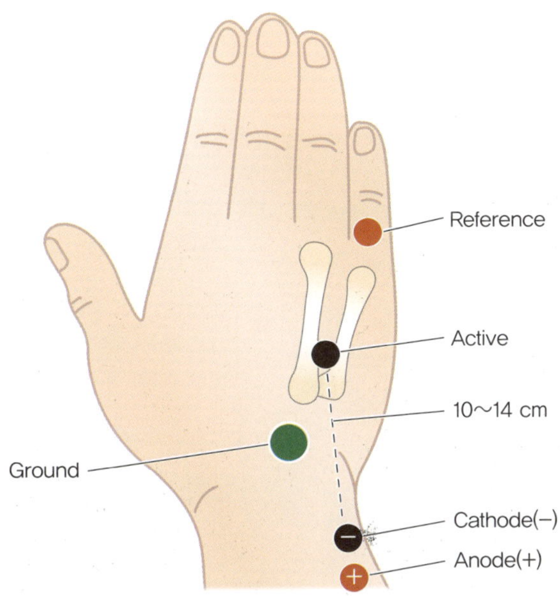

그림 5-38. 자신경(척골신경)의 등쪽척골피부신경 감각신경전도검사 기록 및 자극

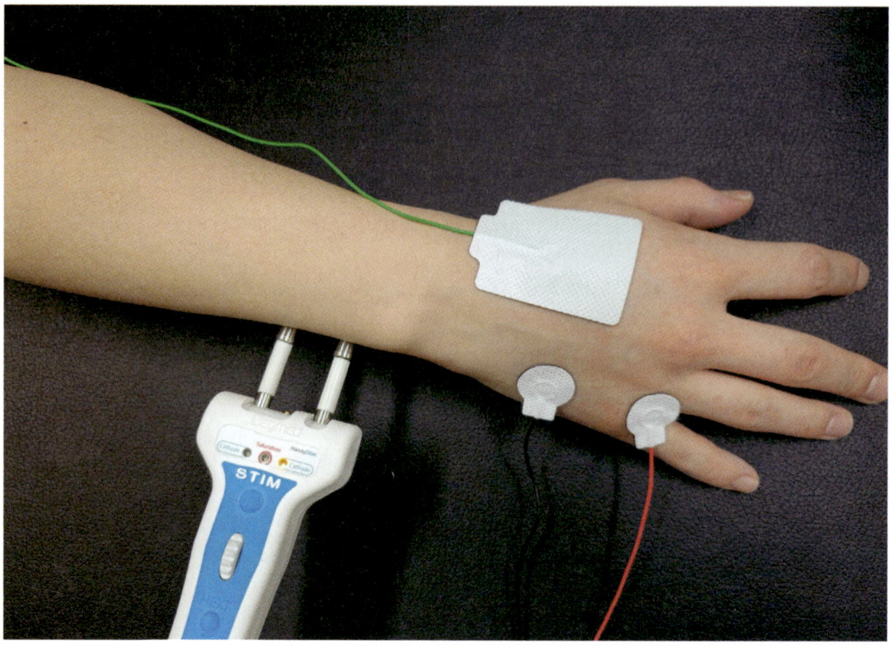

그림 5-39. 자신경(척골신경)의 등쪽척골피부신경 감각신경전도검사

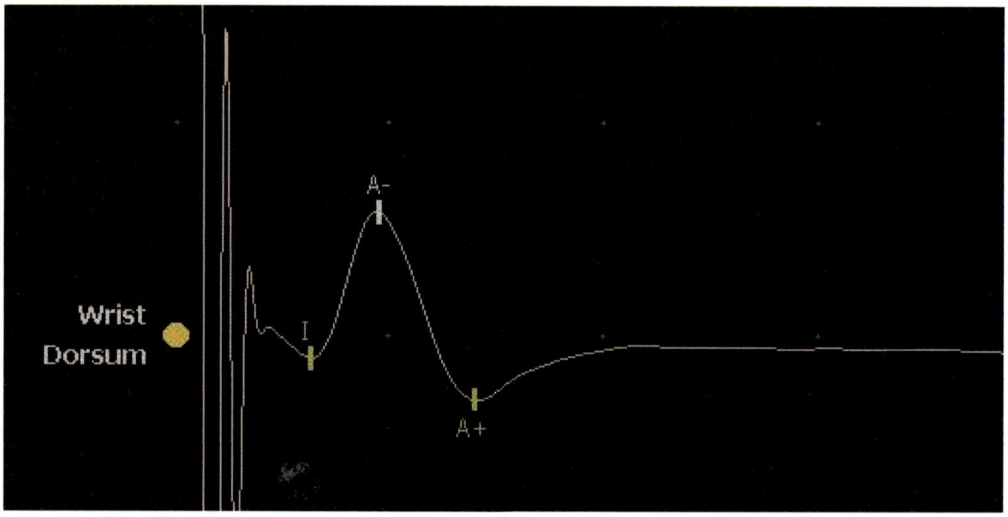

그림 5-40. 자신경(척골신경)의 등쪽척골피부신경 감각신경전도검사 파형

13. 안쪽아래팔피부신경(medial antebrachial cutaneous nerve) 감각신경 전도검사

1) 기록

● 활성전극(active electrode): 자극 지점에서 아래팔의 앞안쪽(anteromedial surface of the forearm)에 자뼈경상돌기(ulnar styloid process) 방향으로 9~12 cm 위치

○ 기준전극(reference electrode): 활성전극에서 3~4 cm 떨어진 위치

◐ 접지전극(ground electrode): 기록전극과 자극부위 사이

2) 자극

상완골(humerus)의 안쪽위관절 융기(medial epicondyle)에서 가쪽으로 2~4 cm 지점에 초과최대자극이며, 자극지점은 정중신경의 위치보다 내측

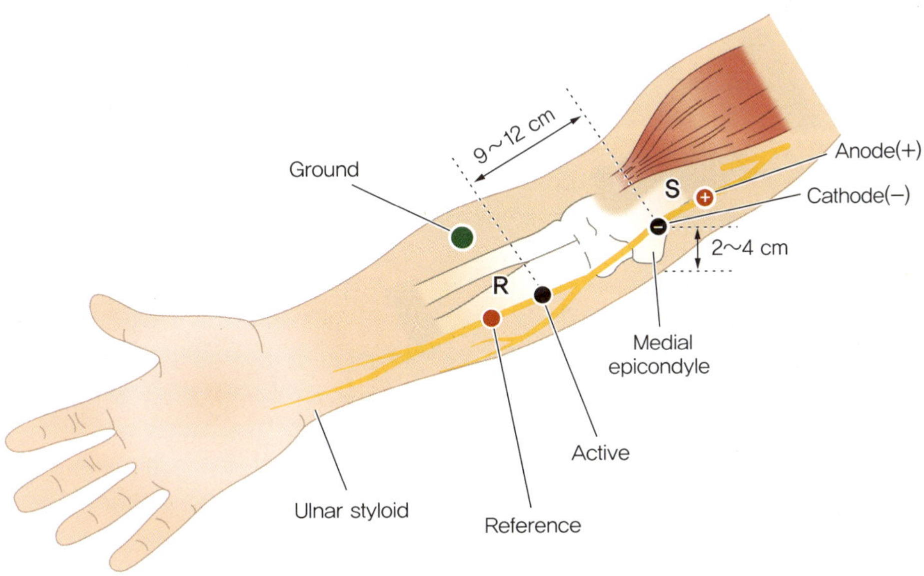

그림 5-41. 안쪽아래팔피부신경의 감각신경전도검사 기록 및 자극

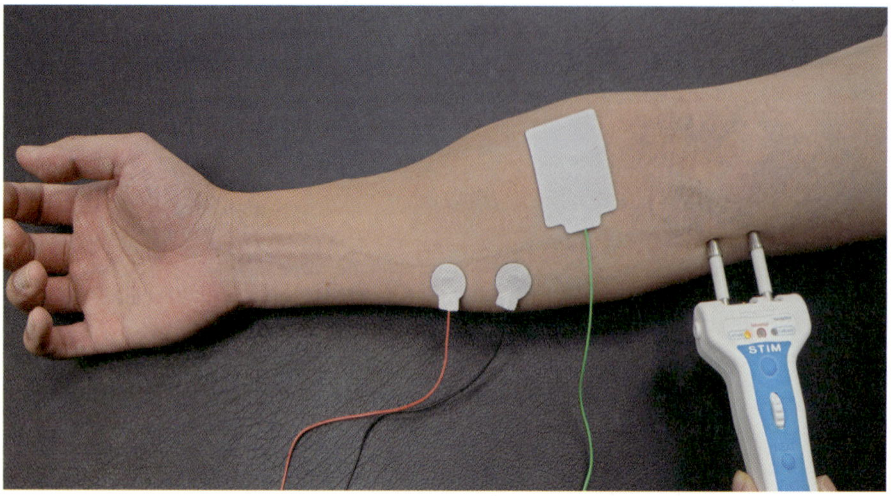

그림 5-42. 안쪽아래팔피부신경의 감각신경전도검사

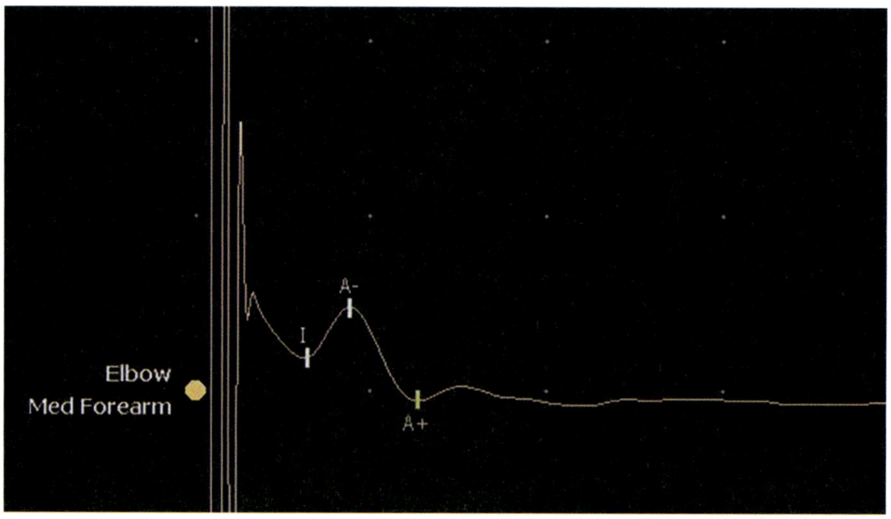

그림 5-43. 안쪽아래팔피부신경의 감각신경전도검사 파형

14. 가쪽아래팔피부신경(lateral antebrachial cutaneous nerve) 감각신경 전도검사

1) 기록

● 활성전극(active electrode): 자극 지점인 위팔두갈래근(biceps)의 건에서 손목의 노뼈경상돌기(radial styloid process) 방향으로 9~12 cm 떨어진 신경의 앞가지(anterior branch) 위에 부착

○ 기준전극(reference electrode): 활성전극에서 3~4 cm 떨어진 위치

◐ 접지전극(ground electrode): 기록전극과 자극부위 사이

2) 자극

위팔두갈래근(biceps)의 건에서 가쪽으로 최대초과자극

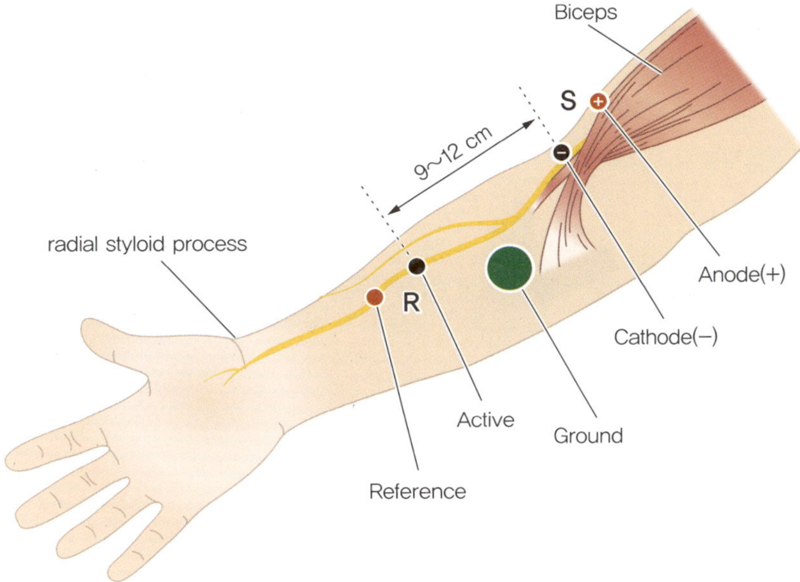

그림 5-44. 가쪽아래팔피부신경의 감각신경전도검사 기록 및 자극

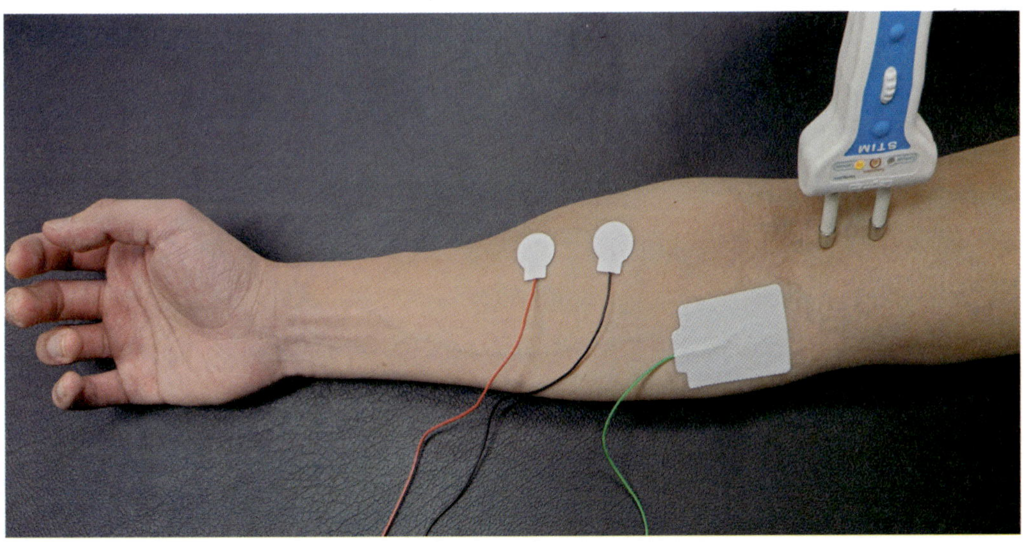

그림 5-45. 가쪽아래팔피부신경의 감각신경전도검사

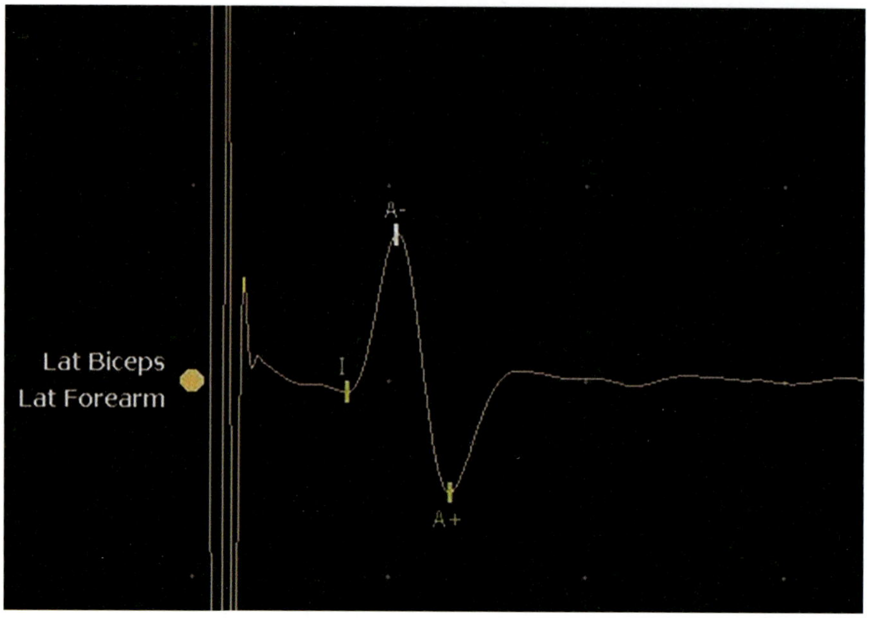

그림 5-46. 가쪽아래팔피부신경의 감각신경전도검사 파형

06 하지에서의 감각 신경전도검사

1. 얕은종아리신경(표재성 비골신경, superficial peroneal nerve)의 감각신경 전도검사

1) 기록

● 활성전극(active electrode): 안쪽복사(medial malleolus)와 가쪽복사(lateral malleolus)의 사이로 가쪽복사 방향으로 2/3지점

○ 기준전극(reference electrode): 활성전극에서 3~4 cm 떨어진 위치

◐ 접지전극(ground electrode): 기록전극과 자극부위 사이

2) 자극

활성전극에서 종아리뼈(fibular bone) 방향으로 10~14 cm 상방에서 최대초과자극

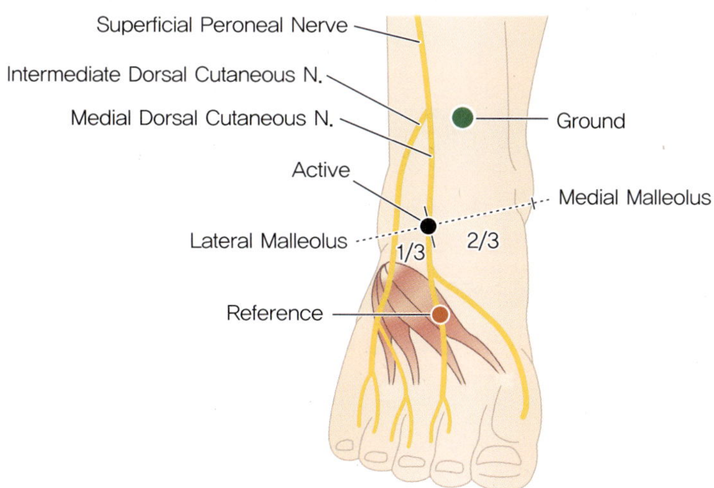

그림 6-1. 얕은종아리신경(표재성 비골신경)의 감각신경전도검사 기록

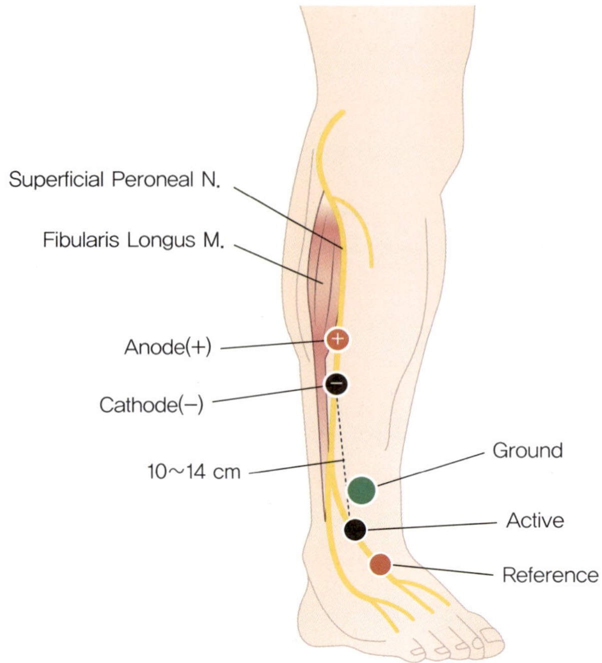

그림 6-2. 얕은종아리신경(표재성 비골신경)의 감각신경전도검사 기록 및 자극

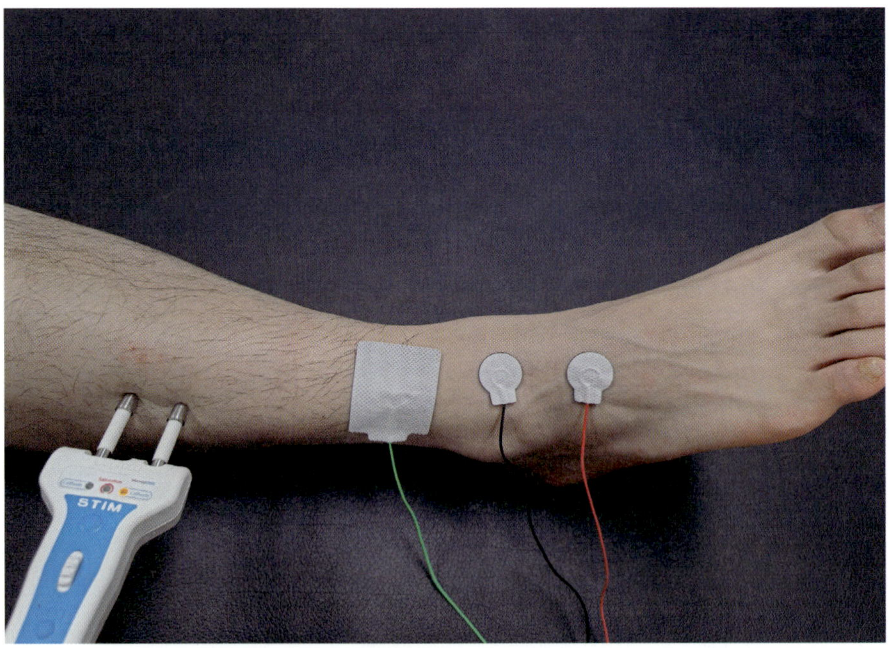

그림 6-3. 얕은종아리신경(표재성 비골신경)의 감각신경전도검사

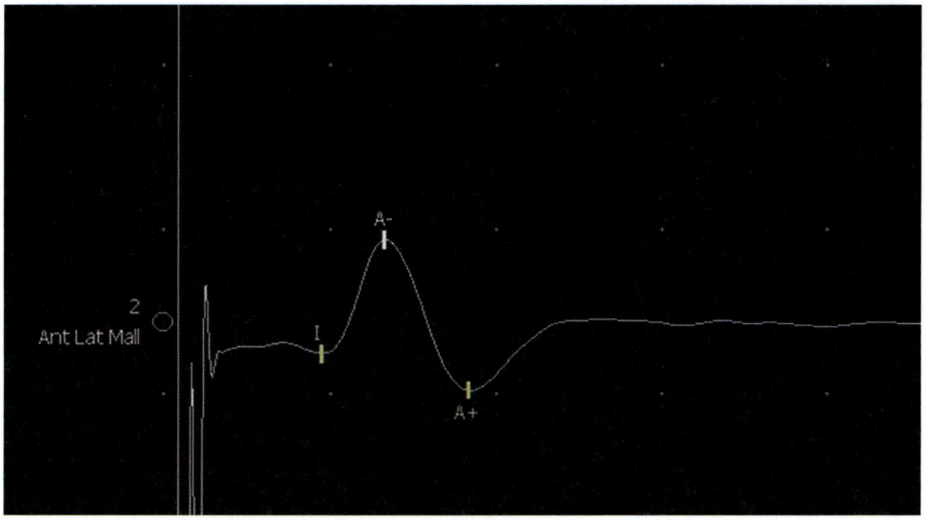

그림 6-4. 얕은종아리신경(표재성 비골신경)의 감각신경전도검사 파형

2. 장딴지신경(비복신경, sural nerve)의 감각신경전도검사

1) 기록

● 활성전극(active electrode): 가쪽복사(lateral malleolus)의 뒤쪽

○ 기준전극(reference electrode): 활성전극에서 3~4 cm 떨어진 위치

◐ 접지전극(ground electrode): 기록전극과 자극부위 사이

2) 자극

활성전극으로 부터 장딴지근육 중앙선의 약간 가쪽 10~14 cm에서 최대초과자극

*엎드린 상태에서 검사하면 좋은 파형을 얻을 수 있다.

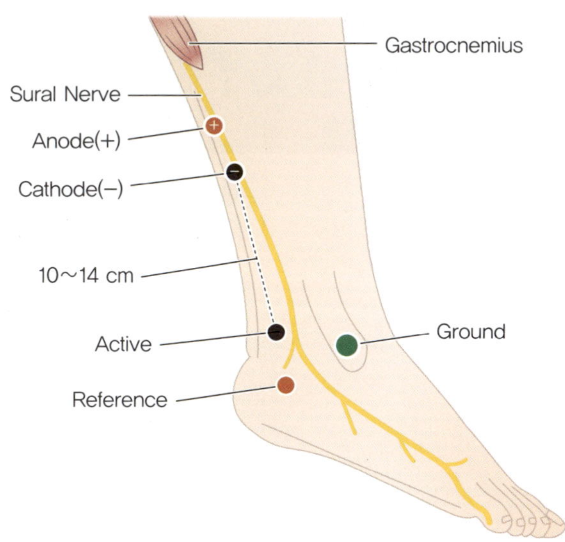

그림 6-5. 장딴지신경(비복신경)의 기록 및 자극

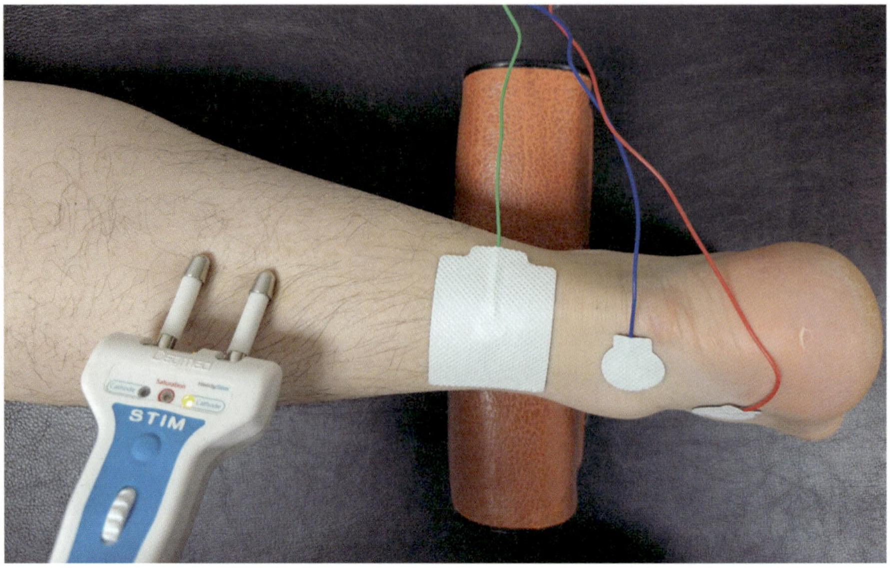

그림 6-6. 장딴지신경(비복신경)의 감각신경전도검사

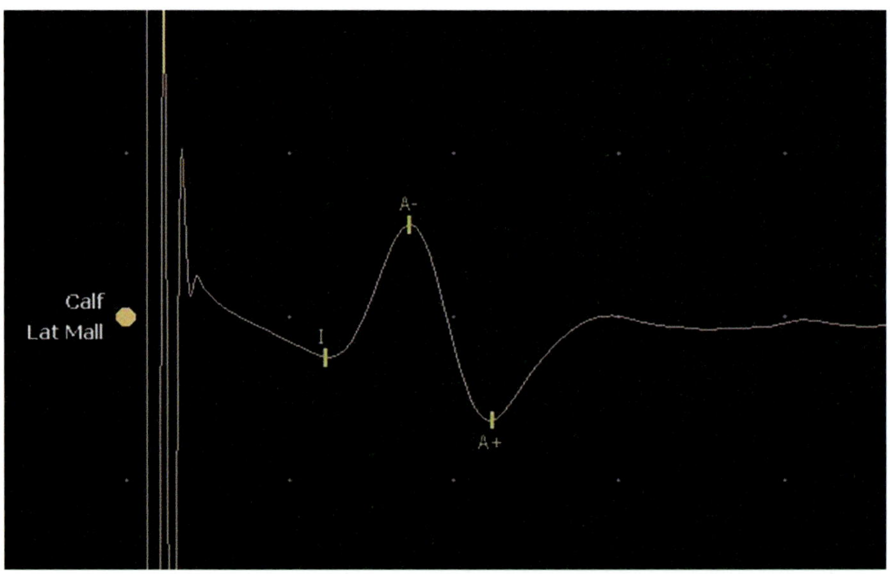

그림 6-7. 장딴지신경(비복신경)의 감각신경전도검사 파형

3. 두렁신경(saphenous nerve)의 감각신경전도검사

1) 기록

● 활성전극(active electrode): 안쪽복사(lateral malleolus)의 가장 윗부분 앞정강근 건의 내측에 위치함

○ 기준전극(reference electrode): 활성전극에서 3~4 cm 떨어진 위치

⦶ 접지전극(ground electrode): 기록전극과 자극부위 사이

2) 자극

활성전극에서 10~14 cm 위치로 경골(tibia)의 안쪽 경계, 안쪽 장딴지근과 경골 사이에 최대초과자극

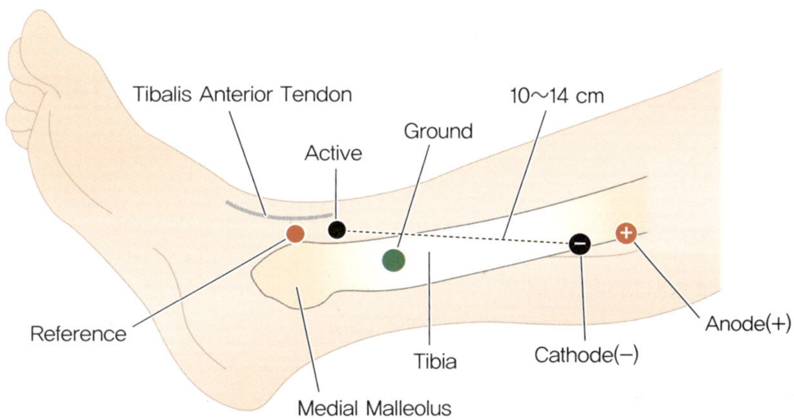

그림 6-8. 두렁신경의 감각신경전도검사 기록 및 자극

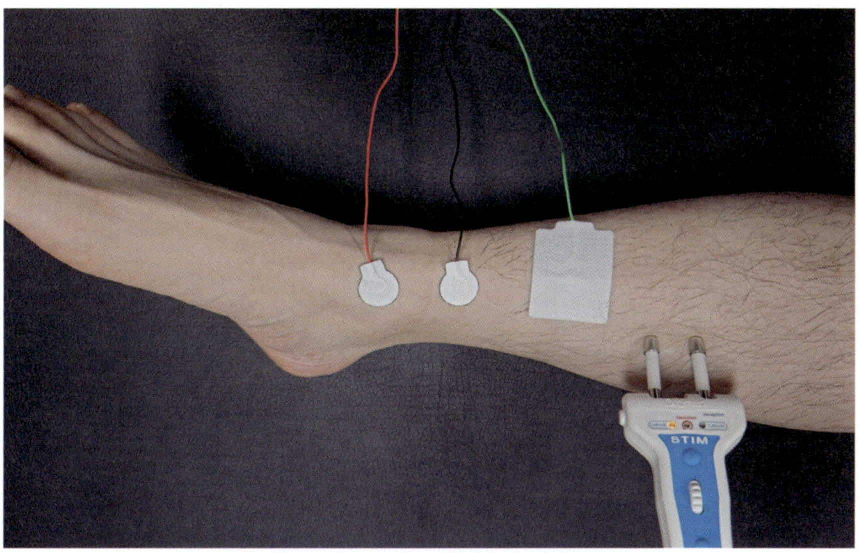

그림 6-9. 두렁신경의 감각신경전도검사

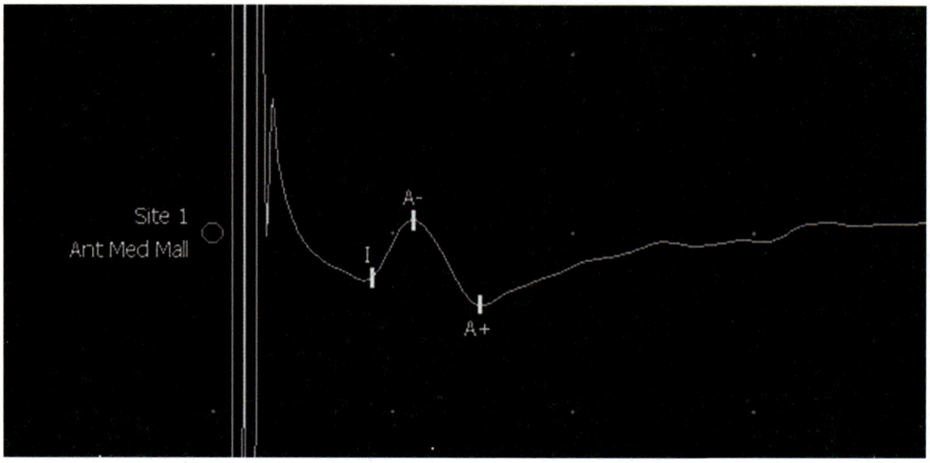

그림 6-10. 두렁신경의 감각신경전도검사 파형

4. 안쪽 발바닥신경(medial plantar nerve)의 감각신경전도검사

1) 기록

● 활성전극(active electrode): 안쪽복사(medial malleolus) 뒤 발목

○ 기준전극(reference electrode): 활성전극에서 3~4 cm 상방

◍ 접지전극(ground electrode): 기록전극과 자극부위 사이

2) 자극

: 엄지발가락에 링전극을 이용하여 최대초과자극

*전기자극을 반복적으로 주면서 평균화과정(averaging)을 이용하면 좋은 파형을 얻을 수 있다.

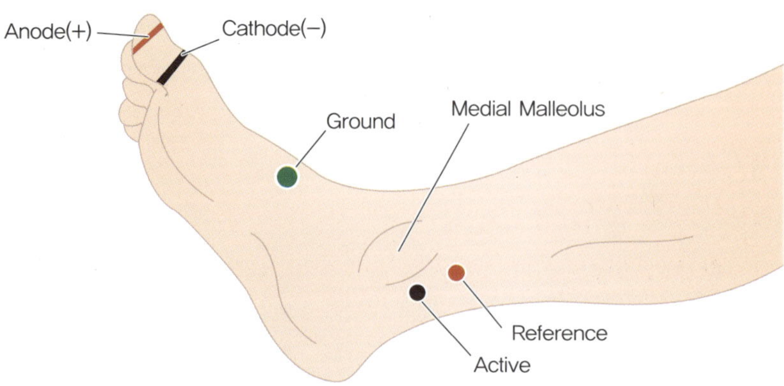

그림 6-11. 안쪽 발바닥신경의 감각신경전도검사 기록 및 자극

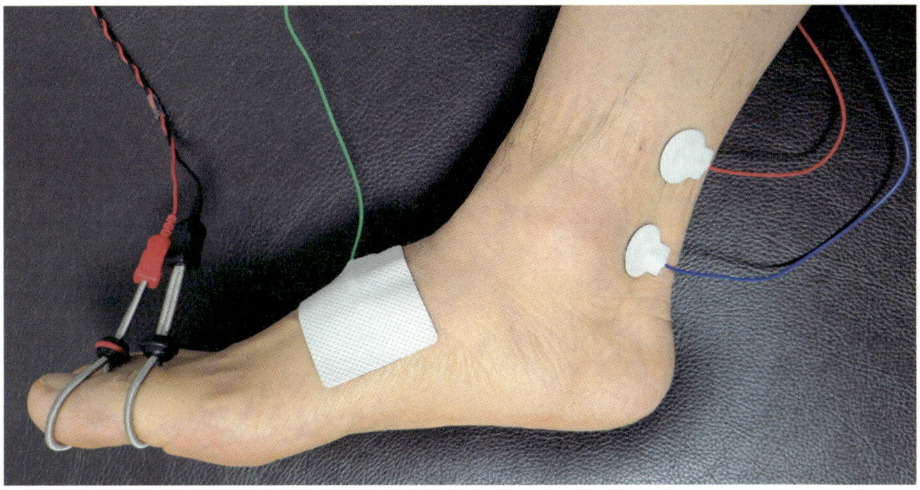

그림 6-12. 안쪽 발바닥신경의 감각신경전도검사

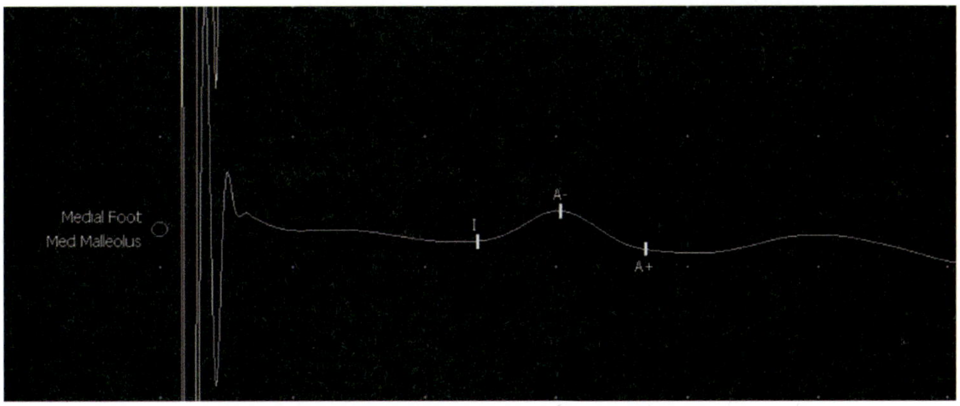

그림 6-13. 안쪽 발바닥신경의 감각신경전도검사 파형

5. 가쪽 발바닥신경(lateral plantar nerve)의 감각신경전도검사

1) 기록

● 활성전극(active electrode): 안쪽복사(medial malleolus) 뒤 발목

○ 기준전극(reference electrode): 활성전극에서 3~4 cm 상방

◍ 접지전극(ground electrode): 기록전극과 자극부위 사이

2) 자극

: 새끼발가락에 링전극을 이용하여 최대초과자극

*전기자극을 반복적으로 주면서 평균화과정(averaging)을 이용하면 좋은 파형을 얻을 수 있다.

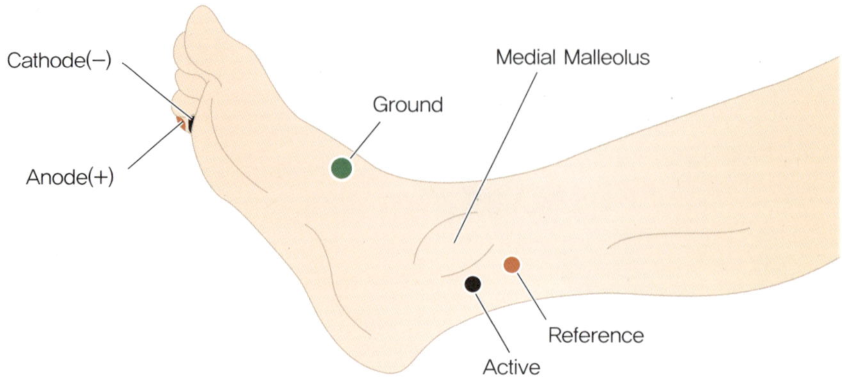

그림 6-14. 가쪽 발바닥신경의 감각신경전도검사 기록 및 자극

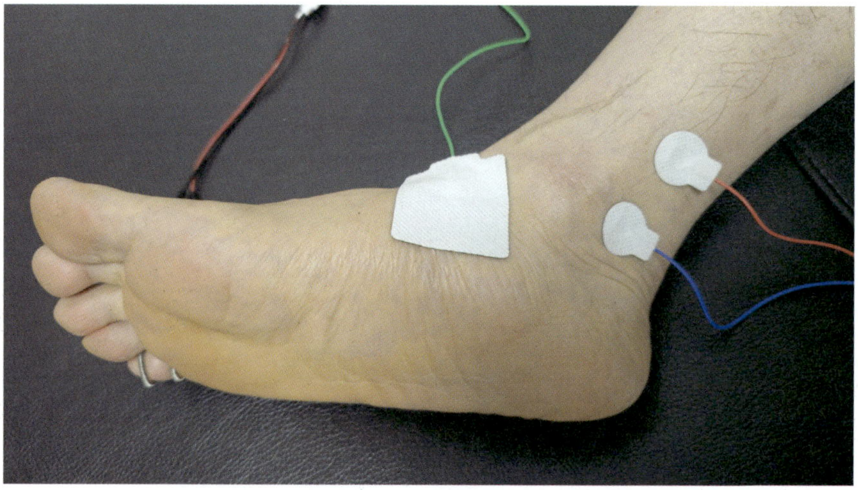

그림 6-15. 가쪽 발바닥신경의 감각신경전도검사

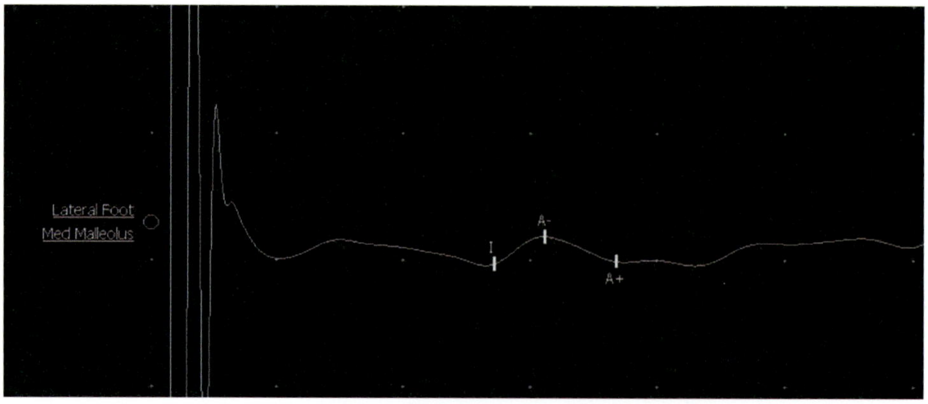

그림 6-16. 가쪽 발바닥신경의 감각신경전도검사 파형

6. 안쪽 발바닥신경의 혼합신경전도검사

1) 기록

● 활성전극(active electrode): 안쪽복사(medial malleolus) 뒤 발목
○ 기준전극(reference electrode): 활성전극에서 3~4 cm 상방
◍ 접지전극(ground electrode): 기록전극과 자극부위 사이

2) 자극

- 안쪽 발바닥신경 자극: 활성전극으로부터 발바닥 쪽으로 10 cm 떨어진 지점에서 엄지발가락 방향으로 4 cm 상방에서 최대 초과 자극

* 전기자극을 반복적으로 주면서 평균화과정(averaging)을 이용하면 좋은 파형을 얻을 수 있다.

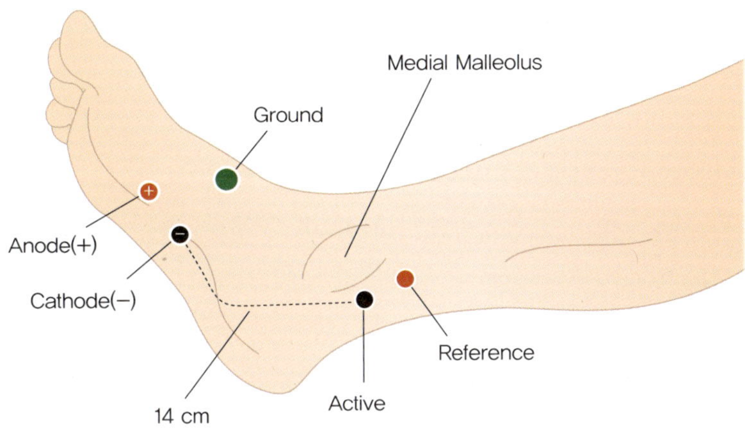

그림 6-17. 안쪽 발바닥신경의 혼합신경전도검사 기록 및 자극

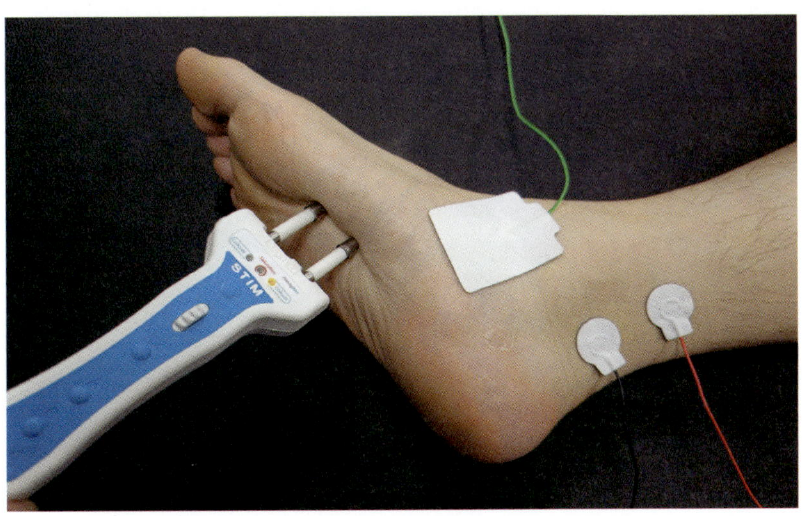

그림 6-18. 안쪽 발바닥신경의 혼합신경전도검사

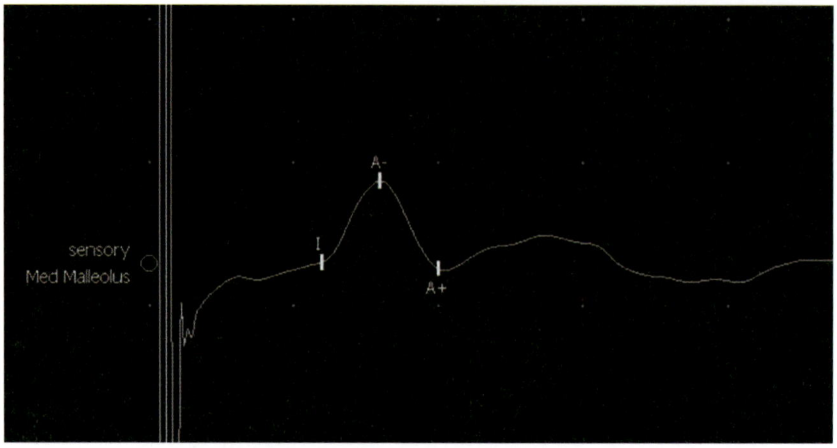

그림 6-19. 안쪽 발바닥신경의 혼합신경전도검사 파형

7. 가쪽 발바닥신경의 혼합신경전도검사

1) 기록

● 활성전극(active electrode): 안쪽복사(medial malleolus) 뒤 발목
○ 기준전극(reference electrode): 활성전극에서 3~4 cm 상방
◑ 접지전극(ground electrode): 기록전극과 자극부위 사이

2) 자극

- 가쪽 발바닥신경 자극: 활성전극으로부터 발바닥 쪽으로 10 cm 떨어진 지점에서 새끼발가락 방향으로 4 cm 상방에서 최대 초과 자극

*전기자극을 반복적으로 주면서 평균화과정(averaging)을 이용하면 좋은 파형을 얻을 수 있다.

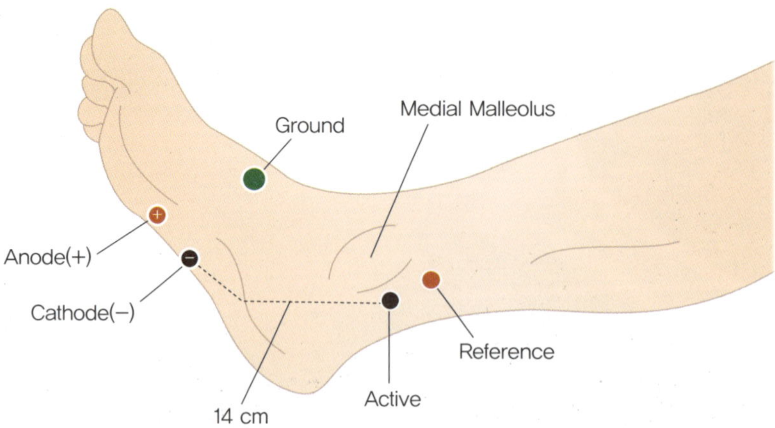

그림 6-20. 가쪽 발바닥신경의 혼합신경전도검사 기록 및 자극

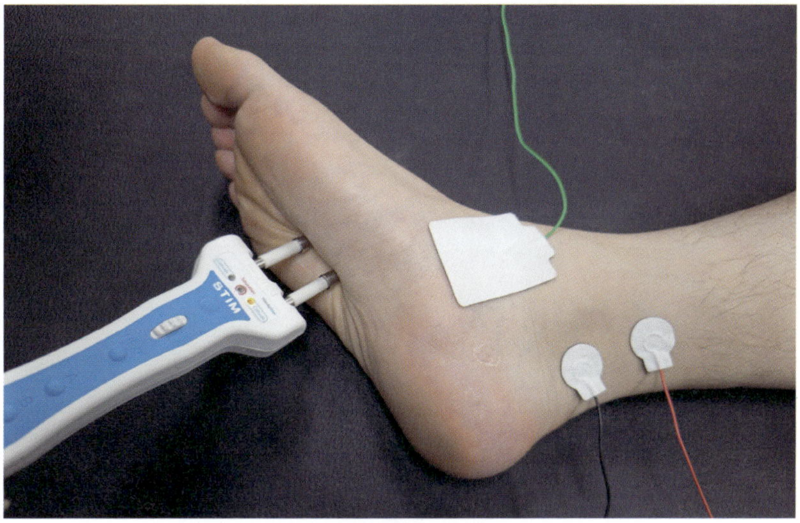

그림 6-21. 가쪽 발바닥신경의 혼합신경전도검사

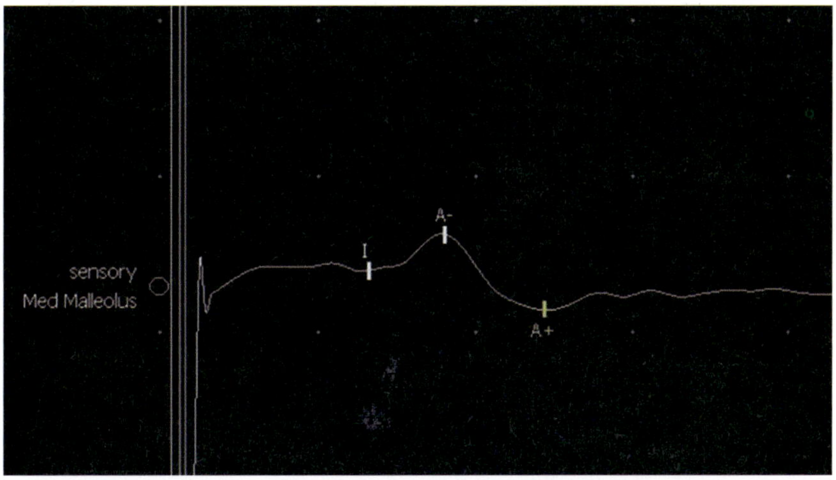

그림 6-22. 가쪽 발바닥신경의 혼합신경전도검사 파형

8. 깊은종아리 신경(deep peroneal nerve)의 감각신경전도검사

1) 기록

● 활성전극(active electrode): 양쪽 복사뼈의 1/2 지점으로 긴엄지(발가락)굽힘근(extensor hallucis longus)의 힘줄 가쪽부위

○ 기준전극(reference electrode): 활성전극에서 3~4 cm 떨어진 위치

◑ 접지전극(ground electrode): 기록전극과 자극부위 사이

2) 자극

첫 번째와 두 번째 발가락의 발허리머리(metatarsal head) 사이에서 최대초과자극

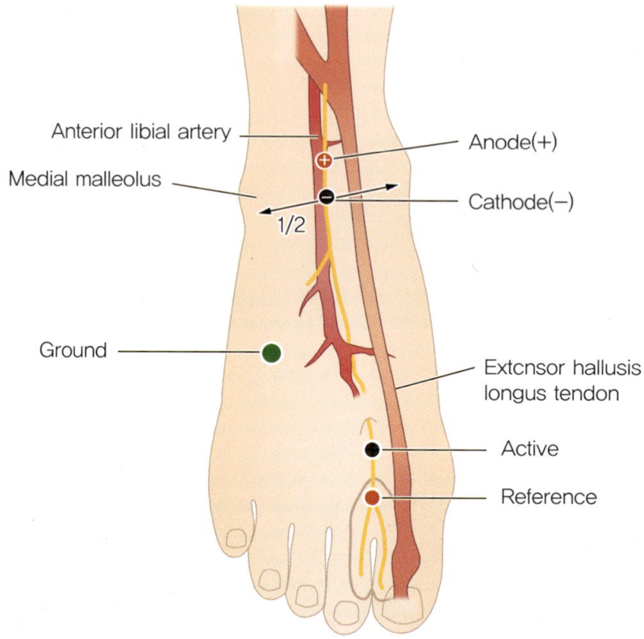

그림 6-23. 깊은종아리 신경의 감각신경전도검사 기록 및 자극

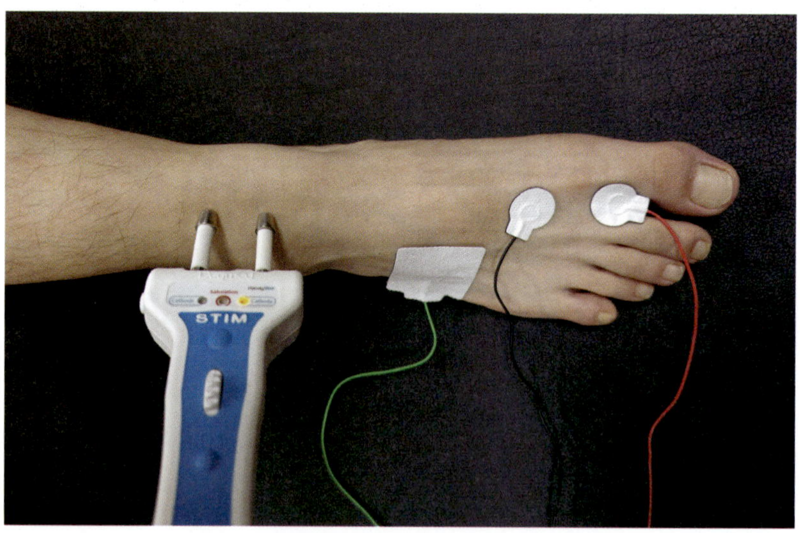

그림 6-24. 깊은종아리 신경의 감각신경전도검사

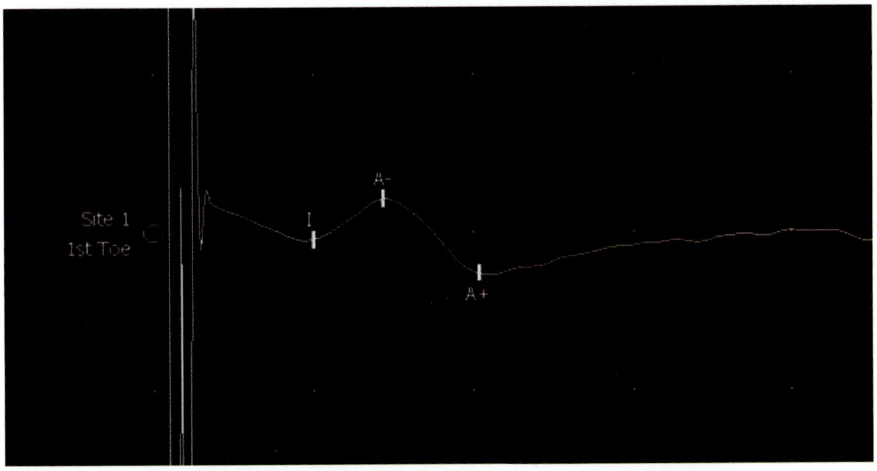

그림 6-25. 깊은종아리 신경의 감각신경전도검사 파형

9. 발꿈치뼈신경(calcaneal nerve)의 감각신경전도검사

1) 기록

● 활성전극(active electrode): 발뒤꿈치 끝에서 발배뼈(navicular)와 안쪽복사뼈(medial malleolus) 끝 사이의 중간지점까지 거리의 1/3에 활성전극

○ 기준전극(reference electrode): 발뒤꿈치 끝

◑ 접지전극(ground electrode): 기록전극과 자극부위 사이

2) 자극

활성전극으로부터 10 cm 상방 정강신경(tibial nerve)에 최대초과자극

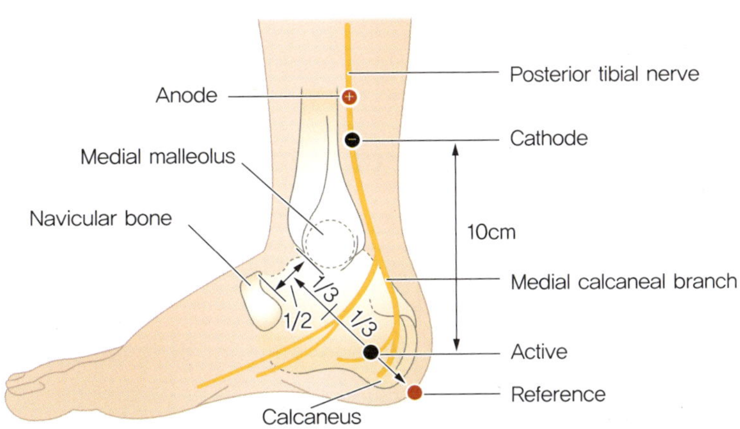

그림 6-26. 발꿈치뼈신경의 감각신경전도검사 기록 및 자극

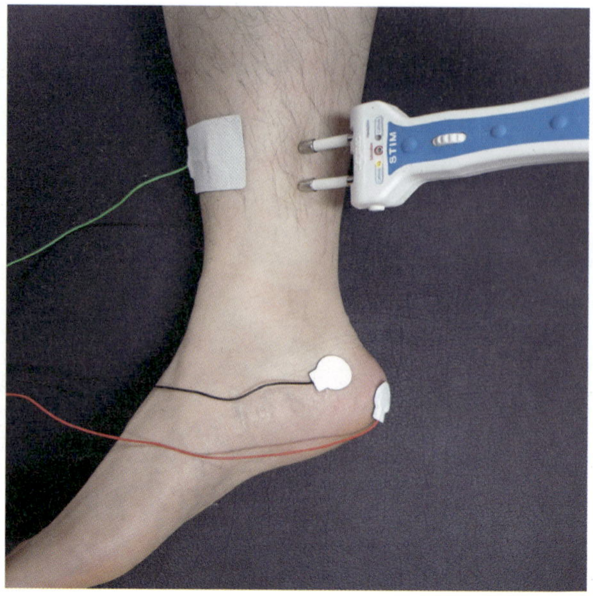

그림 6-27. 발꿈치뼈신경의 감각신경전도검사

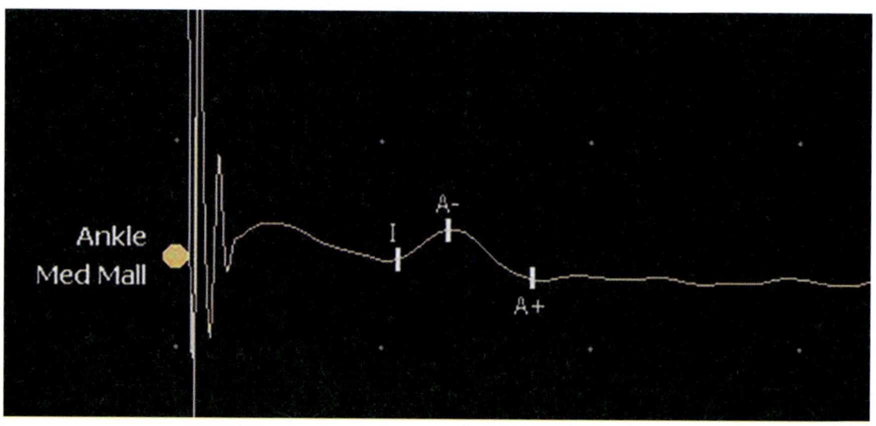

그림 6-28. 발꿈치뼈신경의 감각신경전도검사 파형

10. 가쪽 대퇴피부신경(lateral femoral cutaneous nerve)의 감각신경전도검사

1) 기록

● 활성전극(active electrode): 위앞엉덩뼈가시(anterior superior iliac spine, ASIS)에서 가쪽 대퇴슬개건 방향으로 12~14 cm 떨어진 위치에 활성전극

○ 기준전극(reference electrode): 활성전극에서 3~4 cm 떨어진 위치

⏀ 접지전극(ground electrode): 기록전극과 자극부위 사이

2) 자극

위앞엉덩뼈가시(anterior superior iliac spine, ASIS)에서 최대초과자극

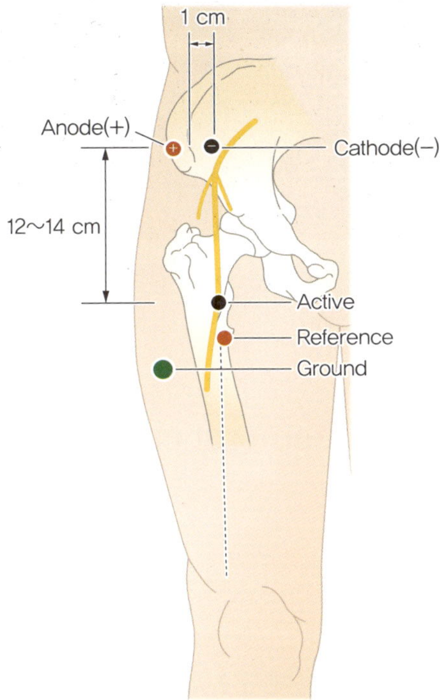

그림 6-29. 가쪽 대퇴피부신경의 감각신경전도검사 기록 및 자극

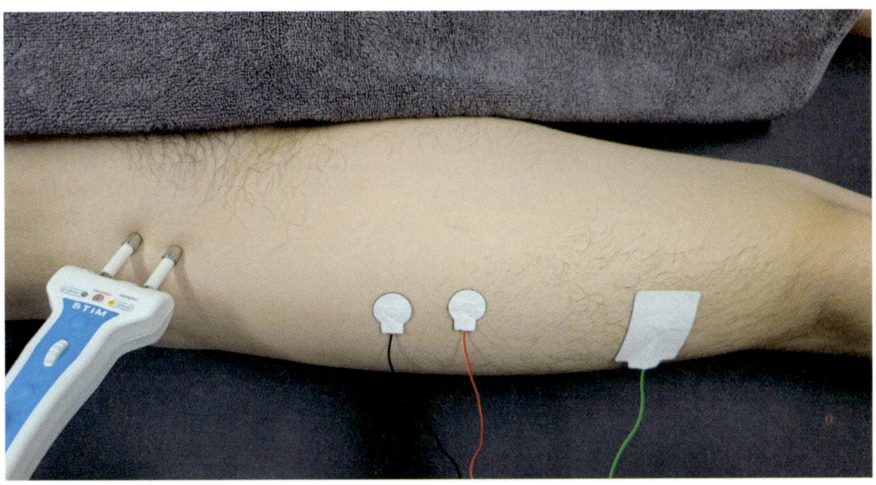

그림 6-30. 가쪽 대퇴피부신경의 감각신경전도검사

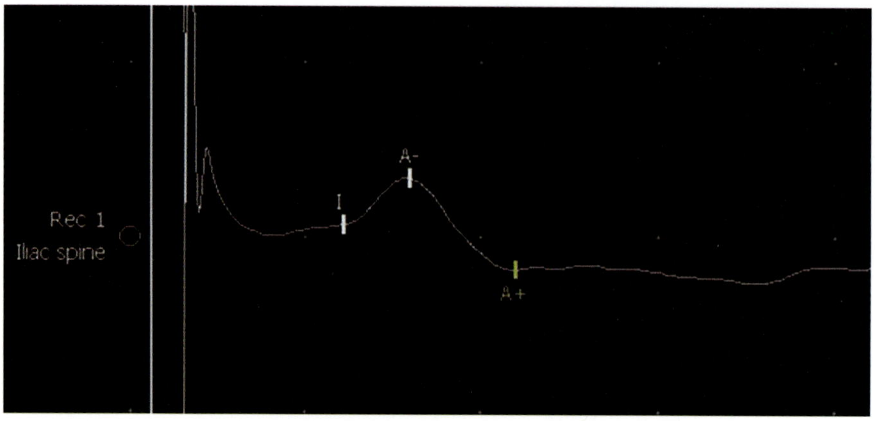

그림 6-31. 가쪽 대퇴피부신경의 감각신경전도검사 파형

11. 안쪽 대퇴피부신경(medial femoral cutaneous nerve)의 감각신경전도검사

1) 기록

● 활성전극(active electrode): 대퇴동맥이 촉지되는 곳에서 안쪽 대퇴슬개선 방향으로 14 cm 하방

○ 기준전극(reference electrode): 활성전극에서 3~4 cm 떨어진 위치

◐ 접지전극(ground electrode): 기록전극과 자극부위 사이

2) 자극

대퇴동맥의 맥박이 느껴지는 부위에서 최대초과자극

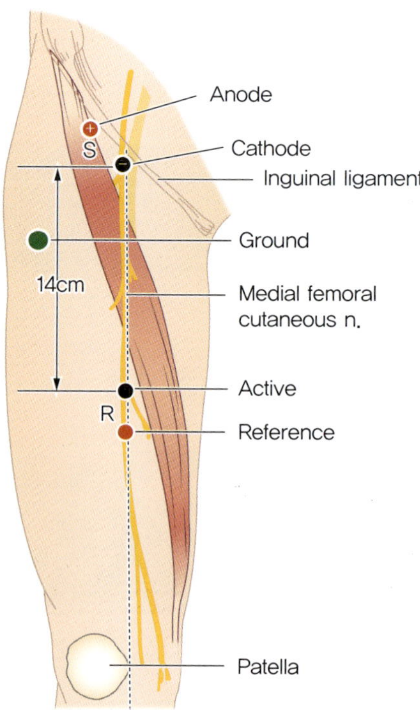

그림 6-32. 안쪽 대퇴피부신경의 감각신경전도검사 기록 및 자극

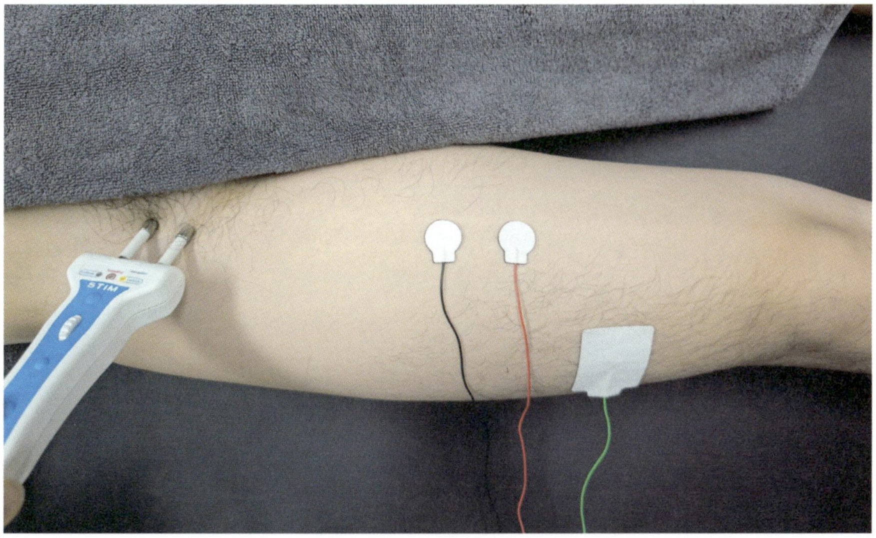

그림 6-33. 안쪽 대퇴피부신경의 감각신경전도검사

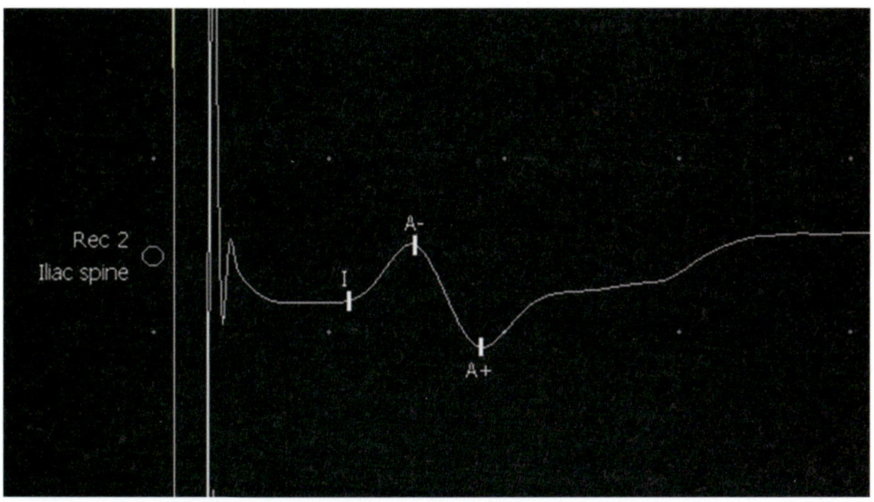

그림 6-34. 안쪽 대퇴피부신경의 감각신경전도검사 파형

12. 뒤쪽 대퇴피부신경(posterior femoral cutaneous nerve)의 감각신경전도검사

1) 기록

● 활성전극(active electrode): 하지의 오금 중앙부에서 6 cm 상방인 대퇴 후방의 중앙부

○ 기준전극(reference electrode): 활성전극에서 3~4 cm 떨어진 위치

◍ 접지전극(ground electrode): 기록전극과 자극부위 사이

2) 자극

활성전극에서부터 12 cm 상방에서 최대초과자극

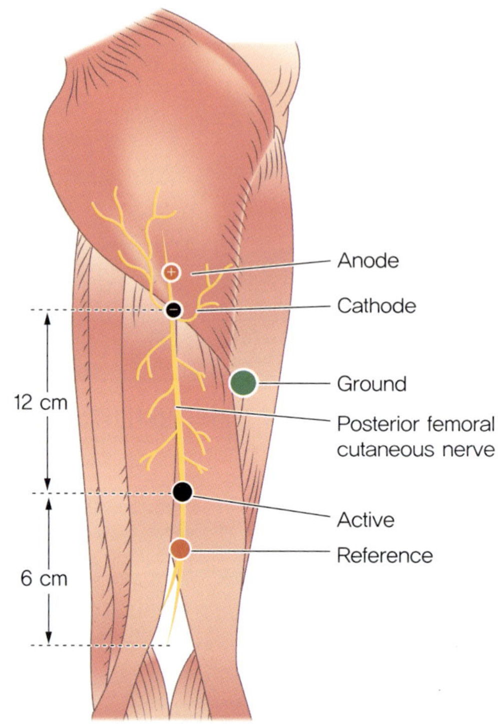

그림 6-35. 뒤쪽 넙다리피부신경의 감각신경전도검사 기록 및 자극

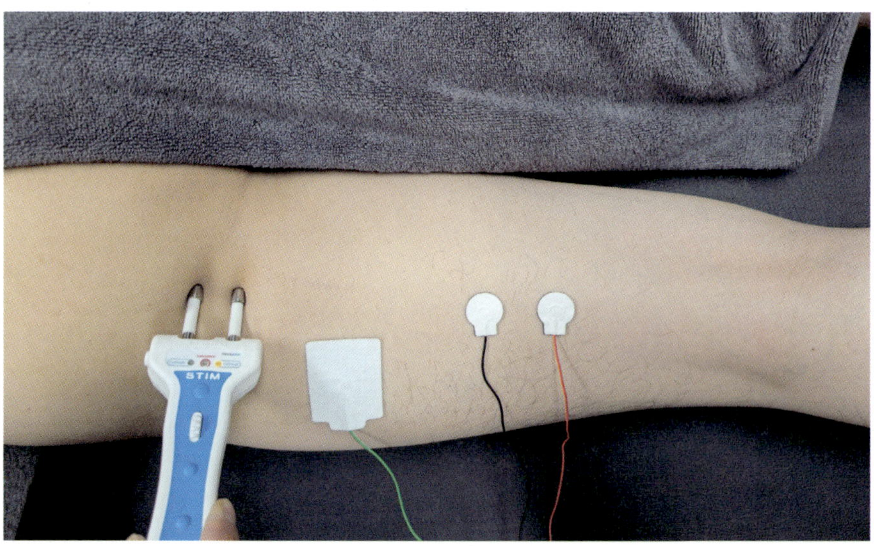

그림 6-36. 뒤쪽 넙다리피부신경의 감각신경전도검사

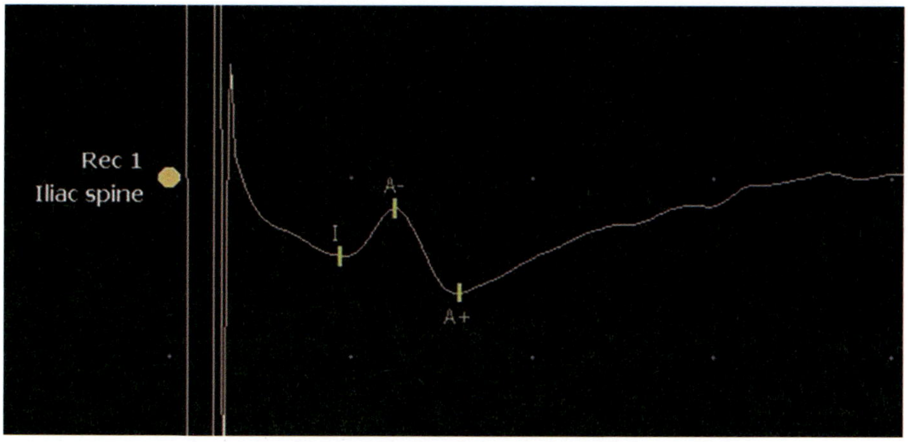

그림 6-37. 뒤쪽 넙다리피부신경의 감각신경전도검사 파형

07 후기 반응(late responses)

1. 후기 반응

일반적인 신경전도검사는 팔과 다리의 먼쪽신경을 검사하고 몸쪽신경의 검사는 기술적으로 어렵기 때문에 이러한 신경전도검사의 한계를 보완해줄 수 있는 검사가 후기반응(late responses)이다. 일반적으로 신경전도검사가 정상이면서 후기반응에 이상이 있을 때 몸쪽신경의 병터가 있음을 예측할 수 있다. 신경얼기(nerve plexus)나 신경뿌리(nerve root)와 같은 몸쪽신경을 검사하는 후기반응은 F파(F-wave)와 H반사(H-reflex)로 나누어진다. 두 가지의 후기반응검사는 몸쪽신경을 검사하는 방법이지만 검사방법과 경로는 서로 다르다.

F파는 그림 7-1과 같이 말초신경을 최대초과자극으로 자극했을 때 역방향으로 진행하여 척수 앞뿔(anterior horn)의 운동신경세포에 도달한다. 이 앞뿔세포(anterior horn cells) 중 일부에서 역발사(backfiring) 되어 알파운동신경섬유를 따라 진행하여 말단근육에서 기록한다. H반사는 F파와 달리 문턱밑자극(subthreshold stimulus)으로 자극하였을 때 H파는 Ia신경섬유를 거쳐 척추로 가서 단일연접반사(monosynaptic reflex) 반사에 의해 운동신경을 타고 돌아오는 반사파이다(표 7-1).

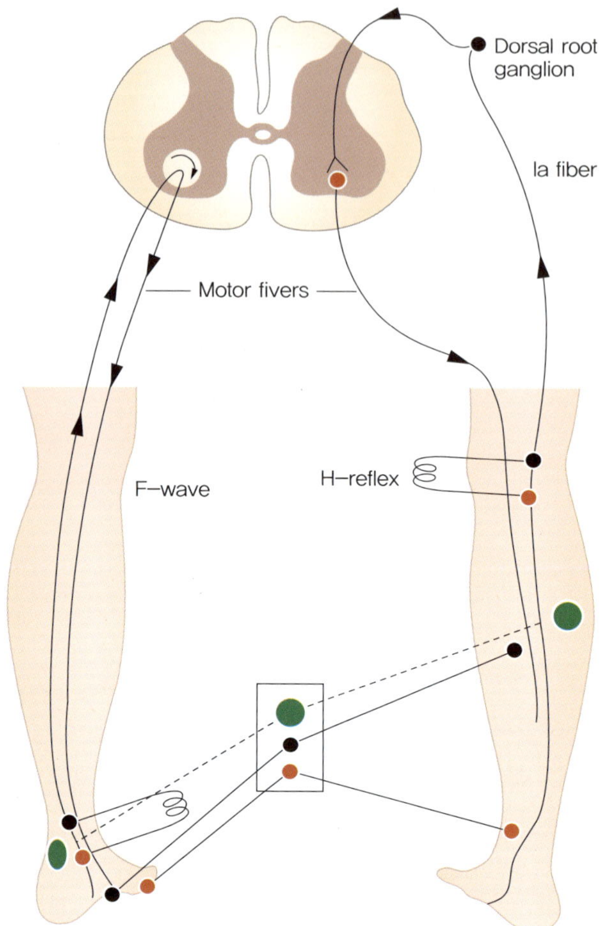

그림 7-1. F파와 H반사의 해부학적 전도경로

표 7-1. F파와 H반사의 비교

	F wave	H reflex
Response	Not a reflex antidromic motor discharge	Monosynaptic
Pathway	Alpha motor fibers	Ia sensory, alpha motor
Stimulus	Supramaximal	Subthreshold
Persistence	variable	Constant with low rates of stimulation
Latency	variable	Constant, shorter than F wave
Amplitude	Usually small, 5% of M maximum	50 to 100% of maximum M wave much larger than F wave
Able to test	Almost every distal muscle	Gastrocsoleus (posterior tibialnerve in adult), hands-feet intrinsics in children

1) F파(F-wave)

F파는 복합근활동전위(CMAP) 또는 M파 뒤에 따라오는 후기 운동반응으로 신경전도검사가 가능한 신경에서 관찰할 수 있는데 주로 팔에서는 정중신경과 자신경, 다리에서는 종아리신경과 정강신경을 검사를 한다. 그림 7-2과 같이 정중신경의 원위부에서 전기자극을 주면 그림 7-3과 같이 양쪽으로 전도된 활동전위가 M파를 먼저 형성하고, 몸쪽으로 전도된 활성전위가 앞뿔세포의 일부분만 활성화 시킨 후 다시 운동신경을 따라 전도되어 F파를 형성한다.

각 자극마다 활성화되는 앞뿔세포가 달라지기 때문에 매 자극마다 F파의 잠복기와 모양, 그리고 진폭은 달라진다. 가장 짧은 F파 잠복기가 가장 빠른 신경섬유의 전도시간을 나타낸다. F파는 전체 복합근활동전위(CMAP)의 1~5% 정도만을 반영한다. 또한 척수로 들어가는 경로와 척수에서 나오는 경로와 척수에서 나오는 경로 모두 운동신경으로써, 연접을 하지 않아 진정한 의미의 반사는 아니다. 따라서 감각신경이나 감각신경뿌리만이 선택적으로 침범된 상태에서는 정상으로 관찰된다.

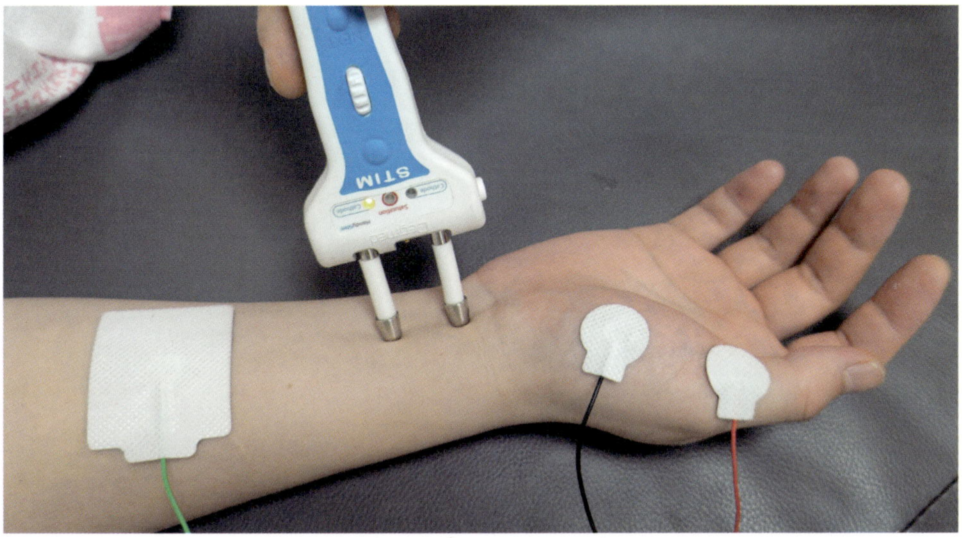

그림 7-2. 정중신경의 F파 검사

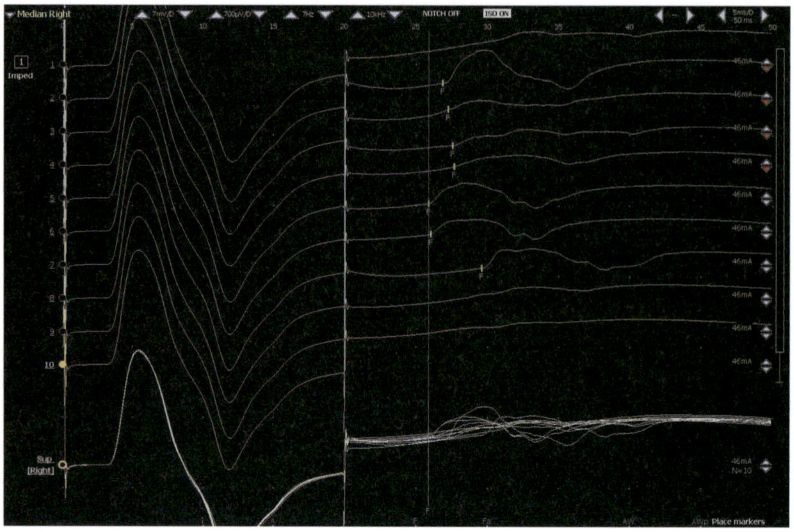

그림 7-3. 정중신경의 F파 검사 파형 예

F파를 얻기 위해서는 운동신경검사에서 먼쪽 신경 자극시와 같은 방법으로 시행한다. 다만 자극하는 방향을 신경전도검사와 반대로 몸쪽으로 향하게 하여 검사하며, 차단반응(blocking response)을 피하기 위해 최소 2초 이상 간격으로 최대초과자극을 준다. 각 자극마다 역행성 흥분을 하는 앞뿔세포군이 다르므로 적어도 10회 이상의 자극을 한다. F파의 지표를 보면 보통 잠복기가 가장 널리 이용되는데 F파 잠복기는 키, 팔다리의 길이, 그리고 나이와 직접적으로 연관되어 있으며, 일반적으로는 여러 F파 중에서 가장 짧은 잠복기를 그 값으로 취하나 평균값을 구하는 것이 검사의 변이(variation)를 보다 줄일 수 있는 것으로 알려져 있다.

정상범위는 팔에서는 23~33 ms, 다리에서는 45~60 ms이며 좌우차이가 2 ms이상이면 병터가 있음을 시사한다. 또한 F파의 잠복기와 M파의 잠복기의 차이와 사지의 길이를 측정하여 F파 전도속도를 구해 몸쪽 신경의 전도속도를 측정할 수 있으나 측정에 있어 오류가 혼입되는 경우가 있어 통상 사용되지는 않는다.

F파의 임상적 의의는 신경근병증이나 신경총병증 등의 몸쪽 신경의 병소를 확인하는데 그 유연성이 일반적으로 인정되고, 일부 말초신경병증 특히 기앵-바레증후군(Guillain-Barre's syndrome, GBS)에서 일반적인 신경전도는 모두 정상이면서 F파의 잠복기만 지연된다는 보고도 있다.

2) H반사(H-reflex) 검사

(1) 개요

H반사는 독일의 신경학자인 호프만(Paul Hoffmann)의 이름에서 유래하였다. H반사는 감각신경로를 통해 척수에서 운동신경과 연접한 후 형성되는 반사이다. 즉 Ia 감각섬유를 따라 전도되어 척수 내에서 천추1번의 앞뿔세포와 연접한 후 운동신경을 따라 다시 전도되어 H반사를 형성한다.

성인의 모든 근육에서 형성될 수 있는 F파와 달리 H반사는 장딴지근-가자미근(gastrocsoleus muscle)에서만 형성될 수 있으며, 발목반사(ankle reflex)를 전기생리학적으로 기록한 검사이다. Ia 신경섬유는 낮은 자극강도에서 선택적으로 흥분하므로, Ia 신경섬유만을 선택적으로 자극하기 위해서는 낮은 자극강도에서 시작하여 점차 강도를 높여가면서 검사를 시행한다.

초기 낮은 자극강도에서 M파는 관찰되지 않으나, H반사가 나타나고, 이후 자극강도를 계속 높이면 H반사가 커지면서 M파가 나타나고 이후 M파는 점점 커지고 H반사는 작아져서 없어지게 된다. 자극강도가 최대초과자극이 되면 H반사는 사라지고 M파 후에 F파가 관찰된다. 이는 낮은 자극에서는 Ia 감각섬유만 선택적으로 자극되지만, 자극의 크기가 증가함에 따라 Ia 감각섬유와 함께 운동신경도 같이 자극되고 최대초과자극에서는 운동신경을 통해 역방향으로 전도되는 활성전위와 H반사가 상쇄되고 F파만 관찰되기 때문이다. 양측의 잠복기를 측정하는데 잠복기는 대개 25~33 ms이며, 키에 따른 정상범위보다 길어지거나 H반사가 소실되거나 좌우차이가 1.5 ms이상이면 비정상으로 평가한다.

2. 후기 반응 검사방법(H반사, F파)

1) H반사(H-reflex)

(1) 기록

- ● 활성전극(active electrode): 안쪽 장딴지근(medial gastrocnemius muscle) 또는 가자미근(soleus muscle)
- ○ 기준전극(reference electrode): 아킬레스건
- ⦶ 접지전극(ground electrode): 활성전극과 자극부위 사이

(2) 자극

정강신경(경골신경)이 지나는 오금(popliteal fossa)의 무릎 주름 가운데에서 조금 안쪽으로 자극 방향은 몸쪽으로 음극(cathode)이 위쪽 방향으로 향하여 자극을 한다. 자극 시에는 Ia신경섬유만 선택적으로 활성화 시키기 위하여 문턱밑자극(subthreshold stimulus)과 긴 자극기간 1 ms를 이용하여 검사를 시행한다. 그림 7-6와 같이 검사를 시행하는데 자극과 자극 간의 시간은 최소 2초 이상을 유지해야 차단반응(blocking response)을 피할 수 있다.

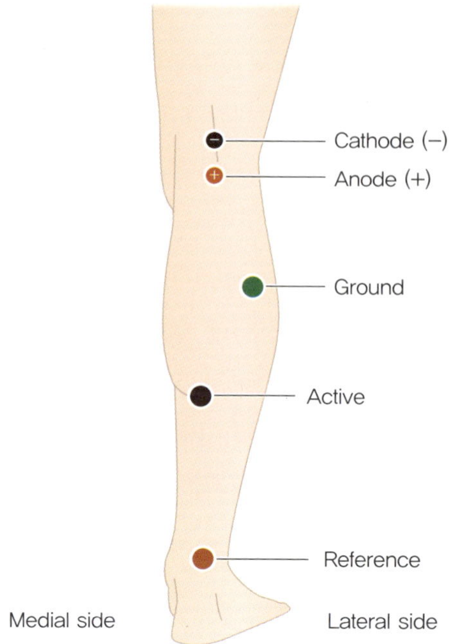

그림 7-4. H반사(H-reflex) 기록-자극

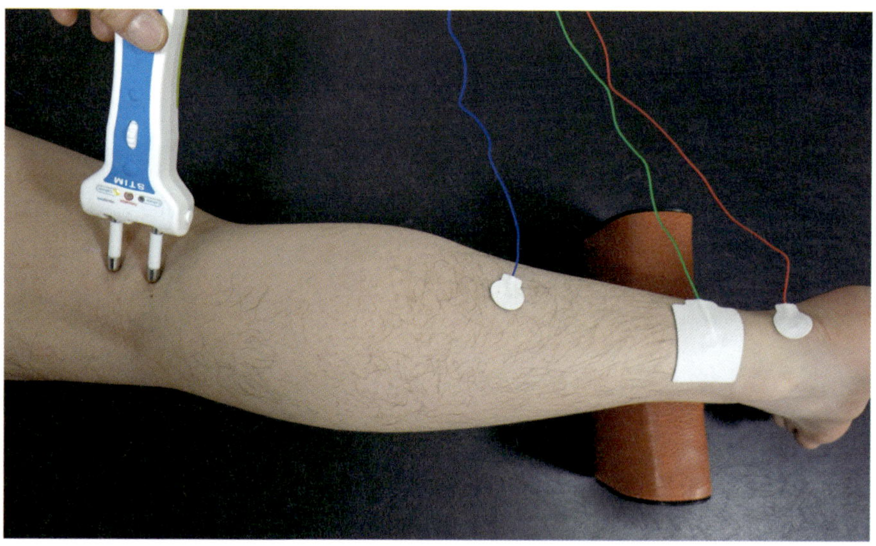

그림 7-5. H반사(H-reflex) 검사

(3) H반사의 반응

전기자극의 세기를 높이면 처음에는 H파가 우선 출현하고 자극의 세기가 점차 높아지면 M파가 같이 출현한다. 이후 자극의 세기가 높아질수록 H파는 작아지고 M파는 커지게 된다. H반사의 잠복기가 임상적으로 이용되며, F파와 마찬가지로 키와 팔다리의 길이, 그리고 나이와 직접적으로 연관되어 있다.

H반사는 발목반사가 소실되는 말초신경병증이나 S1신경뿌리의병터(S1 radiculopathy)에서 H반사가 소실되거나 잠복기가 연장되고 허리엉치신경얼기병증(lumbosacral plexopathy), 궁둥신경(sciatic nerve), 정강신경의 질환이 있는 경우에도 연장될 수 있다.

(4) H반사의 판단기준

아래 조건 중 한 가지라도 부합하면 H반사이다.

① 문턱밑(subthreshold) 자극에서 유발된 H반사

② 일정 자극강도에서 M파보다 진폭이 큰 H반사

③ 최대 M파 진폭보다 50% 이상 진폭이 큰 H반사

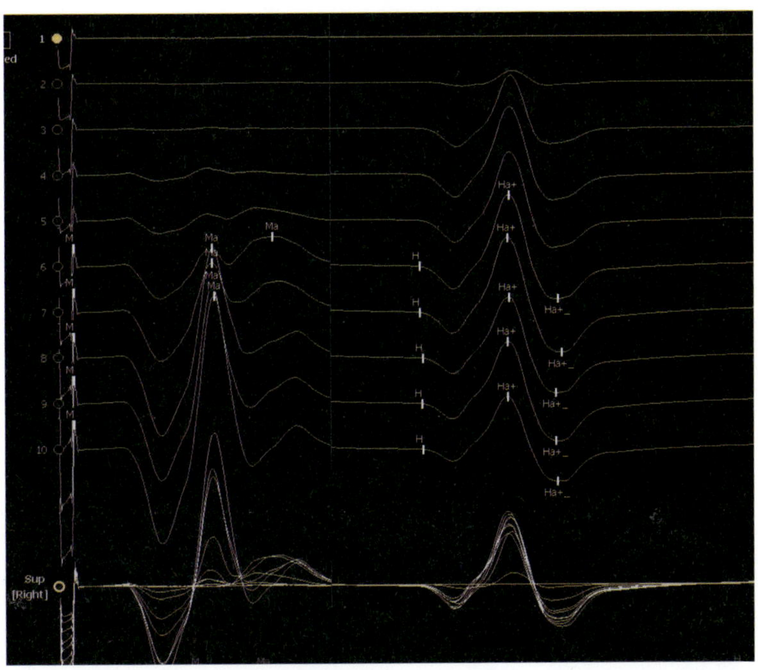

그림 7-6. H반사 결과

2) 정중신경(median nerve)의 F파

(1) 기록

● 활성전극(active electrode): 짧은 엄지벌림근(abductor pollicis brevis, APB)의 힘살(belly)

○ 기준전극(reference electrode): 짧은 엄지벌림근(abductor pollicis brevis, APB)의 힘줄(tendon)

◐ 접지전극(ground electrode): 기록전극과 자극부위 사이

(2) 자극

손목 중앙부의 노쪽손목굽힘근(flexor carpi radialis muscle, FCR)과 긴손바닥근(palmaris longus muscle, PL)의 두 건 사이에서 자극 방향은 몸쪽으로 최대초과자극. 자극과 자극 간의 시간은 최소 2초 이상을 유지해야 차단반응(blocking response)을 피할 수 있다.

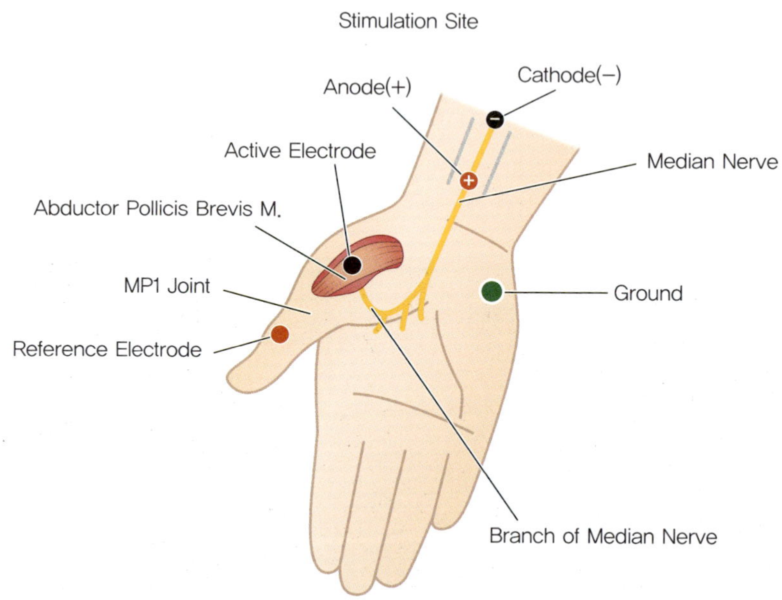

그림 7-7. 정중신경(median nerve)의 F파 기록-자극

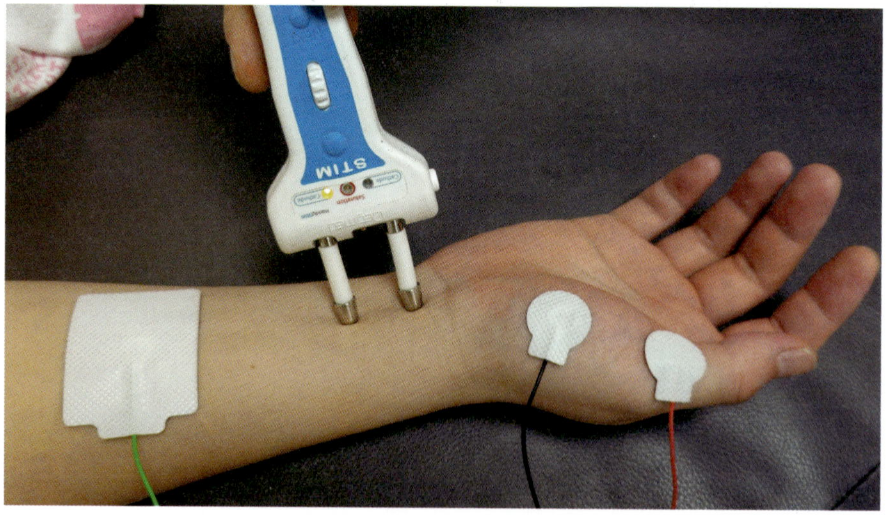

그림 7-8. 정중신경(median nerve)의 F파 검사

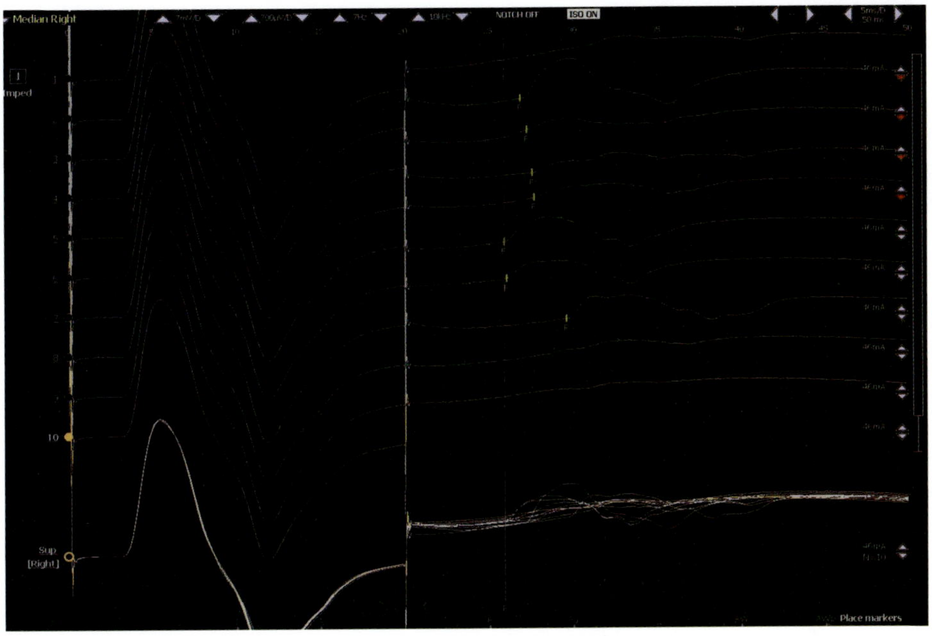

그림 7-9. 정중신경의 F파 검사 파형

3) 자신경(척골신경, ulnar nerve)의 F파

(1) 기록

● 활성전극(active electrode) : 새끼벌림근(abductor digiti minimi, ADM)의 힘살(belly)

○ 기준전극(reference electrode) : 새끼벌림근(abductor digiti minimi, ADM)의 힘줄(tendon)

◐ 접지전극(ground electrode) : 기록전극과 자극부위 사이

(2) 자극

손목의 자쪽손목굽힘근(flexor carpi ulnaris, FCU) 노쪽에서 자극 방향은 몸쪽으로 최대초과자극. 자극과 자극 간의 시간은 최소 2초 이상을 유지해야 차단반응(blocking response)을 피할 수 있다.

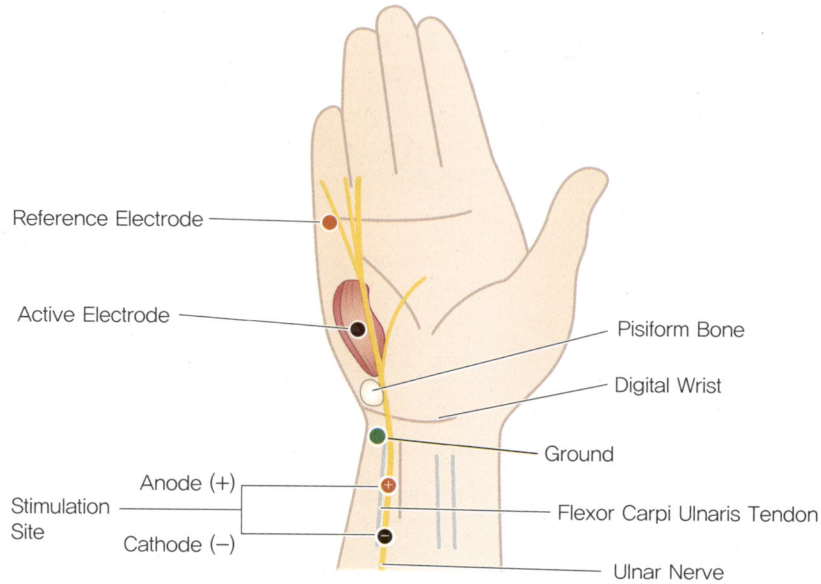

그림 7-10. 자신경(척골신경)의 F파 기록 및 자극

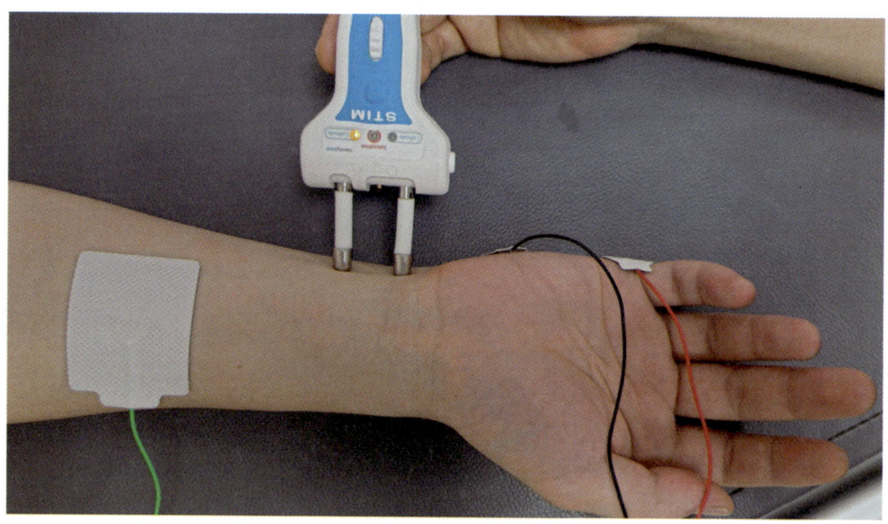

그림 7-11. 자신경(척골신경)의 F파 검사

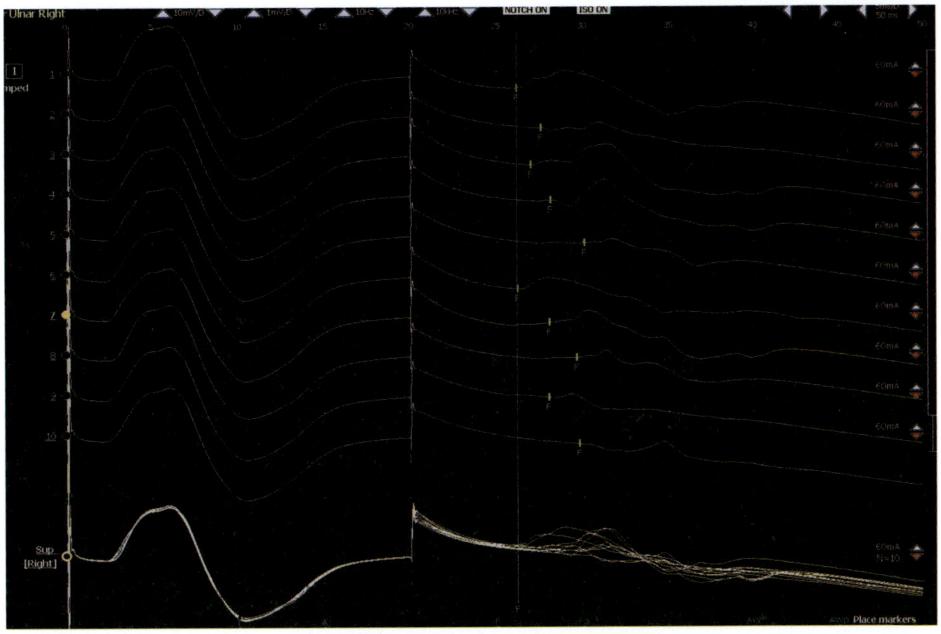

그림 7-12. 자신경(척골신경)의 F파 파형

4) 종아리신경(peroneal nerve)의 F파

(1) 기록

● 활성전극(active electrode): 짧은 발가락폄근(extensor digitorum brevis, EDB)의 힘살(belly)

○ 기준전극(reference electrode): 짧은 발가락의 중족지절관(metatarsophalangeal joint) 힘줄(tendon)

◐ 접지전극(ground electrode) : 기록전극과 자극부위 사이

(2) 자극

안쪽복사(medial malleolus)와 가쪽복사(lateral malleolus) 사이 가운데 부위이고 자극 방향은 몸쪽으로 최대초과자극. 자극과 자극 간의 시간은 최소 2초 이상을 유지해야 차단반응(blocking response)을 피할 수 있다.

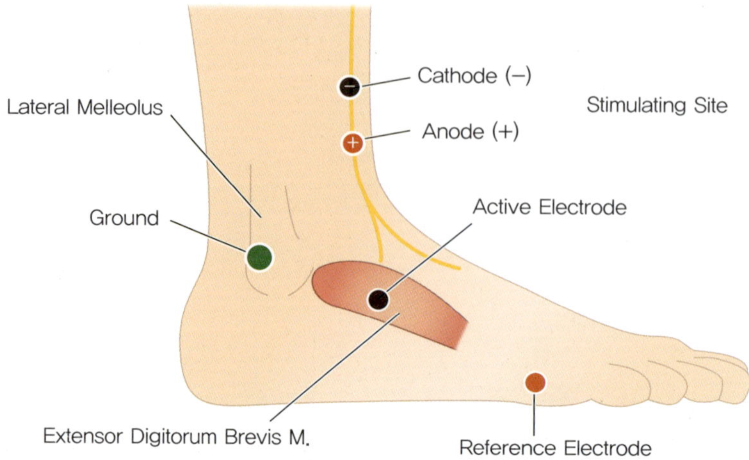

그림 7-13. 종아리신경의 F파 기록 및 자극

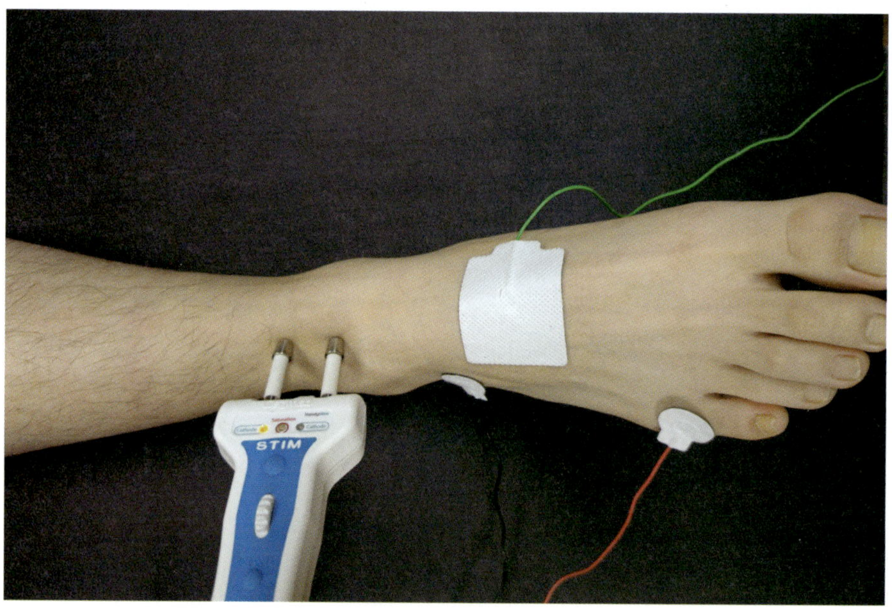

그림 7-14. 종아리신경의 F파 검사

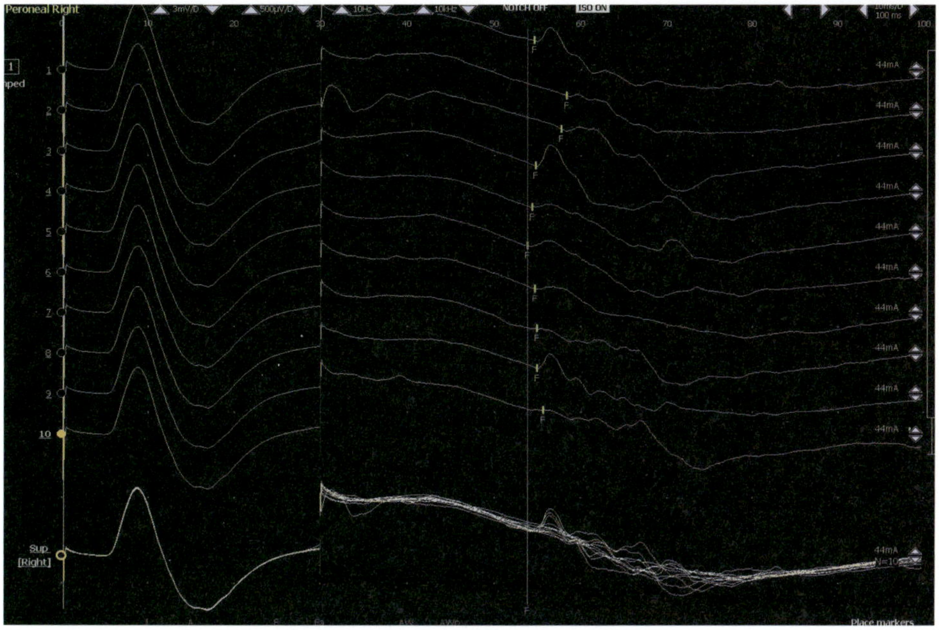

그림 7-15. 종아리신경의 F파 파형

5) 정강신경(경골신경, tibial nerve)의 F파

(1) 기록

● 활성전극(active electrode): 엄지벌림근(abductor hallucis, AH)의 힘살(belly), 발배뼈(navicular bone)의 후방 1 cm, 하방 1 cm 힘살(belly)에 위치함

○ 기준전극(reference electrode): 엄지발가락 시작부위

◑ 접지전극(ground electrode): 기록전극과 자극부위 사이

(2) 자극

안쪽복사(medial malleolus) 뒤 발목에서 자극 방향은 몸쪽으로 최대초과자극. 자극과 자극 간의 시간은 최소 2초 이상을 유지해야 차단반응(blocking response)을 피할 수 있다.

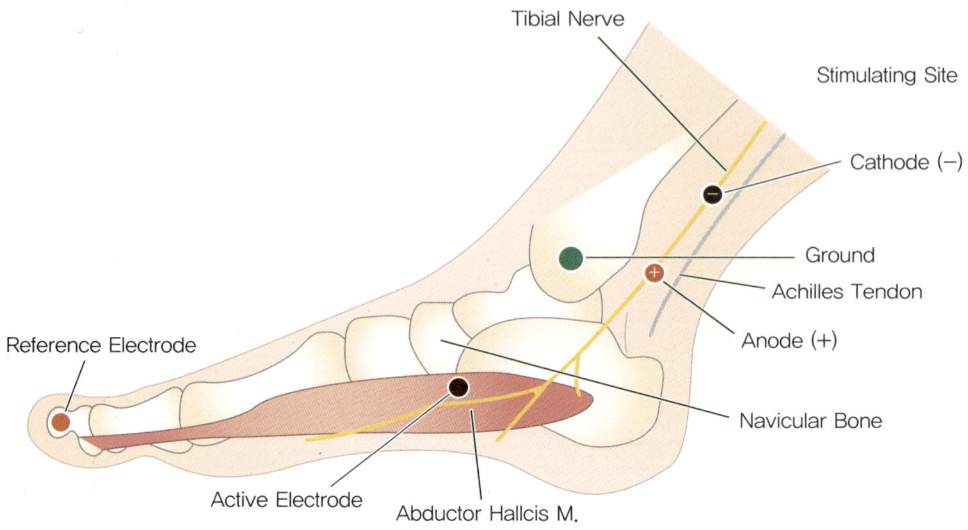

그림 7-16. 정강신경(경골신경)의 F파 기록-자극

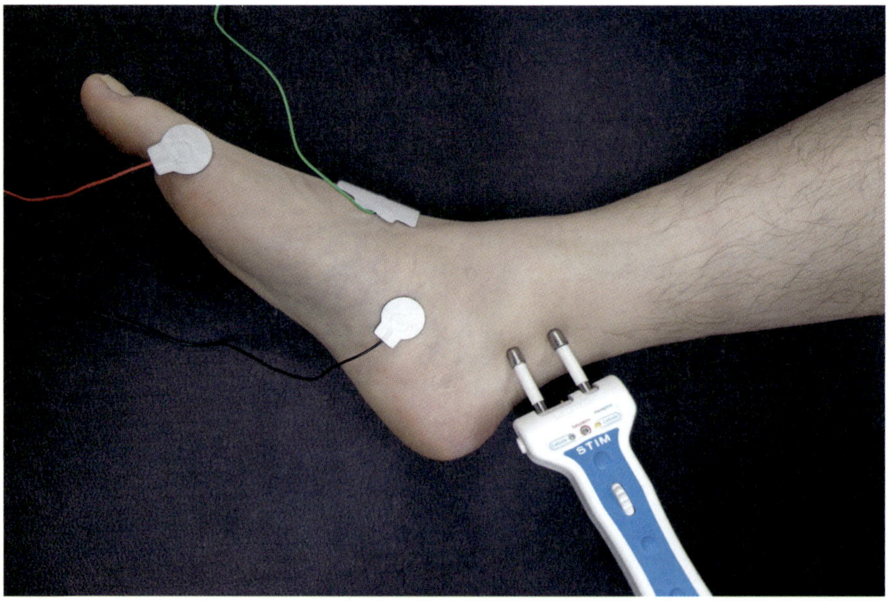

그림 7-17. 정강신경(경골신경)의 F파 검사

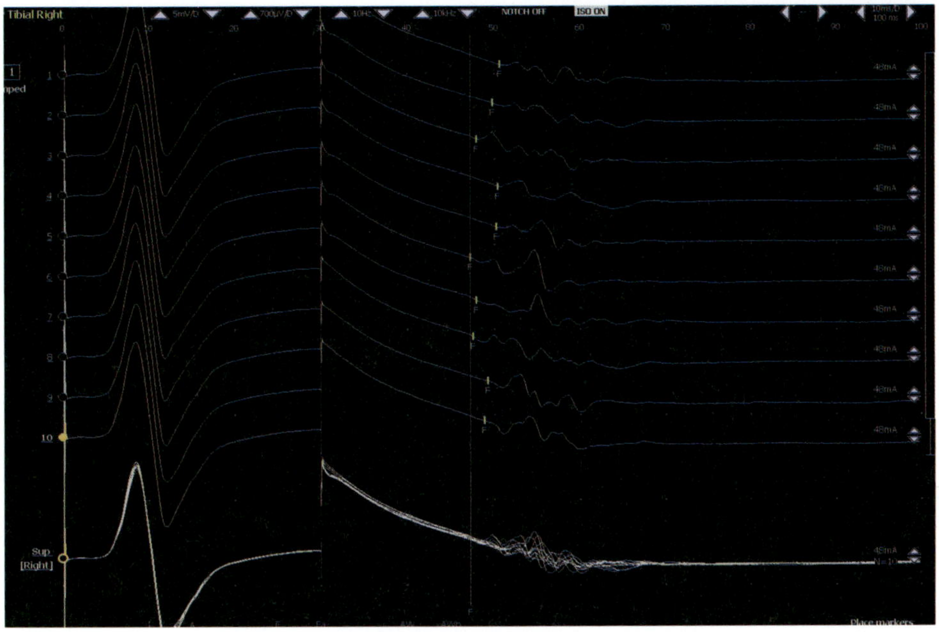

그림 7-18. 정강신경(경골신경)의 F파 검사 파형

08 단구역 증강 검사(인칭검사)

1. 자신경(척골신경, ulnar nerve)

단구역 증강 검사(short-segmental incremental study, inching technique)

1) 기록

● 활성전극(active electrode): 새끼벌림근(abductor digiti minimi, ADM)의 힘살(belly)

○ 기준전극(reference electrode): 새끼벌림근(abductor digiti minimi, ADM)의 힘줄(tendon)

◐ 접지전극(ground electrode): 기록전극과 자극부위 사이

2) 자극

0점인 안쪽, 가쪽 위관절융기(medial, lateral epicondyle) 사이를 기준으로 2 cm 간격으로 하방 2, 4 cm, 상방 2, 4, 6 cm 최대초과자극

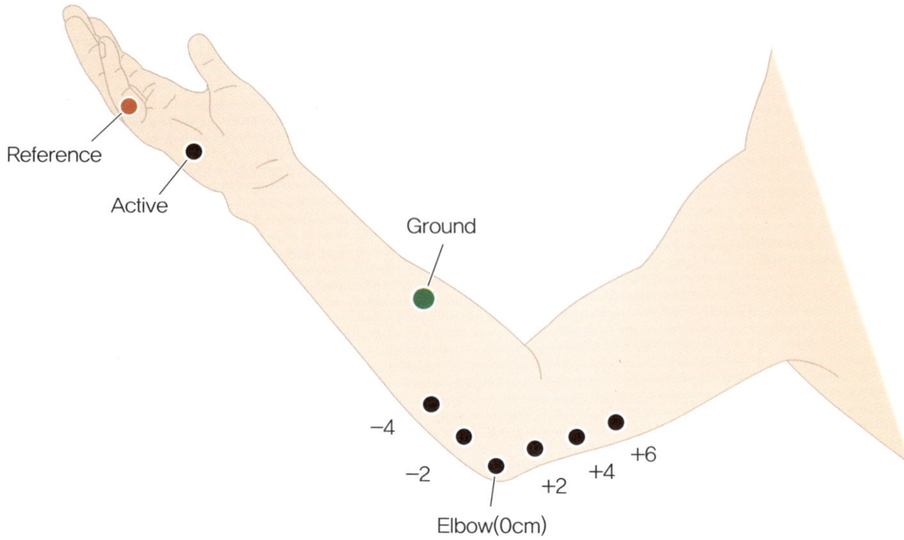

그림 8-1. 자신경(척골신경)의 단구역 증강 검사의 기록 및 자극

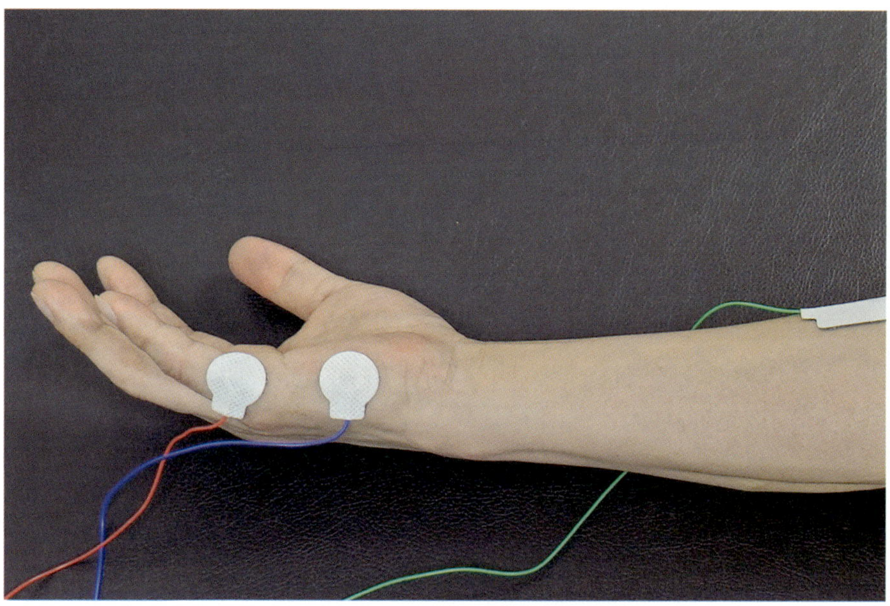

그림 8-2. 자신경(척골신경) 단구역증강검사의 기록

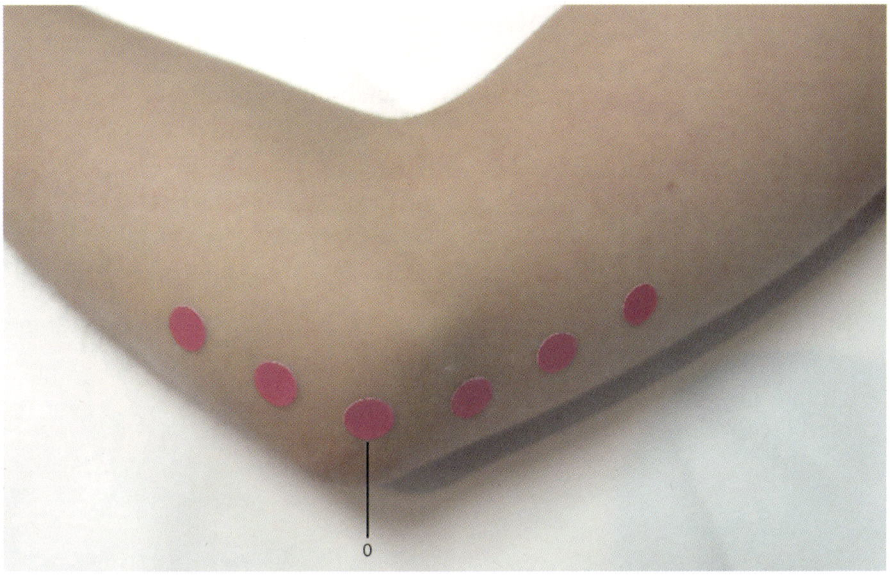

그림 8-3. 자신경(척골신경) 단구역증강검사의 구간 자극
0을 기준으로 하방 2, 4 cm, 상방 2, 4, 6 cm 최대초과자극

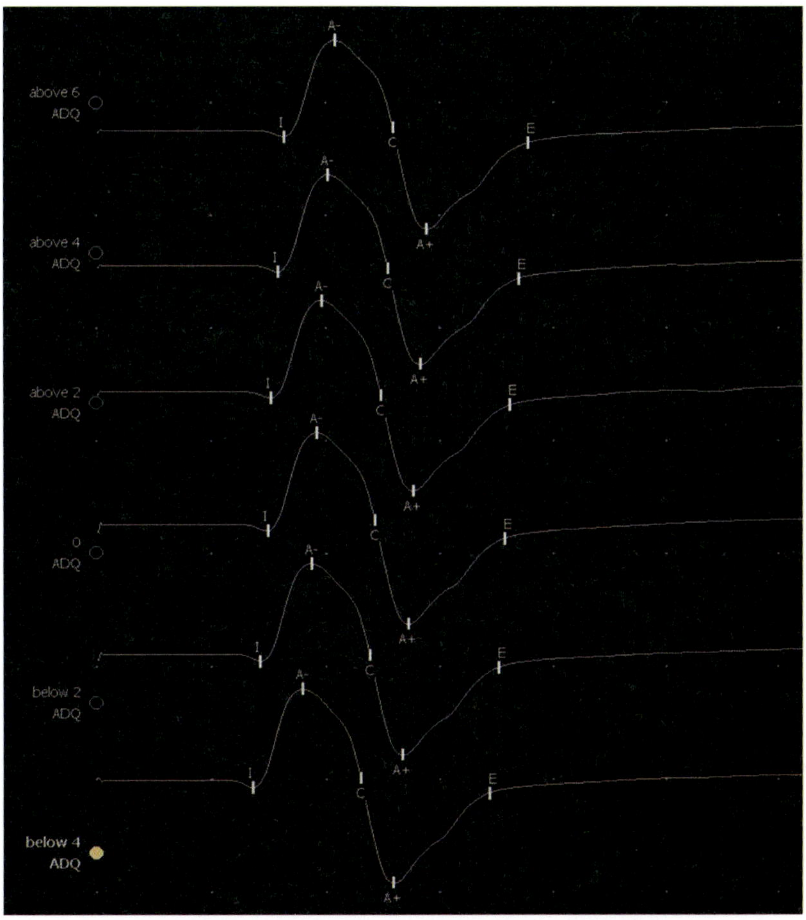

그림 8-4. 자신경(척골신경) 단구역 증강 검사의 파형

2. 온종아리신경(총비골신경, common peroneal nerve)

단구역 증강 검사(short-segmental incremental study, inching technique)

1) 기록

● 활성전극(active electrode) : 짧은발가락폄근(extensor digitorum brevis, EDB)의 힘살(belly)

○ 기준전극(reference electrode) : 짧은 발가락의 중족지절관(metatarsophalangeal joint) 힘줄(tendon)

◑ 접지전극(ground electrode) : 기록전극과 자극부위 사이

2) 자극

0점인 종아리뼈머리(fibular head)를 기준으로 1 cm 간격으로 하방 1, 2 cm, 상방 1, 2, 3, 4 cm에서 최대초과자극

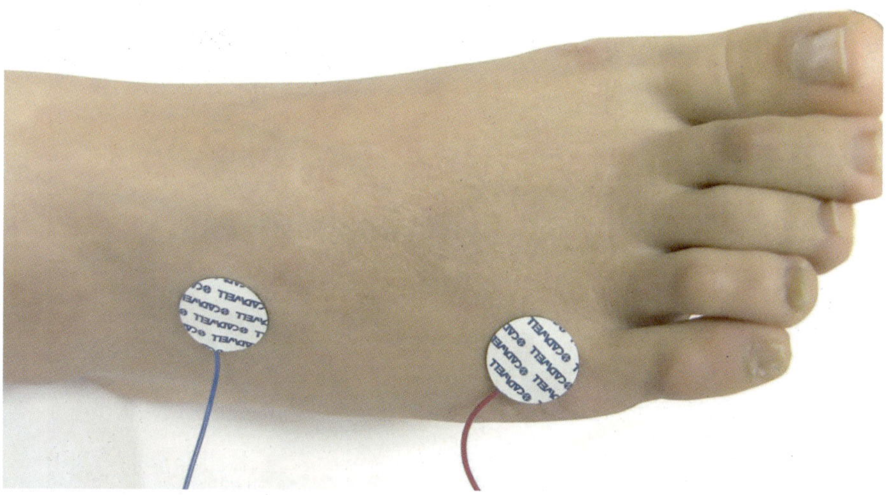

그림 8-5. 온종아리신경(총비골신경)의 운동신경전도검사 기록

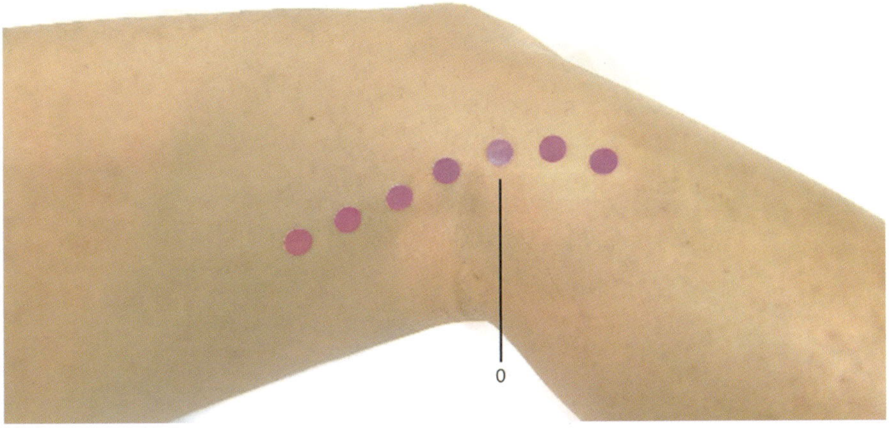

그림 8-6. 온종아리신경(총비골신경)의 단구역증강검사 자극
0을 기준으로 하방 1, 2 cm, 상방 1, 2, 3, 4 cm 최대초과자극

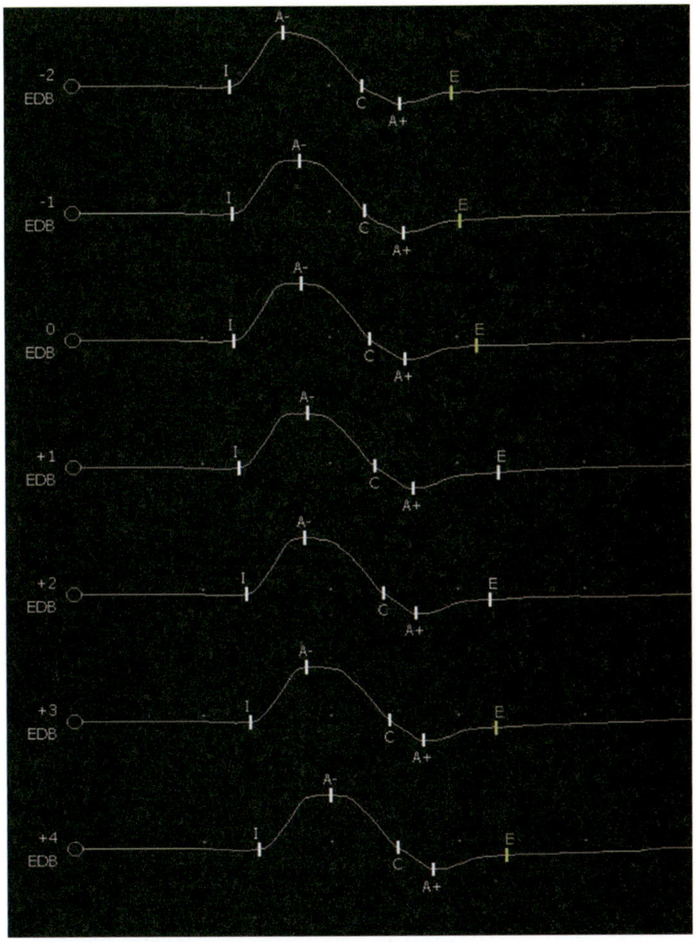

그림 8-7. 온종아리신경(총비골신경)의 운동신경전도검사 기록

09 이상신경분포

말초신경의 해부학적인 변형은 여러 말초신경의 주행과정에서 흔히 관찰되며 이러한 변형이 관찰될 때 이를 제대로 파악하는 것이 중요하다. 임상적으로 말초신경의 병변이 의심되는 경우에 전기생리학적인 검사로 이러한 변형을 제대로 알고 또한 임상적인 소견과 전기생리학적인 소견의 차이를 제대로 해석할 수 있어야 정확한 병변의 위치와 정도를 파악할 수 있다.

1. 마틴-그루버 신경문합(Martin-Gruber anastomosis, MGA)

아래팔에서 가장 흔한 신경문합으로는 정중신경(median nerve)과 자신경(척골신경, ulnar nerve)간 운동섬유의 문합인데, 그중 Martin-Gruber 신경문합으로 알려진 정중신경-자신경 신경문합이 가장 흔하다.

Martin-Gruber 신경문합은 자신경(척골신경)과 문합하는 정중신경 축삭이 지배하는 근육에 따라 새끼두덩 형태(I 유형), 첫번째 등쪽뼈사이근 형태(II 유형), 엄지두덩 형태(III 유형)로 구분한다.

Martin-Gruber 신경문합의 유무 판정은 기록하는 근육에 따라 짧은엄지벌림근(abductor pollicis brevis, APB), 첫번째등쪽뼈사이근(first dorsal interosseous, FDI) 및 새끼벌림근(abductor digiti minimi, ADM)에서 정중신경(median nerve) 자극시 팔꿈치 자극의 복합근활동전위(CMAP)의 진폭이 손목 자극보다 최소 1 mV 이상 크면서 자신경(척골신경, ulnar nerve) 자극시는 손목 자극의 복합근활동전위의 진폭이 팔꿈치 자극보다 최소 1 mV 이상 큰 경우와 새끼벌림근(abductor digiti minimi, ADM)에서는 정중신경자극시 손목 자극에 의하여 유발된 복합근활동전위는 초기 양성편향을 보이고 팔꿈치 자극에서는 초기음성편향 전위가 나타나는 경우에도 신경문합이 있는 것으로 판단한다.

1) 요약

- 정중신경(median), 자신경(척골신경 ulnar nerve)의 신경섬유가 교차되어 주행한다.
- 주로 운동신경에 존재하고, 감각신경은 드물게 보고된다.
- 교차되는 지점은 정중신경(median nerve) 또는 앞뼈사이신경(anterior interosseous nerve)의 중간 아래팔(mid-forearm)이다.
- 정상인의 15~30%에서 존재한다.
- MGA는 정중신경의 비정상 주행이다.
- APB, ADM, FDI의 정중신경 자극시 진폭은 wrist < elbow
  : wrist보다 elbow에서 자극 받는 축삭(axon)이 더 많음
- APB, ADM, FDI의 자신경 자극시 진폭이 wrist > elbow
  : Elbow보다 wrist에서 자극 받는 축삭(axon)이 더 많음

2) 신경전도검사상 MGA가 의심되는 경우 및 형태분류

(1) type 1

새끼벌림근(abductor digiti minimi, ADM)에서 기록한 자신경의 운동신경전도검사에서 conduction block

(2) type 2

첫번째등쪽뼈사이근(first dorsal interosseous, FDI)에서 기록한 자신경의 운동신경 전도검사에서 conduction block

(3) type 3

짧은엄지벌림근(abductor pollicis brevis, APB): 정중신경의 운동신경전도검사에서 wrist가 elbow보다 CMAP가 낮은 경우

3) 신경전도검사시 유의 사항

- 자신경검사시 자극이 강하여 정중신경이 함께 자극 된 경우
- below elbow 검사시 준최대자극(submaximal stimulation)
- 자신경병증(ulnar neuropathy)으로 인한 전도차단(conduction block)
- 정상적인 시간분산(temporal dispersion)이나 볼륨전도(volume conduction)도 함께 고려해야 함

4) 신경전도검사 방법(1채널 또는 3채널을 이용)

(1) 1 채널 방법

① 정중신경

- APB에서 기록하고 자극은 정중신경의 wrist, elbow자극
- ADM에서 기록하고 자극은 정중신경의 wrist, elbow자극
- FDI에서 기록하고 자극은 정중신경의 wrist, elbow자극

② 자신경(척골신경)

- APB에서 기록하고 자극은 자신경의 wrist, elbow자극
- ADM에서 기록하고 자극은 자신경의 wrist, elbow자극
- FDI에서 기록하고 자극은 자신경의 wrist, elbow자극

(2) 3 채널 방법

- 채널 1, 2, 3에서 기록하고 자극은 정중신경 wrist, elbow자극
- 채널 1, 2, 3에서 기록하고 자극은 자신경(척골신경) wrist, elbow자극

① 기록

㉠ 1 채널

● 활성전극(active electrode): 짧은엄지벌림근(abductor pollicis brevis, APB)의 힘살(belly)

○ 기준전극(reference electrode): 짧은엄지벌림근(abductor pollicis brevis, APB)의 힘줄(tendon)

㉡ 2 채널

● 활성전극(active electrode): 새끼벌림근(abductor digiti minimi, ADM)의 힘살(belly)

○ 기준전극(reference electrode): 새끼벌림근(abductor digiti minimi, ADM)의 힘줄(tendon)

㉢ 3 채널

● 활성전극(active electrode): 첫등뼈사이근(first dorsal interosseous, FDI)의 힘살(belly)

○ 기준전극(reference electrode): 첫등뼈사이근(first dorsal interosseous, FDI)의 힘줄(tendon)

② 자극

㉠ 정중신경

→ 정중신경 wrist와 elbow에서 각각 최대초과자극

㉡ 자신경(척골신경)

→ 자신경(척골신경) wrist와 elbow에서 각각 최대초과자극

5) 마틴-그루버 신경문합(Martin-Gruber anastomosis, MGA)형태

(1) Type I

새끼벌림근(abductor digiti minimi muscle, ADM)에서 기록한 자신경의 운동신경전도검사에서 conduction block

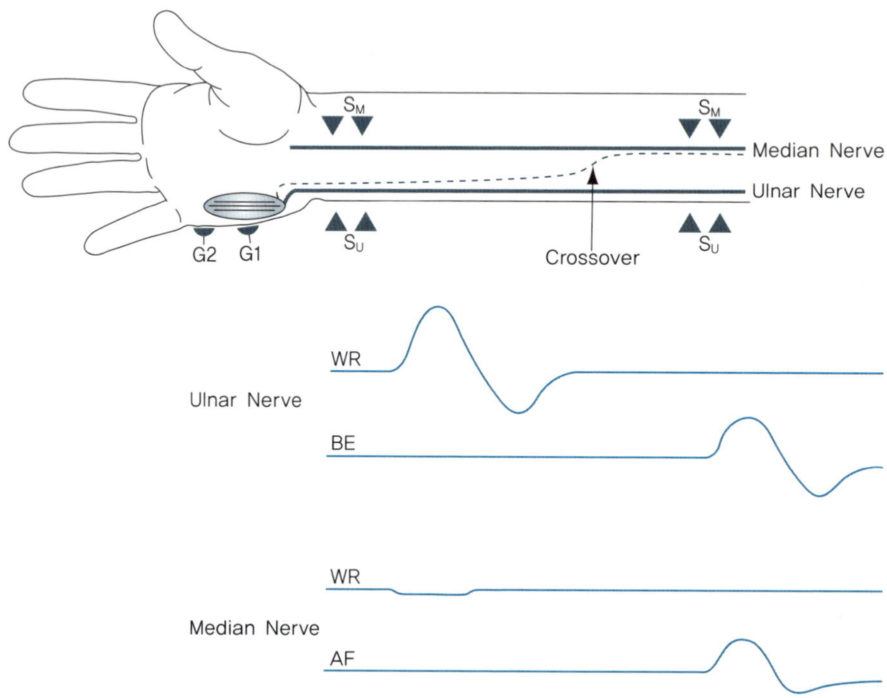

그림 9-1. 형태 I

*NCS결과

- Ulnar motor NCS검사 시 wrist와 below elbow사이에서 CMAP의 감소(10%이상)
- 10% 이상 감소된 경우: hypothenar muscles에서 기록하고 median nerve 자극 → ulnar CMAP 감소크기 ≒ median wrist-Elbow의 차이

(2) Type II

첫번째 등쪽뼈사이근(first dorsal interosseous muscle, FDI)에서 기록한 자신경의 운동신경 전도검사에서 conduction block

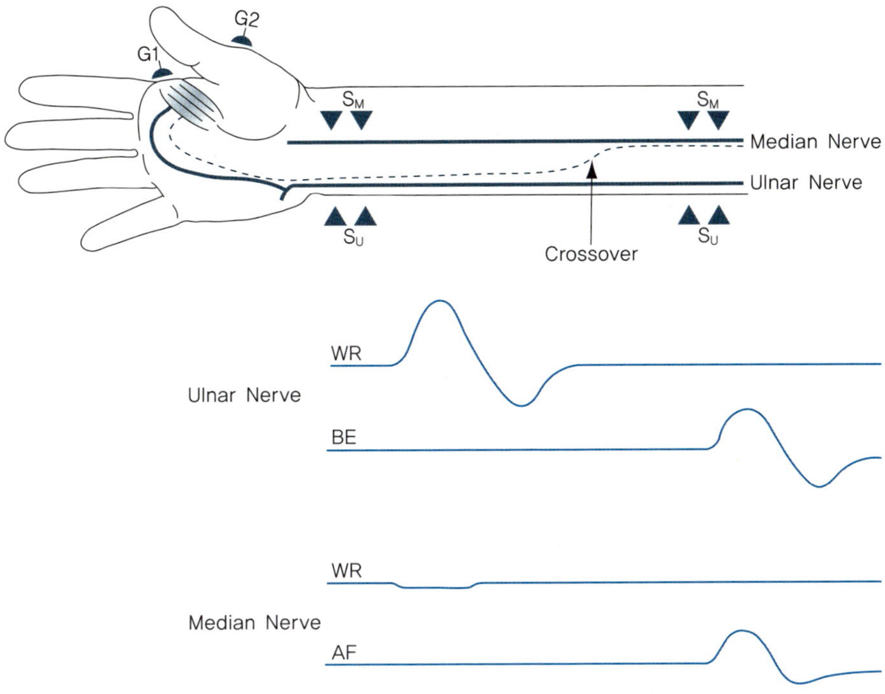

그림 9-2. 형태 II

*특징 및 NCS결과

- 가장 흔한 MGA
- Routine ulnar NCS에서는 인식되지 않아 FDI ulnar NCS 필요
- NCS pattern은 type I과 유사함
- FDI ulnar motor NCS검사 시 wrist와 below elbow 사이에서 CMAP의 10% 이상 감소
- 10% 이상 감소된 경우: hypothenar muscles에서 기록하고 median nerve 자극 → FDI ulnar CMAP 감소크기 ≒ median wrist-elbow의 차이

(3) Type III: 짧은엄지벌림근(abductor pollicis brevis, APB)

짧은엄지벌림근(abductor pollicis brevis, APB)에서 기록한 정중신경의 운동신경 전도검사에서 wrist가 elbow보다 CMAP가 낮은 경우

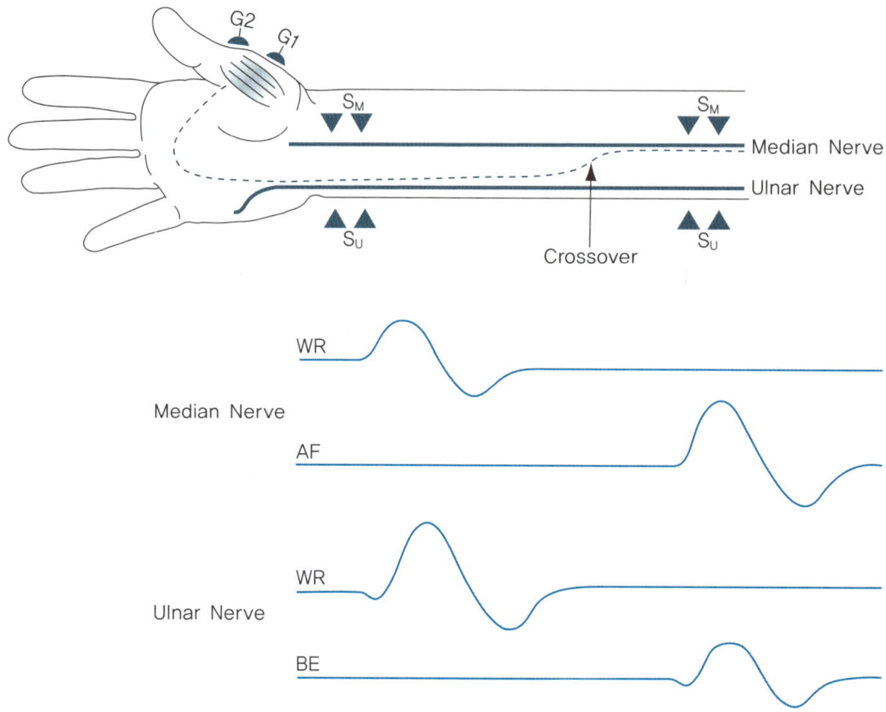

그림 9-3. 형태 III

① NCS 결과

- Routine median motor NCS에서 발견됨 → CMAP가 wrist < elbow
- Routine ulnar NCS는 normal
- APB에서 기록하고 ulnar nerve 자극 → Ulnar CMAP가 wrist > elbow

2. 더부 깊은종아리신경(accessory deep peroneal nerve)

더부 깊은종아리신경이 존재하는 경우, 비골신경 병변이 잘못 해석될 수 있는데, 첫째, 비골두부에서 전도차단이 있는 경우, 전도차단이 있는 비골두 후측부 자극시 뿐 아니라, 족관절 자극시 진폭이 감소되어 마치 부분적인 축삭병변이 있는 것으로 해석될 수 있다.

둘째, 슬관절과 족관절 사이에 종아리신경에 완전한 축삭손상이 있는 경우, 비골두에서 자극시 더부 깊은종아리신경을 통해 전달된 전기적 자극에 의해 짧은발가락폄근(단지신근, extensor digitorum brevis, EDB)에서 복합근활동전위가 기록되는 반면, 족관절 자극시에는 복합근활동전위(CMAP)가 기록되지 않아 불완전한 손상으로 해석될 수 있다.

셋째, 더부 깊은종아리신경에 병변이 있는 경우, 바늘근전도 검사상, 짧은발가락폄근에 비정상소견이 발견됨으로 인해 깊은종아리신경병변이 있는 것으로 잘못 해석할 수 있다. 따라서 더부 깊은종아리신경의 존재 여부를 판단하는 것이 매우 중요하다.

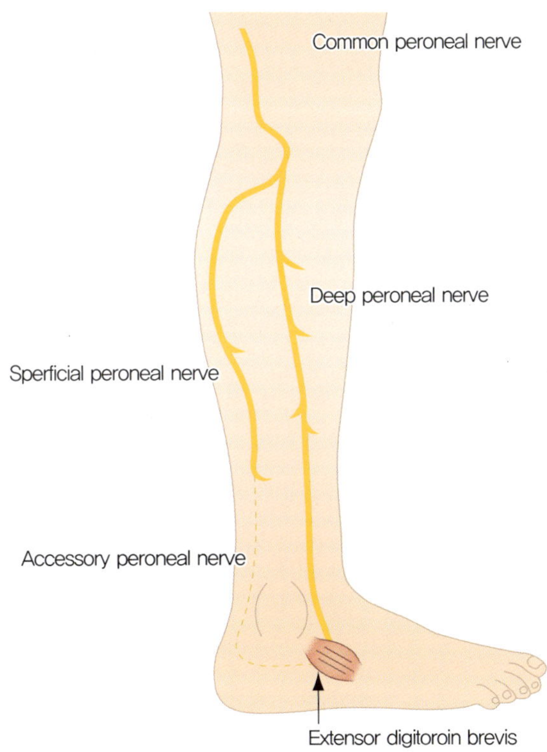

그림 9-4. 더부 깊은종아리신경

1) 신경전도검사에서의 특징

온종아리신경(총비골신경, peroneal nerve)의 운동신경전도검사에서 발목의 CMAP진폭이 비골두의 CMAP진폭보다 낮은 경우 → 더부깊은종아리신경(accessory deep peroneal nerve)이 있다고 판단

★ 발목과 더부 깊은종아리신경과 CMAP의 합(4.6 + 3.1)이 비골두의 CMAP(6.7)보다 크고 정상범위에 있는 경우 정상소견으로 판독

Site	NR	Onset (ms)	P-T Amp (mV)
Left 5 Peroneal Motor (Ext Dig Brev)			
Ankle		3.9	4.6
B Fib		10.4	6.7
Acessary		4.2	3.1

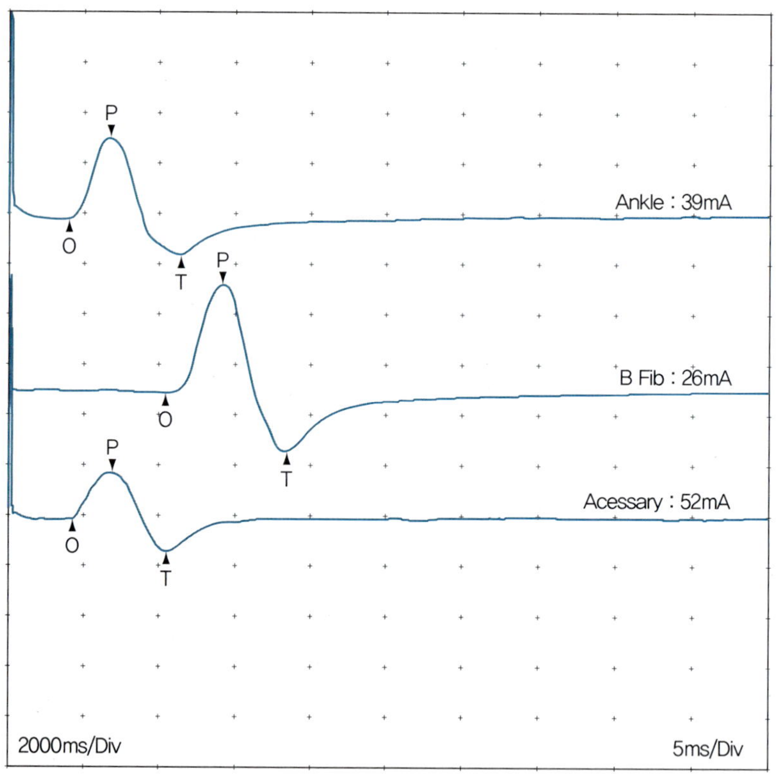

그림 9-5. 더부 깊은종아리신경 파형

2) 신경전도검사 방법

(1) 기록

- ● 활성전극(active electrode): 짧은발가락폄근(extensor digitorum brevis, EDB)의 힘살(belly)
- ○ 기준전극(reference electrode): 짧은 발가락의 중족지절관(metatarsophalangeal joint) 힘줄(tendon)

(2) 자극

가쪽복사(lateral malleolus)와 아킬레스건 사이에 최대초과자극

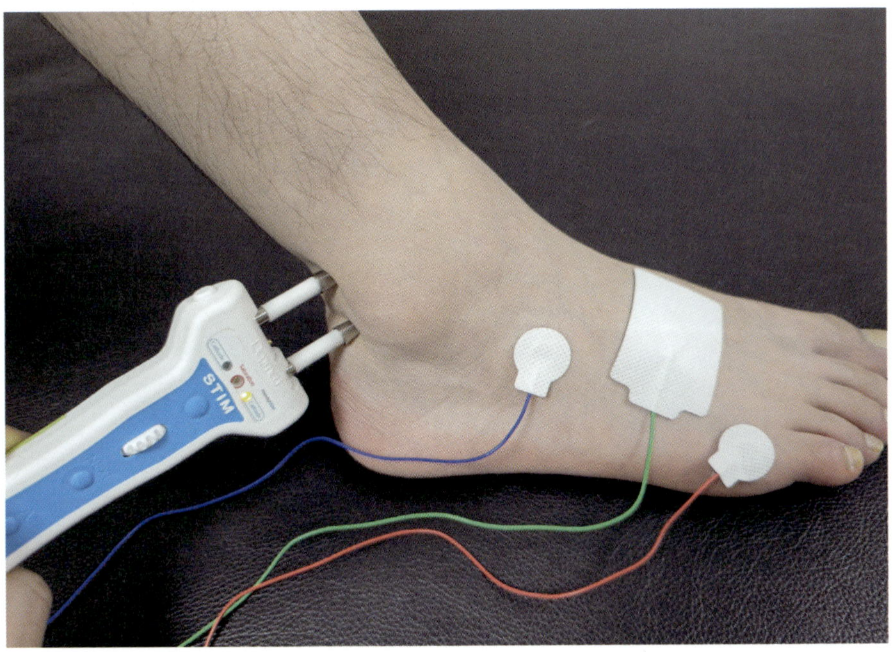

그림 9-6. 더부 깊은종아리신경의 운동신경전도검사

10 얼굴의 신경

목신경얼기(cervical plexus)에서 유래한 목신경(cervical nerve)의 피부가지는 귀와 목의 뒤쪽과 얼굴의 귀밑샘부분의 대부분에 분포한다. 삼차신경(trigeminal nerve)은 다섯째 뇌신경으로 뇌신경 가운데 가장 굵으며, 감각과 운동신경을 포함한 혼합신경이다. 삼차신경은 대부분의 얼굴에 분포하는 감각신경섬유를 포함하고 여러 작은 얼굴근육과 씹기근육에 분포하는 운동신경섬유도 포함한다.

삼차신경의 일차가지들은 눈신경(ophthalmic nerve), 위턱신경(maxillary nerve), 아래턱신경(mandibular nerve)으로 되어 있다(그림 10-1). 눈신경과 위턱신경은 모두 감각신경이고 아래턱신경은 감각신경섬유와 운동신경섬유를 포함한 혼합신경이다.

1. 얼굴신경

얼굴신경(facial nerve)은 일곱째 뇌신경으로 운동과 감각뿌리를 갖는 혼합신경이다(그림 10-2). 운동뿌리는 목의 얕은 근육인 넓은 목근(platysma), 귀근육(auricular muscle), 머리덮개근(scalp muscle), 얼굴의 표정근육에 분포한다. 얼굴신경은 표정근육으로 가는 유일한 운동신경으로 바깥귀길 주위부분에서 일반감각을 전달하며 눈물샘(lacrimal gland), 턱밑샘(submandibular gland), 혀밑샘(sublingual gland)으로 가는 분비촉진섬유를 내는 신경이다.

얼굴신경은 속귀신경과 함께 속귀길(내이도, internal acoustic meatus)로 들어간다. 속귀길의 바닥에서 얼굴신경은 속귀신경과 분리되어 관자뼈 바위꼭지 부분으로 들어가 얼굴신경관을 따라 꼭지돌기(유양돌기, mastoid process)와 붓돌기(경상돌기, styloid process)사이의 붓꼭지구멍(경유돌공, stylomastoid foramen)을 지나 머리뼈안을 빠져나온다.

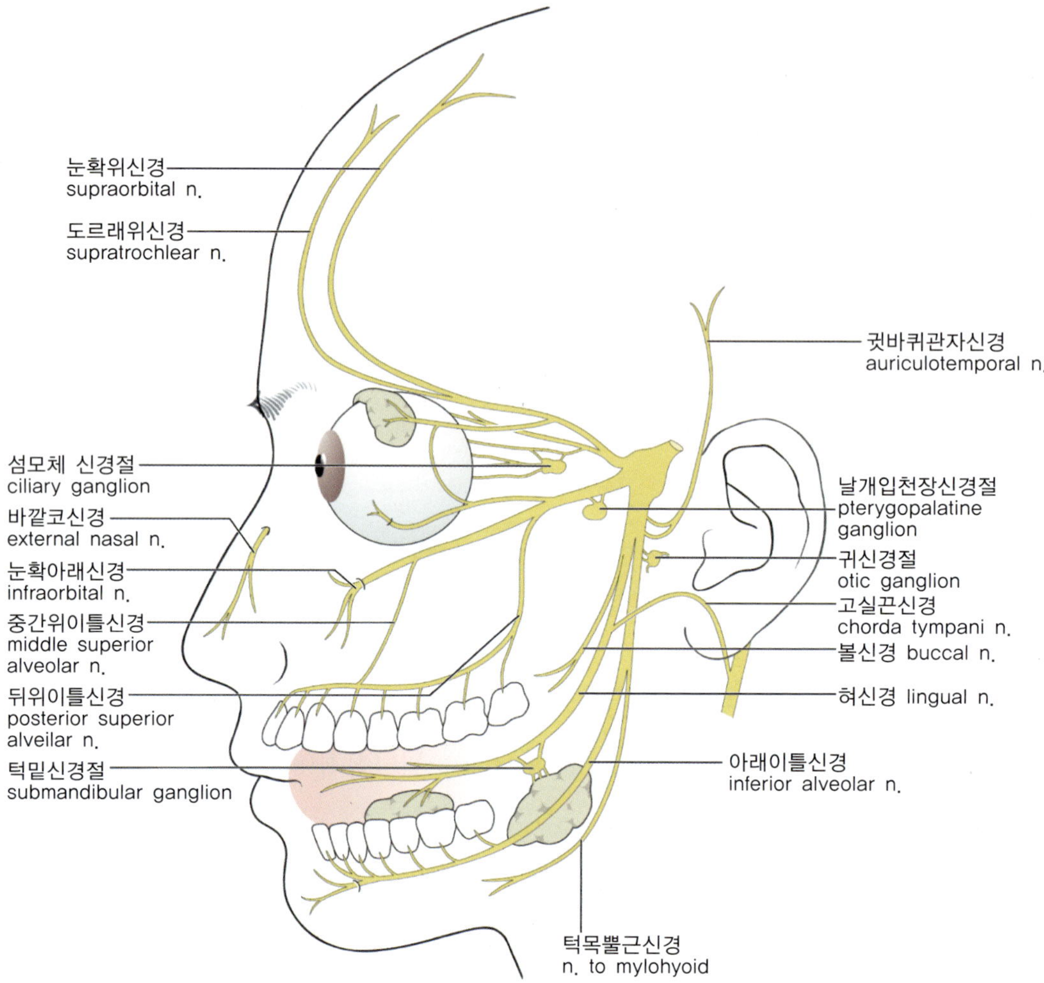

그림 10-1. **얼굴의 신경**

얼굴신경은 뒤귓바퀴신경(posterior auricular nerve)을 내어 뒤귓바퀴근(auricular posterior muscle)과 뒤통수이마근(occipitofrontalis muscle)의 뒤통수힘살(occipital belly)에 분포한다. 얼굴신경의 주된 가지는 앞쪽으로 달려 귀밑샘(parotid gland)속에서 귀밑샘신경얼기(parotid plexus)를 형성한다. 얼굴신경은 귀밑샘신경얼기에서 다섯 개의 종말가지로 나뉘는데 관자가지(temporal branches), 광대가지(zygomatic branches), 볼가지(buccal branches), 턱모서리가지(marginal mandibular branch), 목가지(cervical branch)가 나온다(그림 10-2).

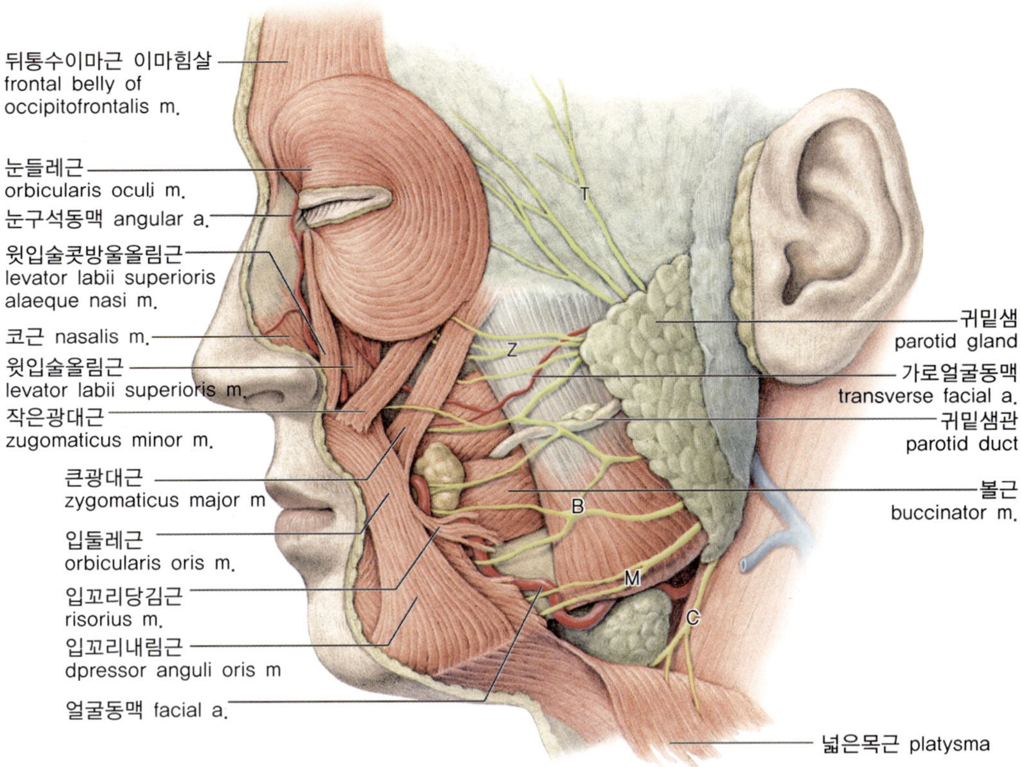

그림 10-2. 얼굴신경과 근육의 분포

T. 관자가지(측두지, temporal branches)
Z. 광대가지(권골지, zygomatic branches)
B. 볼가지(협지, buccal branches)
M. 턱모서리가지(하악연지, marginal mandibular branch)
C. 목가지(경지, cervical branch)

2. 얼굴신경전도검사

각 검사실마다 차이가 있으나 눈둘레근(orbicularis oculi muscle), 코근(nasalis muscle), 입둘레근(orbicularis oris muscle)에서 운동신경전도검사를 양측에서 시행하여 결과를 비교한다.

1) 눈둘레근(orbicularis oculi muscle)에서의 신경전도검사

(1) 기록

● 활성전극(active electrode): 눈둘레근(orbicularis oculi muscle)의 하부의 중앙

○ 기준전극(reference electrode): 눈둘레근(orbicularis oculi muscle)의 상부의 중앙

◐ 접지전극(ground electrode): 기록과 자극사이 또는 이마, 턱

(2) 자극

얼굴신경의 광대가지(zygomatic branches)에서 최대초과자극

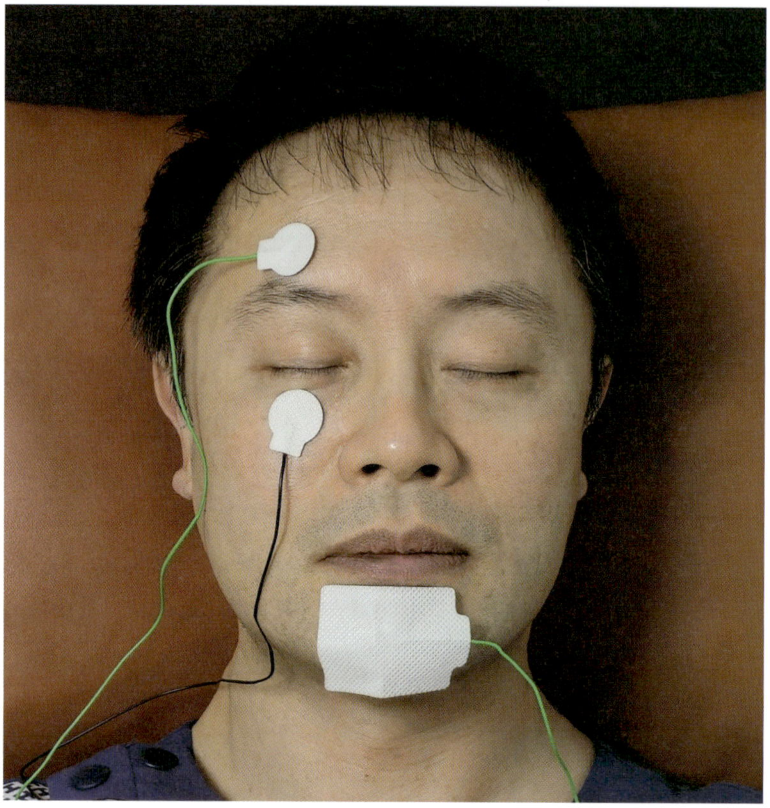

그림 10-3. 눈둘레근에서의 신경전도검사 기록

2) 코근(nasalis muscle)에서의 신경전도검사

(1) 기록

● 활성전극(active electrode): 코근(nasalis muscle)

○ 기준전극(reference electrode): 반대편 코근(nasalis muscle)

◐ 접지전극(ground electrode): 기록과 자극사이 또는 이마, 턱

(2) 자극

얼굴신경의 광대가지(zygomatic branches)에서 최대초과자극

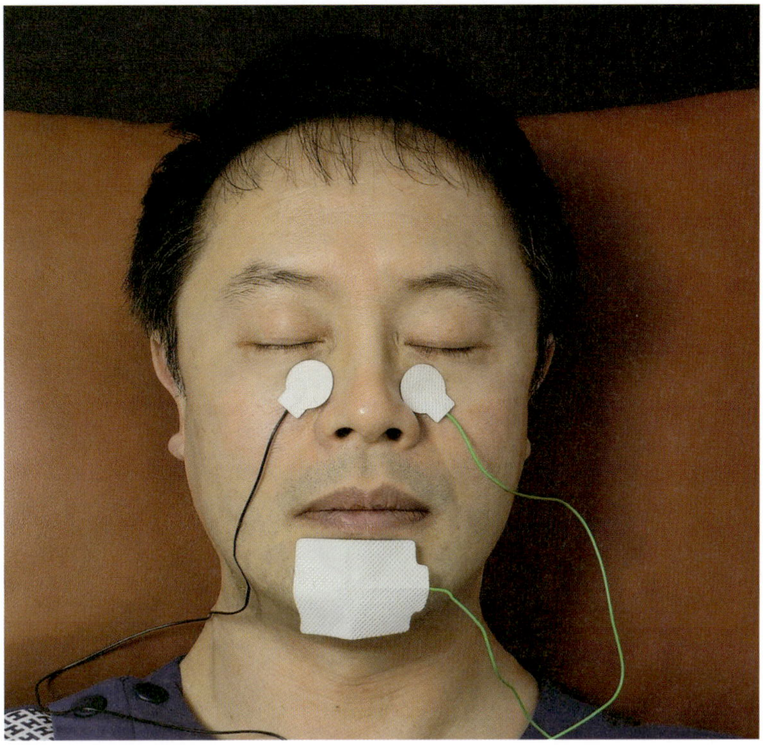

그림 10-4. 코근(nasalis muscle)에서의 신경전도검사 기록

3) 입둘레근(orbicularis oris muscle)에서의 신경전도검사

(1) 기록

● 활성전극(active electrode): 입술 위 2 mm 지점으로, 입의 중앙선(인중선)과 입꼬리 중간

○ 기준전극(reference electrode): 활성전극과 동일하게 반대편에 부착

◍ 접지전극(ground electrode): 기록과 자극사이 또는 이마, 턱

(2) 자극

얼굴신경의 광대가지(zygomatic branches)에서 최대초과자극

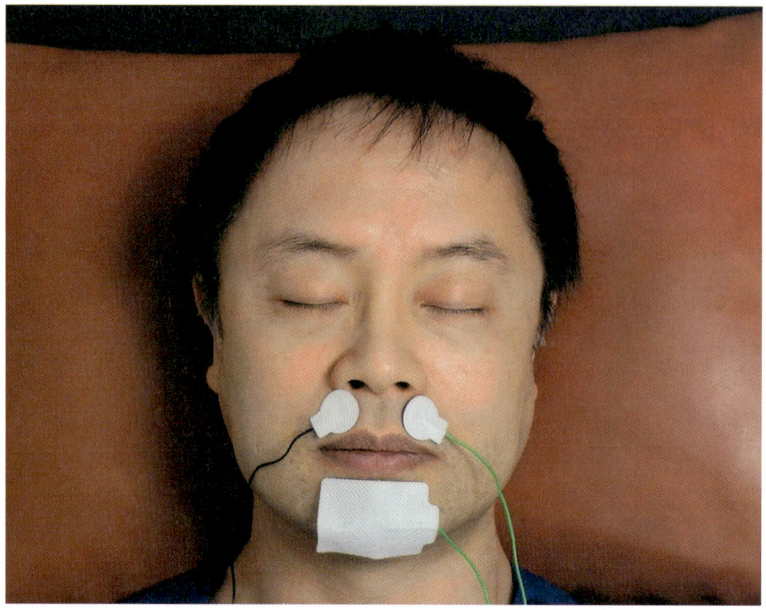

그림 10-5. 입둘레근(orbicularis oris muscle)에서의 신경전도검사 기록

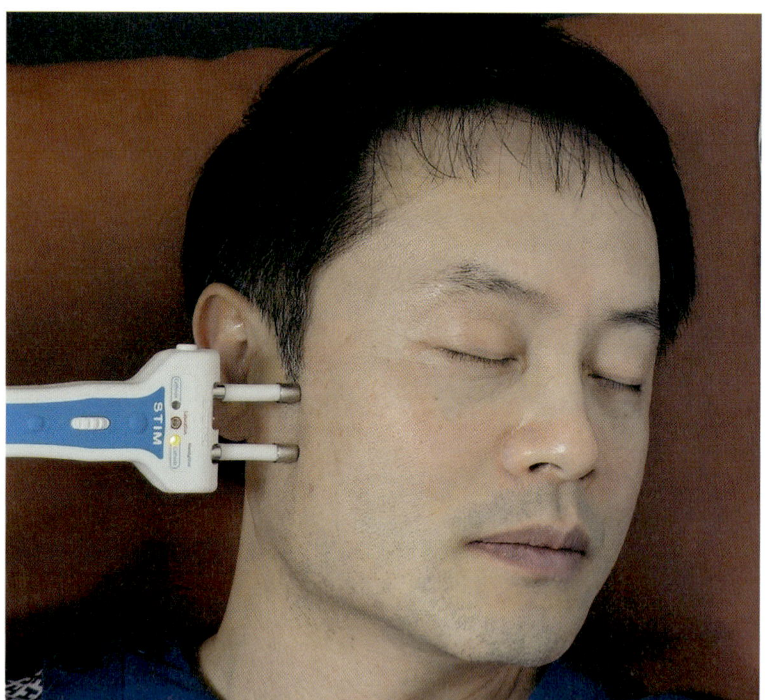

그림 10-6. 얼굴 신경전도검사의 자극

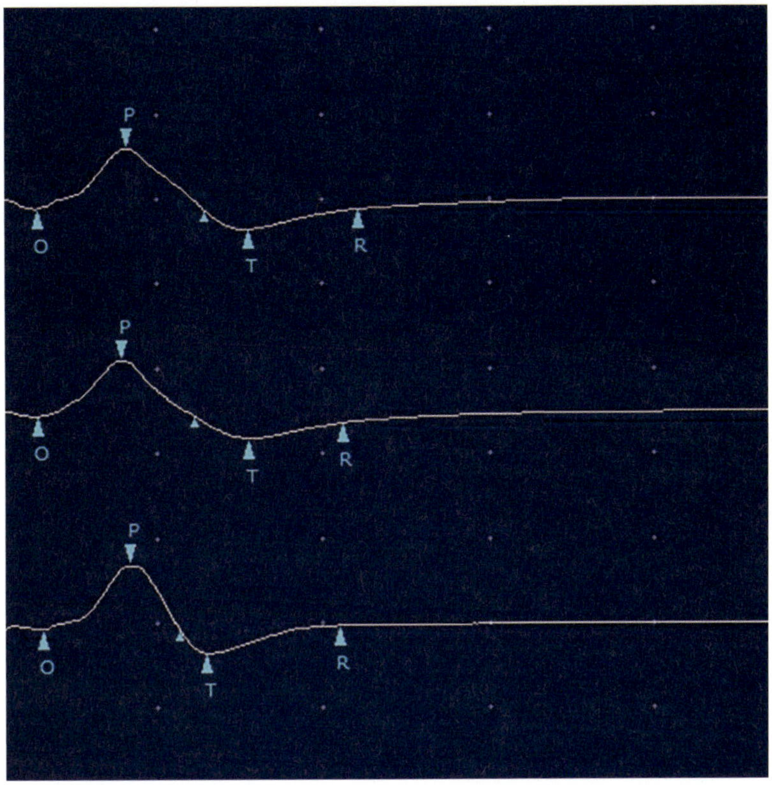

그림 10-7. 눈둘레근, 코근, 입둘레근에서의 신경전도검사 파형
상: 눈둘레근에서의 파형, 중: 코근에서의 파형, 하: 입둘레근에서의 파형

3. 눈깜박반사(blink reflex)검사

눈깜박반사는 다양한 자극으로부터 눈을 감는 반응으로, 눈깜박반사검사는 전기자극을 이용하여 임상에서는 삼차신경(trigeminal nerve), 얼굴신경(facial nerve), 다리뇌(pons), 숨뇌(medulla)병터를 평가할 수 있다.

눈깜박반사검사는 안와위신경(supraorbital nerve)을 전기자극하여 유발되는 초기에 기록되는 동측 R1 반응과 후기에 기록되는 동측 R2 반응, 반대 측의 R2 반응으로 구성되는 반사이다. 눈깜박반사는 Overend에 의해 처음으로 기술된 이후 Kugelberg와 Tokunaga 등에 의해 발생기전이 알려진 이후 Kimura에 의해 검사법이 개발되면서 임상적으로 많이 응용되어 왔다.

- 초기반응(R1): 같은쪽의 삼차신경주감각핵(trigeminal principal sensory nucleus, Vpr)과 얼굴신경핵(facial nucleus, VII)을 지나는 유발되며 안와위신경(supraorbital nerve)과 다리뇌(pons) 병터를 평가할 수 있고 비교적 안정적으로 유발된다.
- 후기반응(R2): 구심성섬유는 같은쪽 삼차신경척수로(spinal trigerminal tract)을 따라 하행한 후 미부삼차신경척수핵(caudal trigeminal nucleus)을 거쳐 같은쪽의 외측망상체(lateral reticular

formation)에서 연접하여 양측의 얼굴신경핵을 자극하는 다중연접(polysynaptic) 경로를 따라 유발되는 것으로 알려져 있다. 양측의 R2는 다연접반사(polysynaptic reflex)로 숨뇌병터, 삼차신경병과 얼굴신경병을 평가할 수 있으며 대뇌질환, 의식변화등의 영향을 받고, 수면이나 진정제에 의하여 반응이 억제되고 반복자극에 대해 반응이 감소하는 습관화가 일어난다.

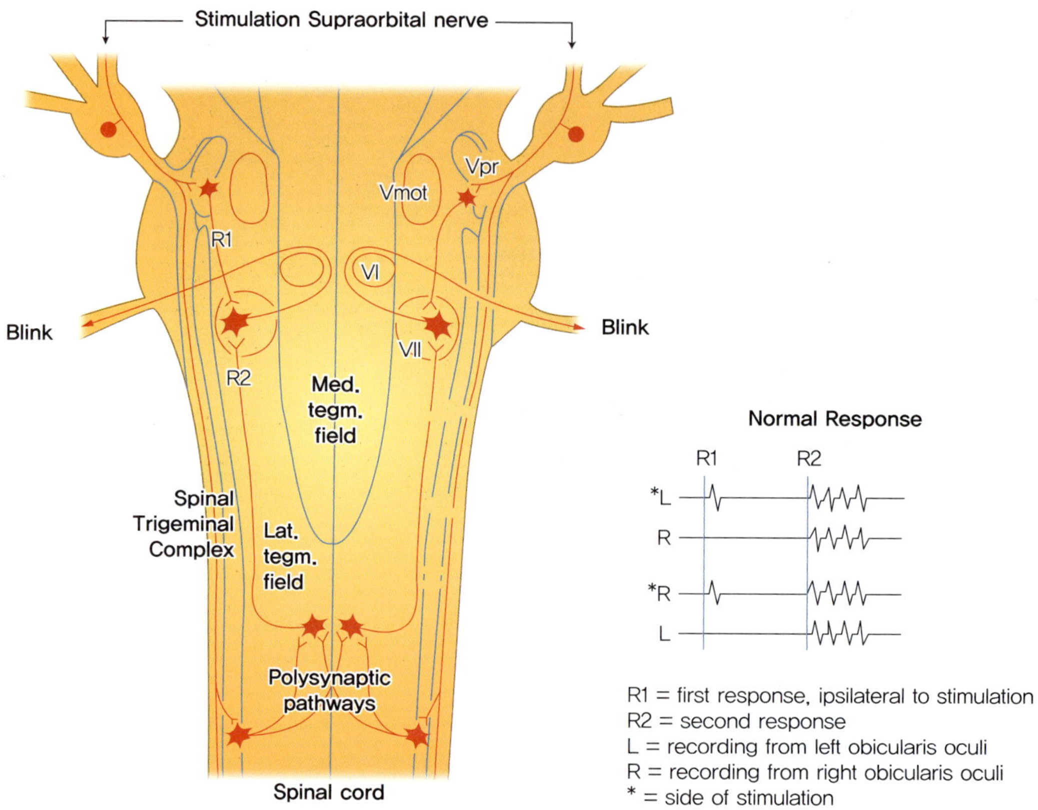

그림 10-8. 눈깜박반사 경로

안와위신경에 전기자극을 주면 두 개의 눈깜박반사 반응이 발생한다. R1반응은 같은쪽 삼차신경주감각핵(trigeminal principal sensory nucleus, Vpr)에서 얼굴신경핵(facial nucleus, VII)을 거쳐 같은쪽 눈둘레근으로 가는 얼굴신경을 통해 나타난다. R2반응은 척수삼차신경핵(spinal trigeminal nucleus)를 통하여 다연접경로(polysynaptic pathway)를 통하여 양쪽 눈둘레근으로 가는 얼굴신경을 통해 나타난다.

Vmot (trigeminal motor nuclues, 삼차신경운동핵), Vpr (trigeminal principal sensory nucleus, 삼차신경주감각핵), VI (abducens nucleus, 외전신경핵), VII (facial nucleus, 얼굴신경핵)

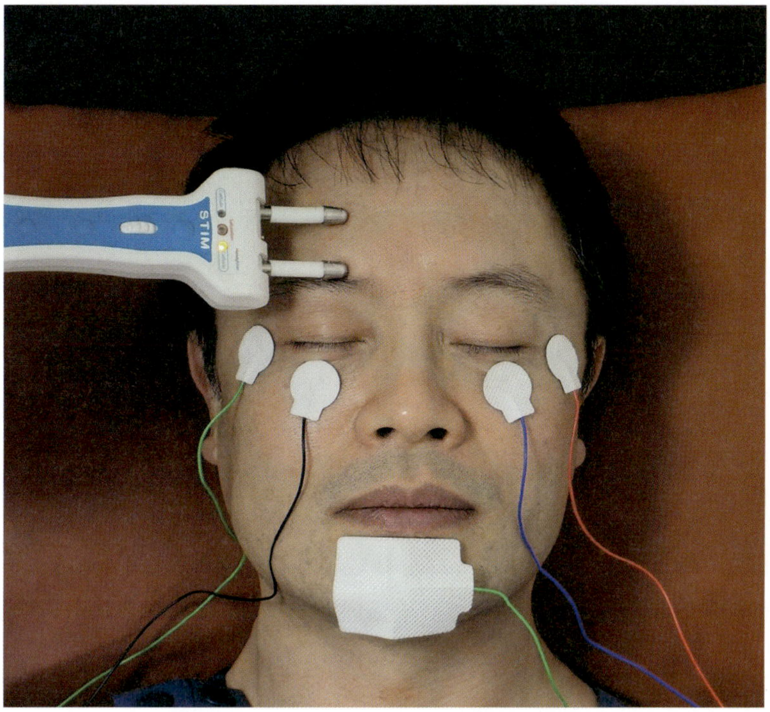

그림 10-9. 눈깜박반사검사 기록 및 자극

(1) 기록

● 활성전극(active electrode): 눈둘레근(orbicularis oculi muscle)의 중간

○ 기준전극(reference electrode): 눈둘레근(orbicularis oculi muscle)의 가쪽

◐ 접지전극(ground electrode): 이마 또는 턱

(2) 자극

안와위신경(supraorbital nerve)을 자극한다.

자극의 세기: 지각 문턱값(perception threshold)의 2~3배 강도로, 10~15초 이상의 간격을 두고 무작위로 4~6회 자극하고 각 반응을 겹쳐서 가장 빠른 잠복기를 반응잠복기로 측정한다.

※ 자극을 1초 이내로 빠르게 자극하는 경우 습관화(habituation)로 반응이 감쇠될 수 있다. 따라서 연속자극 사이에 10~15초 이상의 간격을 두고 무작위로 자극하면 습관화를 막을 수 있다. 각성상태에서 검사해야 하며 수면이나 진정제에 의해 파형이 유발되지 않거나 억제될 수 있다. 바전극(bar electrode)을 사용하면 더욱 안정적인 파형을 얻는데 도움이 될 수 있다.

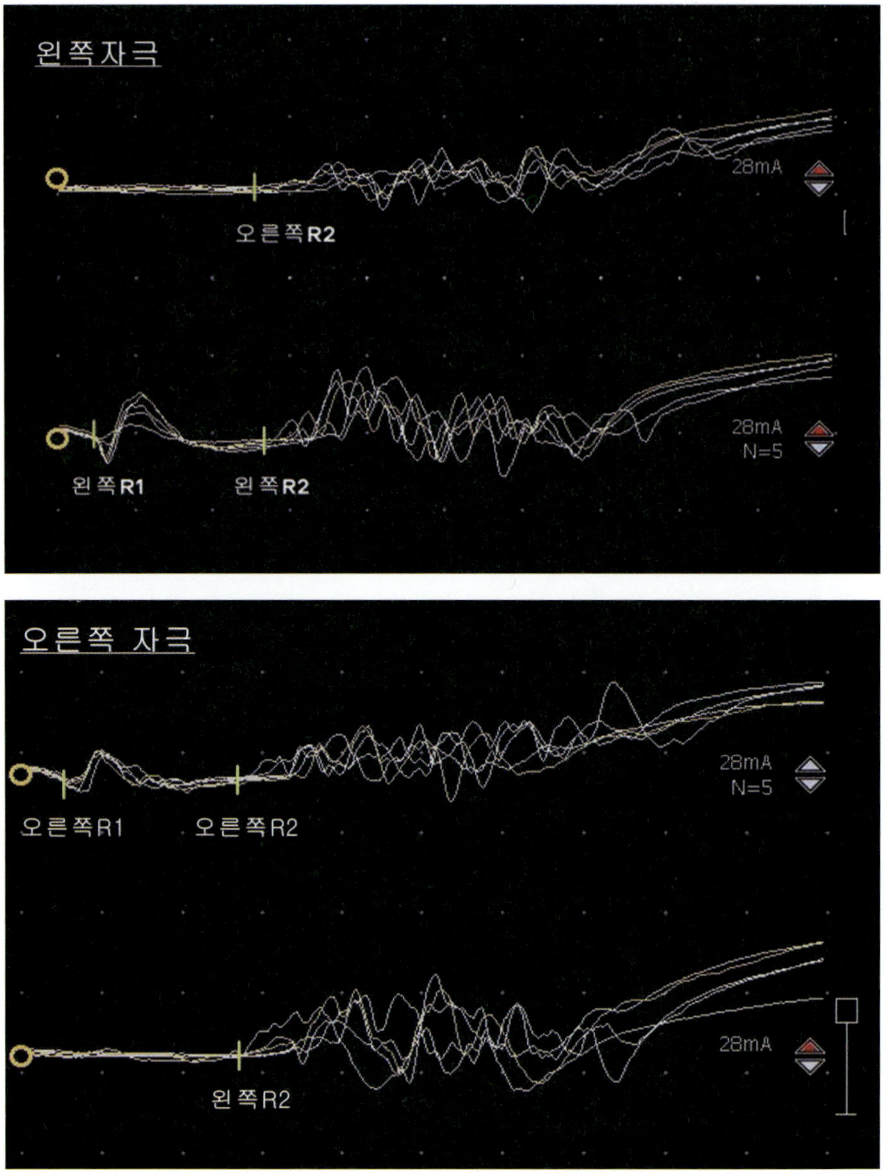

그림 10-10. 눈깜박반사검사의 정상파형

* 왼쪽 안와위신경(supraorbital nerve)을 자극하면 왼쪽 R1, 왼쪽 R2, 오른쪽 R2가 유발된다.

* 오른쪽 안와위신경(supraorbital nerve)을 자극하면 오른쪽 R1, 오른쪽 R2, 왼쪽 R2가 유발된다.

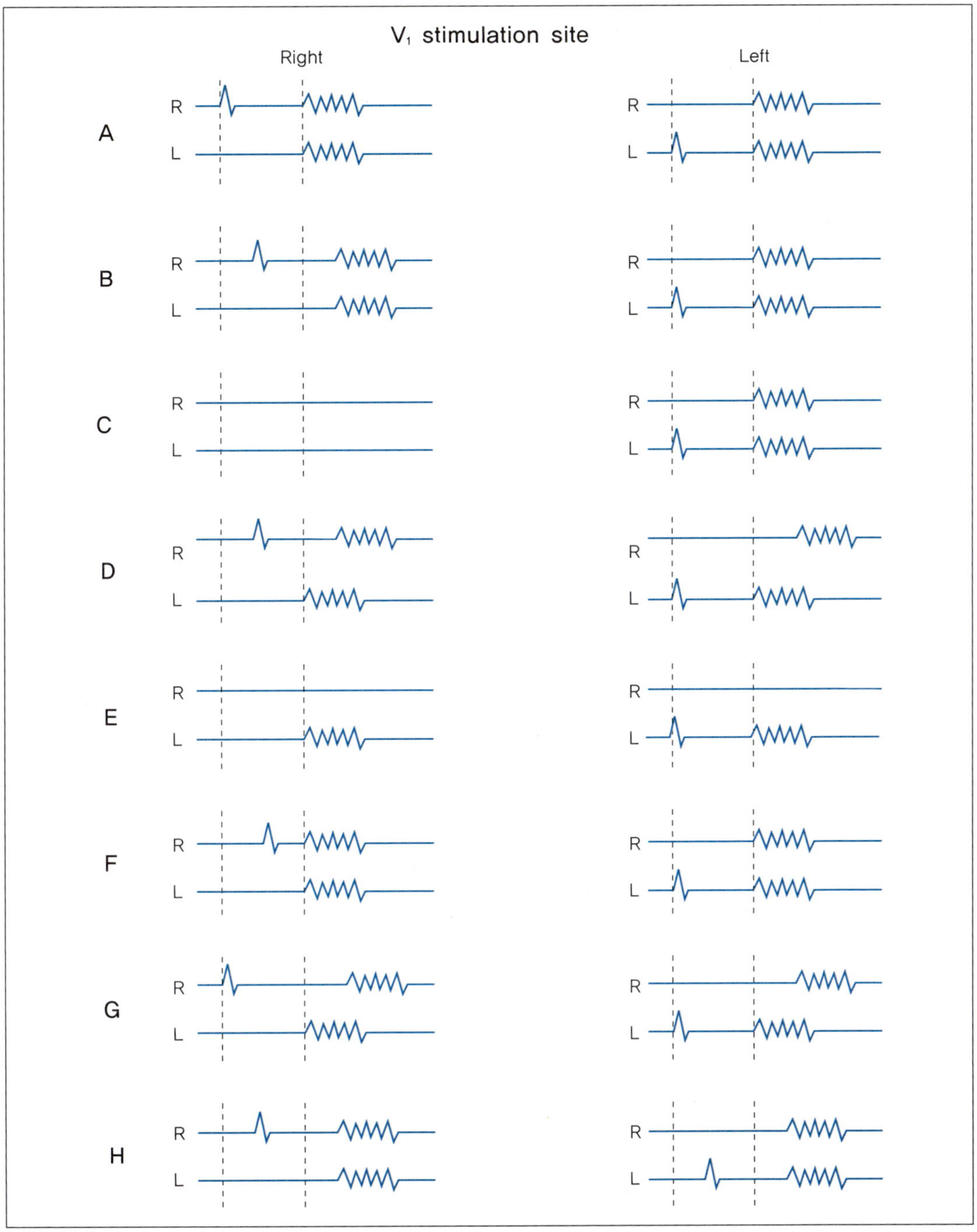

그림 10-11. 눈깜박반사검사의 결과

A: 정상, B: 불완전 오른쪽 삼차신경 병터, C : 완전 오른쪽 삼차신경 병터, D: 불완전 오른쪽 얼굴신경 병터, E: 완전 오른쪽 얼굴신경 병터, F: 오른쪽 중다리뇌(mid pontine) 병터 G: 오른쪽 숨뇌(medullary) 병터, H: 탈수초성 다발성말초신경병증

11 반복신경 자극검사

1. 개요

반복신경자극검사(repetitive nerve stimulation test, RNST)는 1895년 Jolly가 중증근무력증(myasthenia gravis) 환자에서 운동신경을 감응전류자극(faradic stimulation)할 때 근무력성 반응이 나타남을 관찰한 이후 1941년 Harvey 및 Masland에 의하여 처음 시행되었다. 그렇기 때문에 반복신경자극검사는 Jolly검사라고도 불린다.

반복신경자극검사는 중증근무력증, 근무력증후군(myasthenic syndrome), 램버트-이튼 근무력증후군(Lambert-Eaton myasthenic syndrome, LEMS), 보툴리누스중독(botulism)등 신경근접합부 질환(neuromuscular junction disders)이 의심되는 환자를 진단할 때 시행되어 왔다. 반복신경자극검사는 초기 진단이 어려운 신경근접합부 질환의 진단에 도움을 줄 뿐 아니라, 신경근연접전질환과 신경근연접후질환을 감별하는 데에도 도움을 준다. 또한 전신형 중증근무력증 환자처럼 진단이 어렵지 않은 경우라도 근무력성 신경근접합부의 장애를 객관적으로 정량화할 수 있기 때문에 치료 경과를 추적 관찰하는 데에도 유용하게 사용될 수 있다.

신경근접합부는 운동신경원(motor neuron)과 근육섬유 사이의 정보전달의 통로이다. 근수축의 과정은 운동신경원이 방전하거나 운동신경에 외부 자극이 가해지면 활성전위(action potential)가 형성되고 이것이 운동신경을 따라 전도된다. 그리고 이 전도된 전위가 신경근접합부에 이르면 칼슘(Ca2+)이 유입되고 이에 의해 아세틸콜린수용체(acetylcholine receptor, AChR)이 받아들여 연접후 말단판(postsynaptic end plate)에서 다시 활성전위가 발생되어 근수축이 일어난다.

해부학적인 구조로 나누어 보자면, 1) 연접전 축삭말단(presynaptic axon terminal), 2) 연접 틈새(synaptic cleft), 3) 연접후 세포(postsynaptic cell) 등으로 나눌 수 있다(그림 11-1).

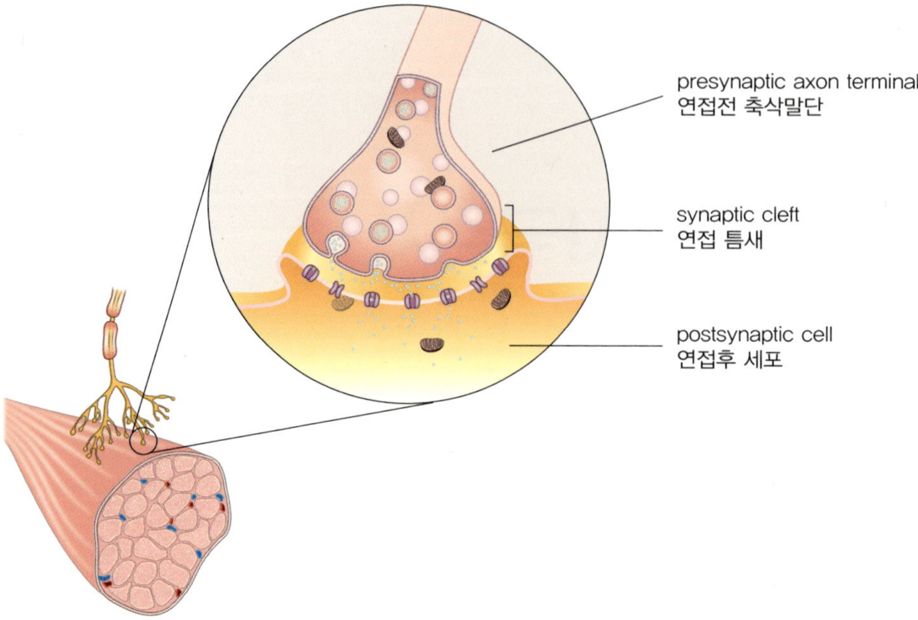

그림 11-1. 신경근접합부의 해부학적 구조

2. 반복신경자극검사의 원리

반복신경자극검사는 운동신경전도검사와 유사하나 자극이 연속으로 주어지고 활성화 과정으로써 일정한 형태의 운동을 한다는 것과 함께 검사 시 움직임을 방지하기 위해 고정을 해야 한다는 차이가 있다.

반복신경자극검사는 저빈도반복자극(자극빈도 5 Hz이하)과 고빈도반복자극(자극빈도 10 Hz이상)로 나누어진다. 반복신경자극검사는 운동신경을 연속적으로 자극하고 이 운동신경에 지배를 받는 근육에서 CMAP를 기록한다. 정상적으로 2~3 Hz의 속도로 저빈도반복자극을 주면 5번째와 6번째 자극까지 신경말단에서 분비되는 아세틸콜린(acetylcholine, ACh)의 양이 점진적으로 감소하고 이때부터 ACh의 분비를 일정하게 유지하기 위해 ACh이 저장되어 연접소포(synaptic vesicle)가 활성대(active zone)로 이동하기 시작한다. 중증근무력증과 같이 신경근전달의 안전인자(safety factor)가 저하된 상태에서는 이러한 ACh의 분비 저하는 종판전위(end-plate potential, EPP)가 역치 이하로 떨어지면서 몇몇 근육섬유의 수축이 일어나지 않아 궁극적으로 복합근활동전위의 감소반응(decremental response)을 초래한다. 중증근무력증 환자에 있어서 이러한 감소반응은 3~5 Hz의 저빈도 자극 시 가장 잘 나타난다. 감소의 정도는 첫 번째 전위에 대한 5번째의 진폭 혹은 음 최고점 면적의 %변화로 정의한다. 공식은 다음과 같다.

$$\% \text{ decrement}_n = \left(1 - \frac{\text{potential}_n}{\text{potential}_1}\right) \times 100$$

고빈도반복자극(자극빈도 10 Hz이상)은 칼슘이온에 의한 Ach분비의 증가가 중요한 기전으로 작용하는데, 고빈도반복자극이 주어지면 연접전 종말에서 Ca^{2+}이 축적이 증가되어 ACh의 분비가 증가가 촉진되고 종판전위의 전위폭이 점차 증가한다. 이와 마찬가지로 일정 기간 동안 최대한의 운동을 하게 되면 동일한 효과가 나타난다.

근무력증후군(Lambert-Eaton myasthenic syndrome, LEMS)에서는 Ach 분비의 감소에 이상이 있으므로 고빈도 자극이 주어지면 Ach 분비의 증가가 종판전위의 전위폭을 증가시키고 이로 인하여 문턱밑(subthreshold)였던 근섬유들이 활성화되면서 증가반응이 나타난다. 이러한 자극이나 운동 후 CMAP 진폭이 비정상적으로 증가하게 되는데 이를 각각 증가반응(incremental response)과 활성화 후 증가(post-activation facilitation, PAE) 또는 운동 후 증가(post-exercise facilitation, PEF)이라고 한다. 이를 공식화 하면 다음과 같다.

$$\% \text{ facilitation}_n = \left(\frac{\text{potential}_n}{\text{potential}_1} - 1\right) \times 100$$

최대 운동을 하고 나면 종판의 흥분도가 감소하게 되는데 중증근무력증의 경우, 운동 전에 비해 더욱 심한 감소반응이 나타나는데 이를 활성화 후 소진(post-activation exhaustion, PAE)이라 한다. 이 같은 현상은 운동 종료 후 2~4분에 최대한으로 나타난다.

3. 신경근접합부 질환

1) 중증근무력증(myasthenia gravis, MG)

MG는 대표적인 연접후질환(postsynaptic disorder)으로서 Ach 수용체에 대한 자가항체가 형성되어 발생하는 자가면역질환이다. Ach 수용체에 대한 자가항체는 환자의 약 80%에서 발견되는데 조직학적으로 연접후세포막에 면역복합체의 침착과 연접후근세포막의 변성이 동반되며 Ach 수용체의 수가 감소된다.

- 중증근무력증(myasthenia gravis, MG)의 진단

특징적인 임상양상, 네오스티그민검사(화학약물검사), Ach 수용체에 대한 항체검사, 그리고 반복신경자극검사(repetitive nerve stimulation test, RNST), 단섬유 근전도검사(single fiber electromyography, SFEMG)와 같은 전기 생리학적 방법을 종합적으로 판단하여 진단한다.

2) Lambert-Eaton myasthenic syndrome (LEMS)

LEMS는 연접전 voltage-gated calcium channel (VGCC)에 대한 항체로 인한 Ach의 연접전 분비 감소로 발생하는 드문 질환으로 40대 이후에 주로 발병한다. 전형적으로 근위부 근력약화, 심부건 반사 소실 및 자율신경의 이상 증상을 보이지만, 안검하수나 연하곤란, 구음장애는 중증근무력증에 비해 드물게 나타난다.

4. 검사 방법

검사 전에 아세틸콜린 에스터 분해효소 억제제는 12시간 이상 중단해야 한다. 피부온도가 낮은 경우 복합근활동전위의 진폭이 증가할 수 있다. 따라서 피부온도는 33℃ 이상으로 유지해야 하며 전극과 자극기가 움직이지 않도록 고정하고 최대초과자극을 해야 정확한 검사가 된다.

환자 증상에 따라 힘이 약한 근육에서 검사를 시행하는 것이 원칙이고, 보통 새끼벌림근(abductor digiti minimi, ADM), 자쪽손목굽힘근(flexor carpi ulnaris, FCU), 눈둘레근(orbicularis oculi), 코근(nasalis), 등세모근(trapezius)에서 검사한다.

1) 저빈도 자극(low rate stimulation, LRS)

저빈도 자극은 보통 2가지 방법이 있는데 병원에 따라 방법 1(초당 2, 3, 5회의 자극 빈도) 또는 방법 2(초당 3회의 자극빈도)를 사용한다.

(1) 저빈도 자극 검사법 1(표 11-1)

① 해당 근육에서 안정기에 최대초과자극으로 baseline CMAP측정
② 30초간의 자발적 근수축 직후 CMAP를 측정(자극 1회) – 1분간 휴식
③ 초당 2회의 저빈도 자극으로 6회 자극(2 Hz–6회) – 1분간 휴식
④ 초당 3회의 저빈도 자극으로 6회 자극(3 Hz–6회) – 1분간 휴식
⑤ 초당 5회의 저빈도 자극으로 5회 자극(5 Hz–5회) – 검사종료

(2) 저빈도 자극 검사법 2(표 11-2)

① 해당 근육에서 안정기에 최대초과자극으로 baseline CMAP측정
② 30초간의 자발적 근수축 직후 CMAP를 측정(자극 1회) – 1분간 휴식
③ 초당 3회의 저빈도 자극으로 10회 자극(3 Hz–10회) – 1분간 휴식
④ 초당 3회의 저빈도 자극으로 10회 자극(3 Hz–10회) – 1분간 휴식

⑤ 초당 3회의 저빈도 자극으로 10회 자극(3 Hz−10회) – 1분간 휴식
⑥ 초당 3회의 저빈도 자극으로 10회 자극(3 Hz−10회) – 1분간 휴식
⑦ 초당 3회의 저빈도 자극으로 10회 자극(3 Hz−10회) – 검사종료

(3) 자발적 근수축 방법

① 새끼벌림근: 손가락 전체를 좌우로 힘껏 편다.
② 자쪽손목굽힘근: 손목을 팔꿈치 방향으로 굴곡시킨다.
③ 눈굴레근: 눈을 힘껏 감는다.
④ 코근: 코를 힘껏 찡그린다.
⑤ 등세모근: 어깨를 으쓱한다.

표 11-1. **저빈도 자극검사법 1**

	Train	Rep rate (pps)(초당 자극빈도)	Train length(자극횟수)	Sweep.dur
1	baseline	1	1	5 ms
2	30초	1	1	
3	1분	2	6	
4	1분	3	6	
5	1분	5	5	

표 11-2. **저빈도 자극검사법 2**

	Train	Rep rate (pps)(초당 자극빈도)	Train length(자극횟수)	Sweep.dur
1	baseline	1	1	5 ms
2	30초	1	1	
3	1분	3	10	
4	1분	3	10	
5	1분	3	10	
6	1분	3	10	
7	1분	3	10	

2) 고빈도 자극(high rate stimulation, HRS)

고빈도 자극은 통증이 심하기 때문에 선별적으로 시행하는 것이 좋고, 보통 새끼벌림근(abductor digiti minimi, ADM)에서 시행한다. 주로 자극 빈도가 초당 10회를 기준으로 이보다 높은 초당 50회의 자극 빈도로 50회 자극하여 증가 반응을 관찰한다.

(1) 고빈도 자극(표 11-3)

① 저빈도 자극 후 초당 50회의 고빈도 자극을 50회 자극(50 Hz – 50회)

표 11-3. 고빈도 자극 검사법

	Train	Rep rate (pps)(초당 자극빈도)	Train length(자극횟수)	Sweep.dur
	baseline	1	1	5 ms
1	1분	50	50	20 ms

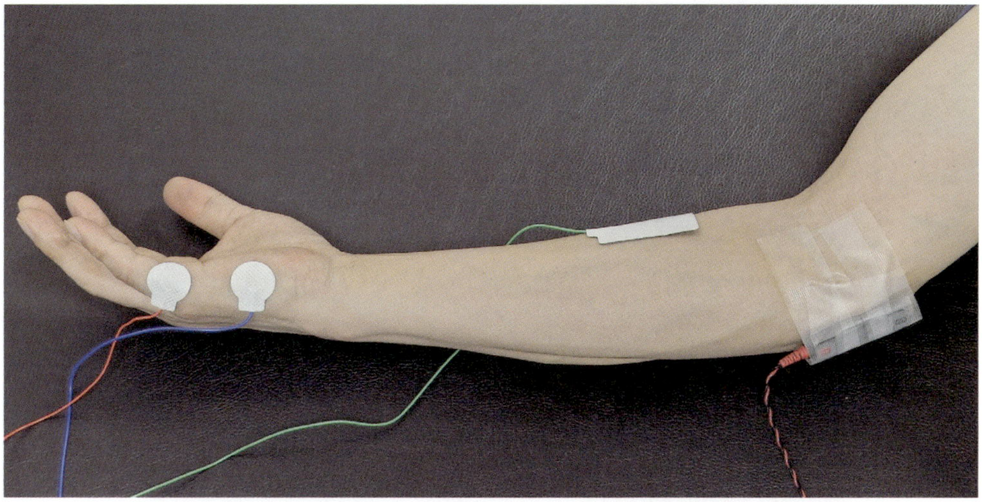

그림 11-2. 새끼벌림근(abductor digiti minimi, ADM)에서의 기록과 자극

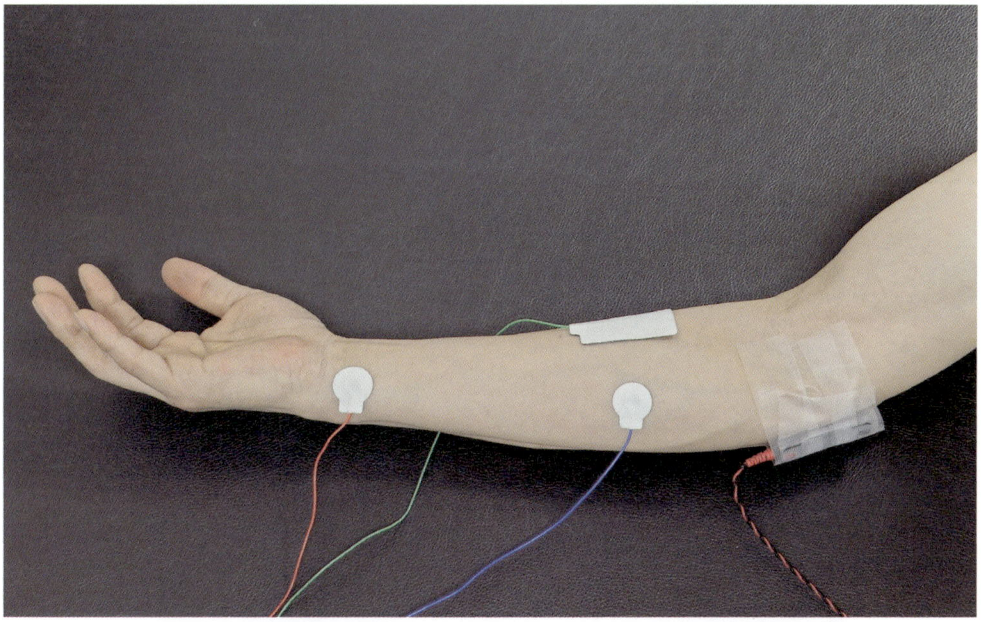

그림 11-3. 자쪽손목굽힘근(flexor carpi ulnaris, FCU)에서의 기록과 자극

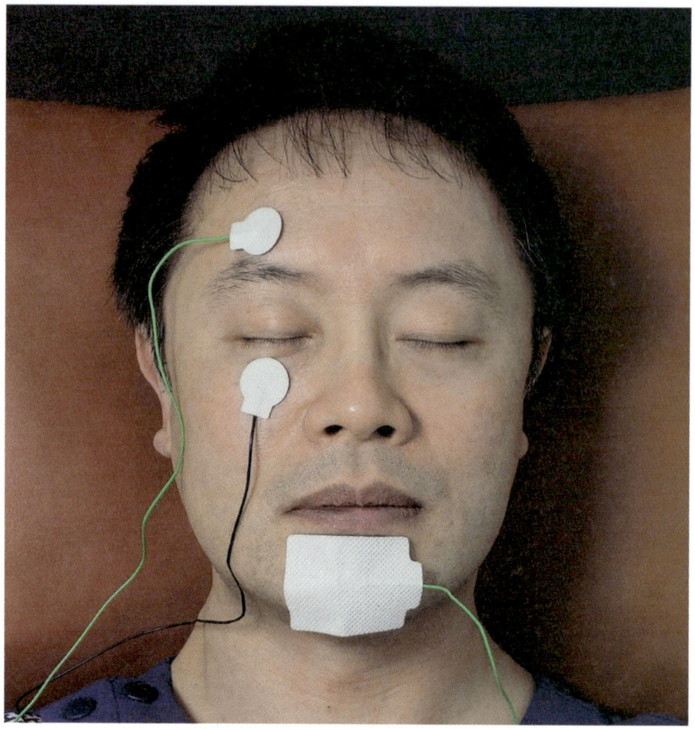

그림 11-4. 눈둘레근(orbicularis oculi)에서의 기록

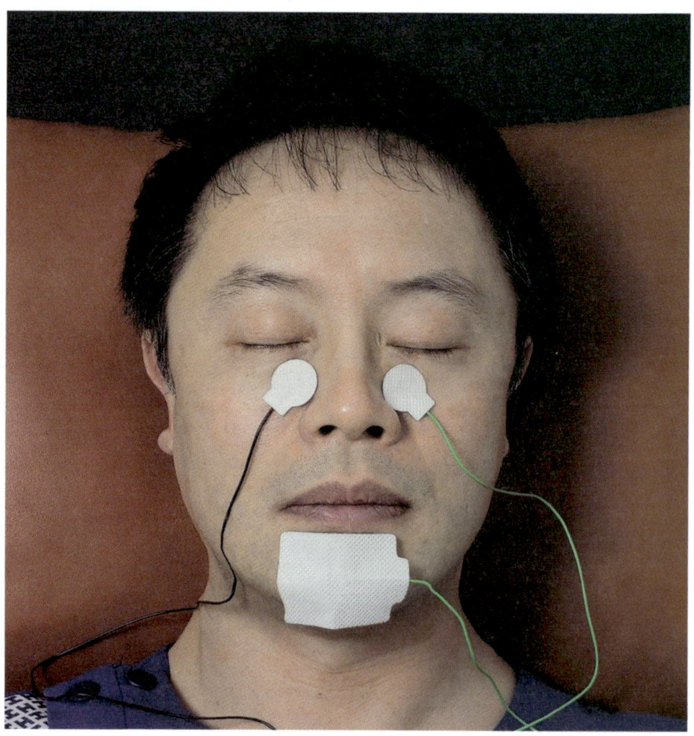

그림 11-5. 코근(nasalis)에서의 기록

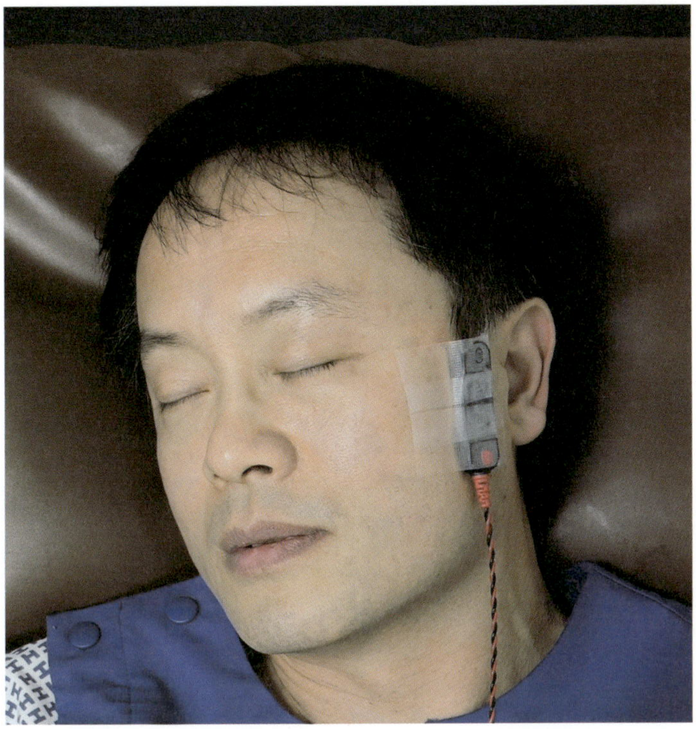

그림 11-6. 눈굴레근, 코근 검사시 자극위치

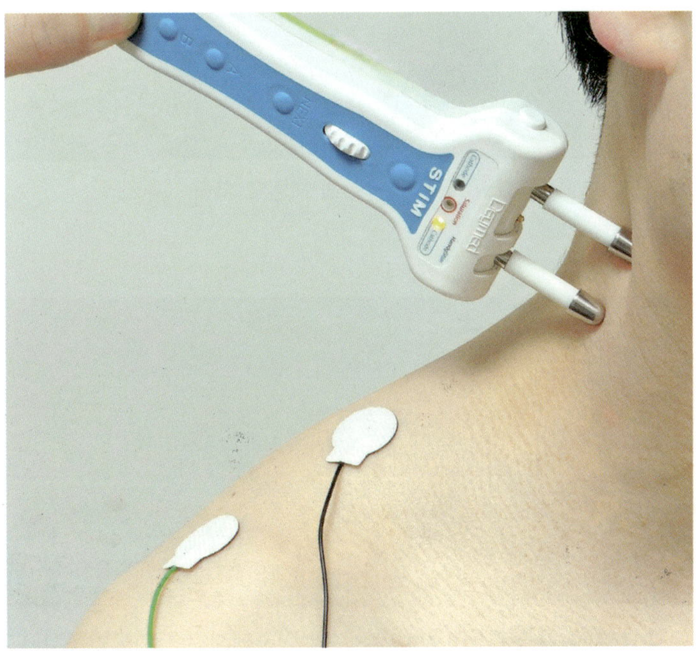

그림 11-7. 등세모근(trapezius)에서의 기록과 자극

*등세모근에서의 검사시 근육의 수축으로 인한 허상이 발생할 수 있으므로 자극기로 직접 자극하거나 바전극을 강하게 고정해야 한다. 만약 허상이 지속적으로 발생하는 경우 자극기로 직접 자극하면 정확한 파형을 얻을 수 있다.

5. 신경근접합부질환에서 검사결과

1) 연접후 이상(postsynaptic defect) : 저빈도 자극 시 10% 이상 감소반응

중증근무력증에서 기본 복합근활동전위는 정상이며 저빈도 자극에서 10% 이상의 감소반응이 나타나는데 복합근활동전위는 네 번째 또는 다섯 번째 진폭이 가장 작고, 이후에는 증가하지만 첫 번째 진폭보다는 작은 비대칭 U자 모양을 보인다(그림 11-8, 11-9).

① 기본 복합근활동전위는 정상 진폭

② 저빈도 자극에 10%이상의 감소반응

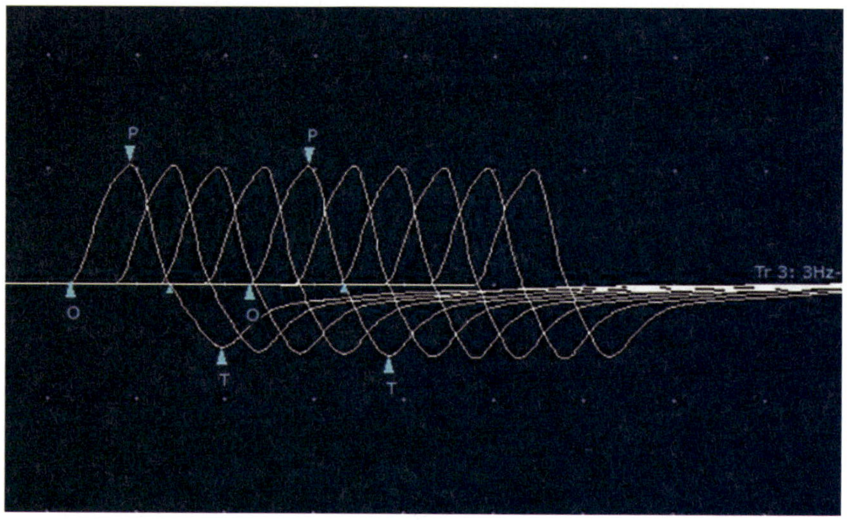

그림 11-8. 정상인의 저빈도 자극

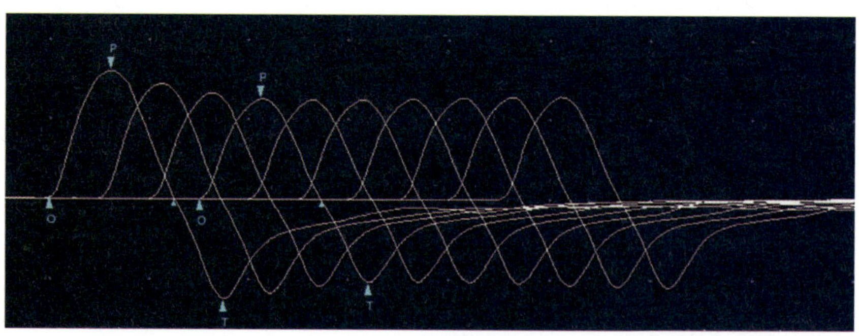

그림 11-9. 중증근무력증 환자의 새끼벌림근에서의 저빈도반복자극
네 번째 복합근활동전위 진폭이 가장 작은 U자 모양의 감소반응을 보인다.

2) 연접전 이상(presynaptic defect)

램버트-이튼근무력증후군에서 기본 복합근활동전위의 진폭이 낮고 저빈도반복자극에서 감소반응이 나타나는데 U자 모양이 아닌 점진적인 감소를 보인다. 근수축이나 고빈도반복자극 후 나타나는 활성후촉진은 대부분 진폭이 100%이상 증가한다(그림 11-10, 11-11).

① 기본 복합근활동전위는 낮은 진폭

② 저빈도 자극에 감소반응

③ 20~30초 근육수축 후 즉각적으로 자극 시 활성후촉진이 100% 이상

④ 50 Hz 고빈도 자극에 CMAP 진폭 현저하게 증가

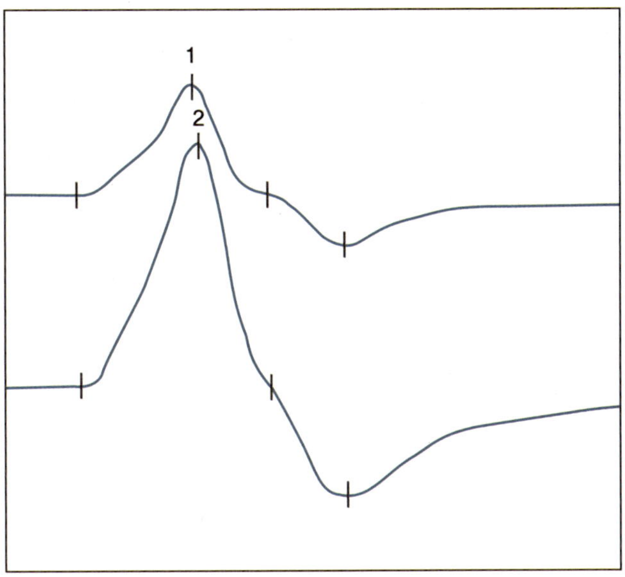

그림 11-10. 램버트-이튼근무력증후군 환자의 새끼벌림근에서 시행한 검사결과

복합근활동전위가 운동전(1)에 비하여 25초 동안 최대한 근육을 수축시킨 직후에 진폭(2)이 현저하게 증가함

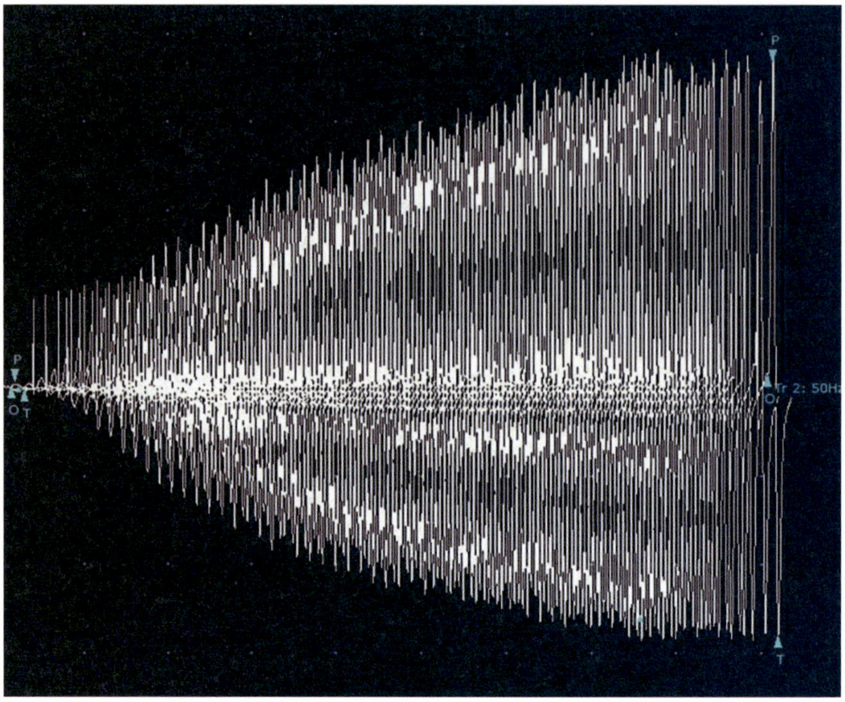

그림 11-11. 고빈도 자극(50 Hz)에서 복합근활동전위의 진폭이 현저하게 증가

12 바늘근전도검사

바늘근전도검사(needle electromyography)는 근육의 안정 시와 수축 시에 유발되는 전기적 신호를 기록하는 검사로 바늘전극(needle electrode)을 근육에 삽입하여 근육의 정상상태와 병적상태를 진단하는 데 사용된다. 근육은 신경의 지배를 받고 있기 때문에 신경의 병변에 의해서 근육에 변화가 올 수 있으며 근육 자체의 병변으로도 변화가 올 수 있다. 바늘근전도검사는 휴지기 동안 근육에서 발생하는 전위 및 최소 또는 최대로 근육 수축 시 근육섬유로부터 발생하는 활동전위를 바늘전극으로 기록한다. 따라서 근육의 휴지기와 근육의 수축 시 발생하는 근육의 상태를 파악하는 데 사용한다. 임상에서의 바늘근전도검사는 환자의 병력과 신경학적 검사를 통한 정보를 바탕으로 이를 보완하기 위한 임상적 검사의 연장으로 이용되고 있다.

1. 바늘근전도검사 방법

바늘근전도검사는 침습적 검사이며 환자의 협조가 절대적으로 필요한 검사이므로, 검사 시행 전 환자에게 충분한 설명을 통해 환자의 협조를 이끌어내야 한다.

바늘근전도검사는 근육의 휴지기에 바늘전극을 삽입하여 순간 발생하는 삽입전위(insertional activity)와 휴지기 동안 발생하는 자발전위(spontaneous activity)를 관찰한다. 삽입부위를 중심으로 구획을 4등분하여 다양한 깊이로 최소 4~6회 바늘전극을 삽입하여 검사한 이후 최소한의 근수축을 시켜서 유발되는 운동단위활동전위(motor unit action potential, MUAP) 및 중간 정도의 근수축을 하여 MUAP의 동원양상(recruitment pattern)을 분석하며, 최대한 근육을 수축시켜 나타나는 간섭양상(interference pattern)을 본다.

2. 바늘근전도검사에서 관찰되는 자발전위

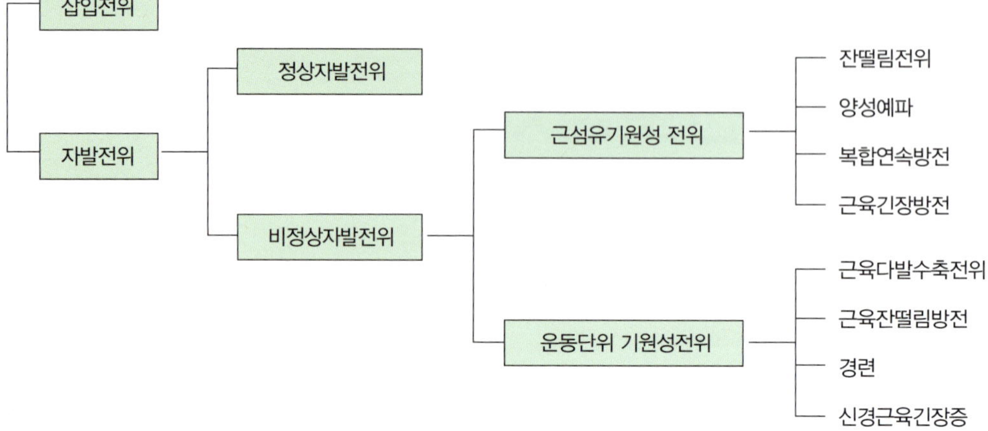

1) 삽입전위(insertional activity)

바늘전극을 건강한 근육에 삽입 또는 바늘을 움직이는 순간 수백 msec 이내의 짧은 시간 동안 전위가 폭발적으로 발생하는 것을 삽입전위라고 한다. 정상 상태에서 삽입전위의 지속시간은 최대 300 ms 이상 넘지 않는다. 일반적으로 삽입전위의 지속시간은 48±18 ms로 관찰된다. 삽입전위는 정상에서 지속시간이 증가할 수 있으며, 탈신경 되었거나 급성근육병에서도 증가할 수 있다. 반대로 삽입전위의 지속시간이 감소되거나 관찰되지 않는 경우는 근육이 아닌 피하지방에 바늘전극이 위치할 때, 만성적인 근육병으로 인하여 근육이 지방으로 대치되었거나 섬유화되었을 때, 그리고 주기성 마비(periodic paralysis)의 마비 기간 동안 나타날 수 있다.

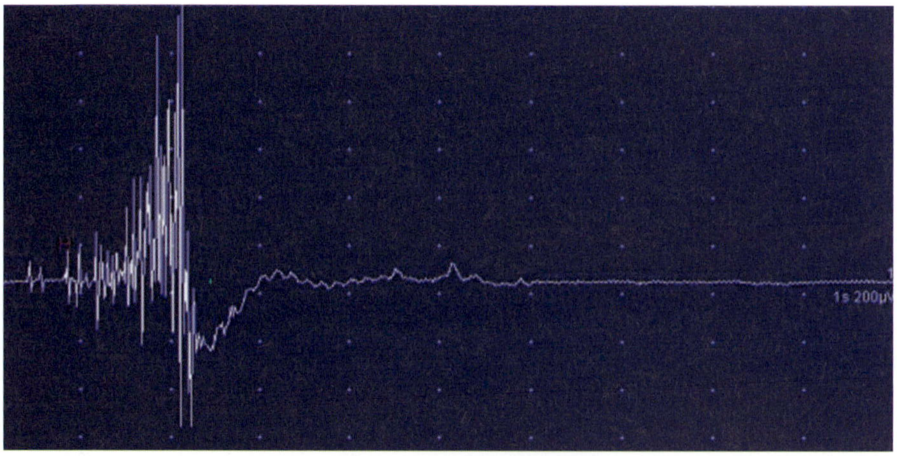

그림 12-1. 정상적인 삽입전위

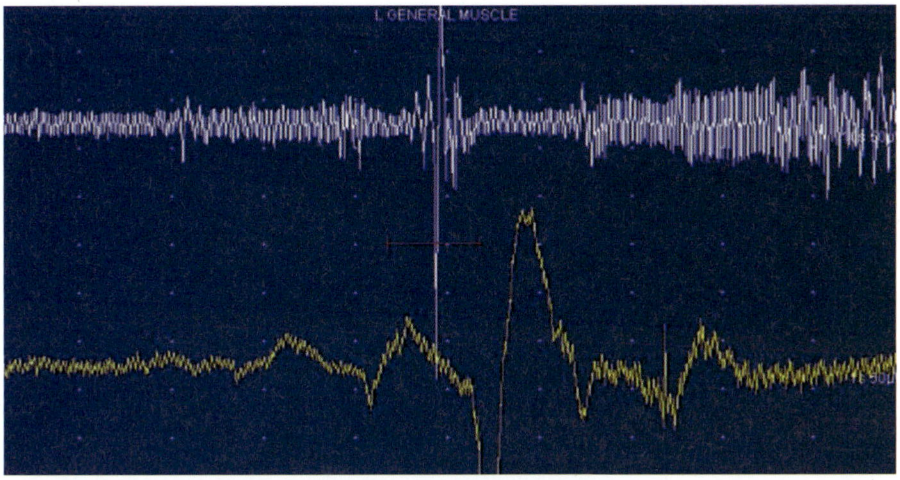

그림 12-2. 감소된 삽입전위

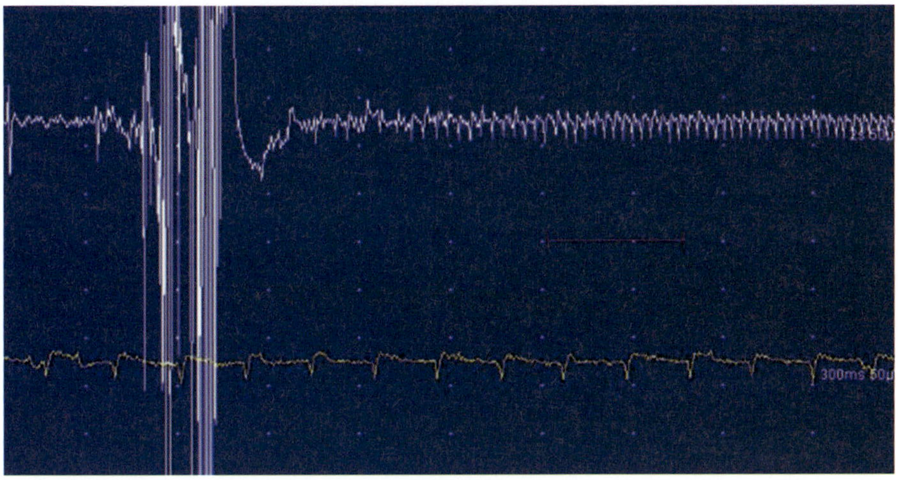

그림 12-3. 증가된 삽입전위

2) 자발전위(spontaneous activity)

정상 근육에서는 휴지기에 바늘전극을 삽입하면 아무 파형도 기록되지 않는 전기적 침묵이 관찰된다. 만약 바늘전극이 종말판(endplate)에 위치하면, 종말판전위(end plate potential)와 종말판극파(endplate spike)가 관찰되며, 이들만이 정상 근육에서도 휴지기에 관찰될 수 있는 전위이다. 종말판에서 발생하는 전위 이외에 다른 자발적 전위는 모두 비정상 전위로 근육섬유 기원성과 운동신경원과 축돌기 기원성으로 발생한다.

(1) 종말판전위(endplate potential)

바늘전극이 종말판에 위치했을 때 발생하는 전위이다. 짧은 지속시간(0.5~2 ms)과 작은 진폭(10~40 μV)을 가진 불규칙한 빈도로 하나의 위상을 가지는 파형이다.

근전도 검사 시 높은 톤의 소리가 들리는데 마치 조개껍질을 귀에 댄듯한 소리가 들린다.

종말판전위는 바늘전극이 종말판 근처에 위치할 때 시냅스전 신경 말단에서 분비되는 아세틸콜린에 의해 형성되는 전위가 기록되는 것으로 알려져 있다. 탈신경된 근육에서는 종말판전위가 관찰되지 않게 되는데, 탈신경 후 충분한 시간이 지난 후에도 종말판전위가 관찰된다면 완전히 탈신경 되지는 않았다는 것을 알 수 있다.

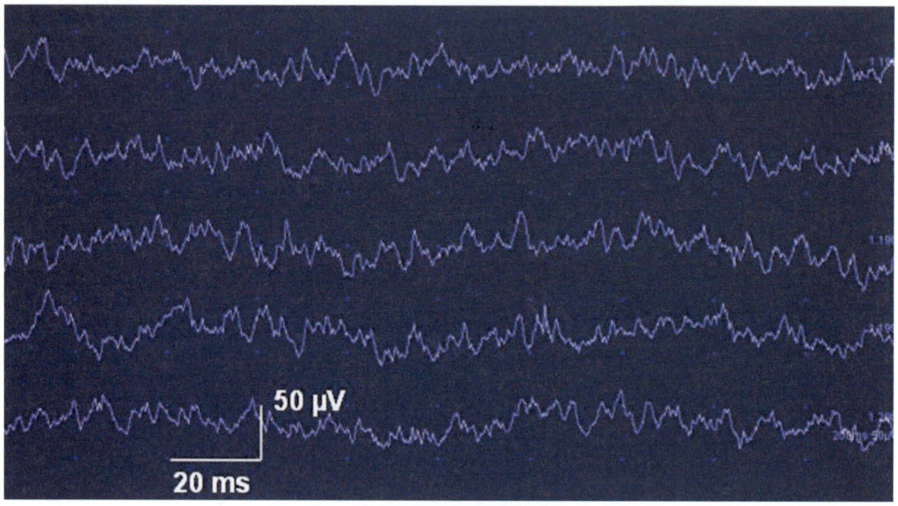

그림 12-4. 종말판전위

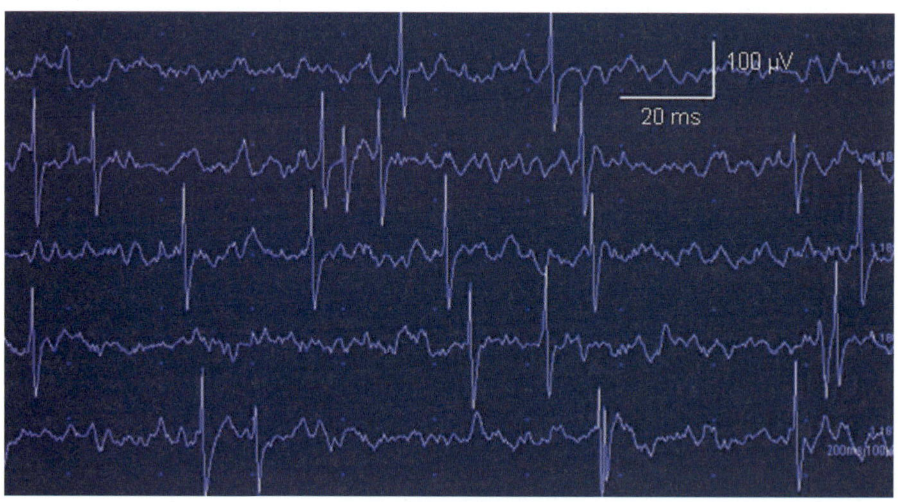

그림 12-5. 종말판극파

(2) 종말판극파(endplate spike)

바늘전극이 종말판에 위치했을 때 종말판전위와 함께 관찰되는 파형으로 종말판전위보다 지속시간이 더 길고(3~5 ms), 진폭이 높으며(100~200 μV) 불규칙한 형태이다. 종말판극파는 종말판전위와 마찬가지로 완전히 탈신경된 부위에서는 관찰되지 않는다. 종말판극파와 전위는 동반되어 관찰되는 경우가 흔하며, 이를 세동전위와 종말판극파의 감별에 사용한다.

표 12-1 종말판전위와 종말판극파의 특징

	종말판전위	종말판극파
형태	음성단상형	양상형
발생양상	불규칙	불규칙
진폭	10~50	100~200
지속시간	0.5~2.0 ms	3.0~4.0 ms
발생부위	종말판	하나의 근육섬유에서 형성
탈신경	소실	소실

3) 비정상 자발전위 - 근육섬유기원성 전위

(1) 섬유자발전위(fibrillation potential)

섬유자발전위는 초기양성편향(initial postitive deflection)으로 시작되는 이상(biphasic) 또는 삼상(triphasic)의 전위로 지속기간이 5 ms 이내이며 진폭이 100 μV이하로 작고 규칙적으로 발생한다. 일반적으로 신경손상 2~4주 후에 섬유자발전위가 나타난다.

(2) 양성예파(positive sharp waves)

양성예파는 처음 양성 위상이 있고 다시 기준선으로 돌아오는 하나의 위상을 가지는 파형이거나 작은 음성파형이 뒤따르는 두 개의 위상을 가지는 형태로 보인다. 탈신경 전위와 유사하게 규칙적으로 발생하며 지속기간은 더 길어 100 ms까지 지속되기도 한다. 둔탁한 소리(dull sound)가 특징이며 임상적으로 탈신경 전위와 같은 의미를 가지고 있다. 일반적으로 신경손상 1~2주 후에 양성예파가 나타난다.

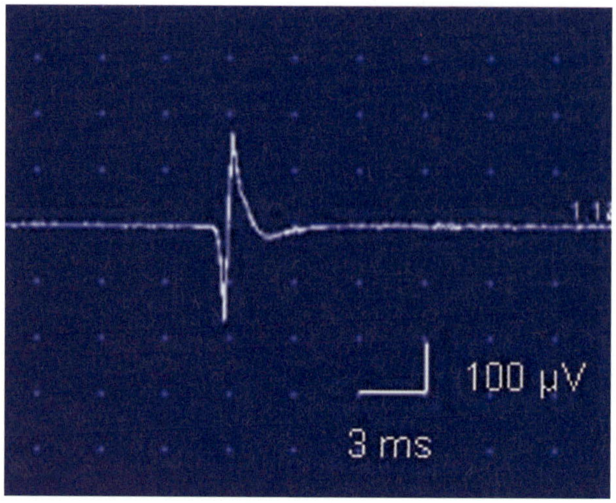

그림 12-6. **섬유자발전위(fibrillation potential)**

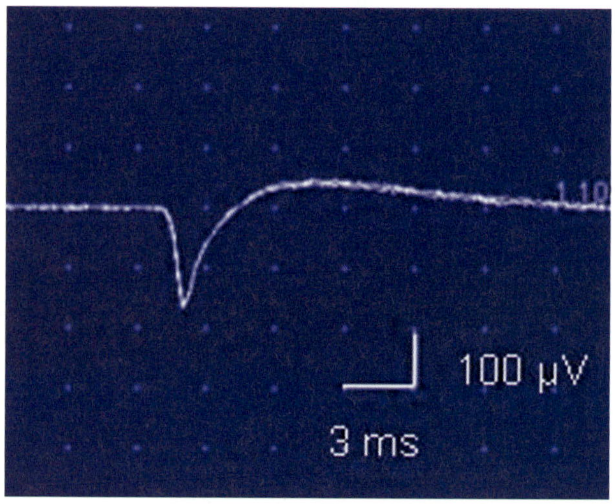

그림 12-7. **양성예파(positive sharp waves)**

(3) 복합반복방전(complex repetitive discharge, CRD)

CRD는 톱니모양 형태의 전위가 자발적으로 반복적이면서도 규칙적으로 나타나는데 갑자기 발생하고 갑자기 끝나는 특징을 가지고 있다. 이러한 전위는 눈으로 관찰해서는 볼 수 없으며 바늘전극을 이용한 기록만으로 관찰된다.

세 개의 위상을 가지는 형태이며 5~100 Hz의 고빈도로 규칙적으로 반복해서 나타나는데 검사 시 기계음과 같이(heavy machinery or motor cycle) 규칙적 소리가 들린다.

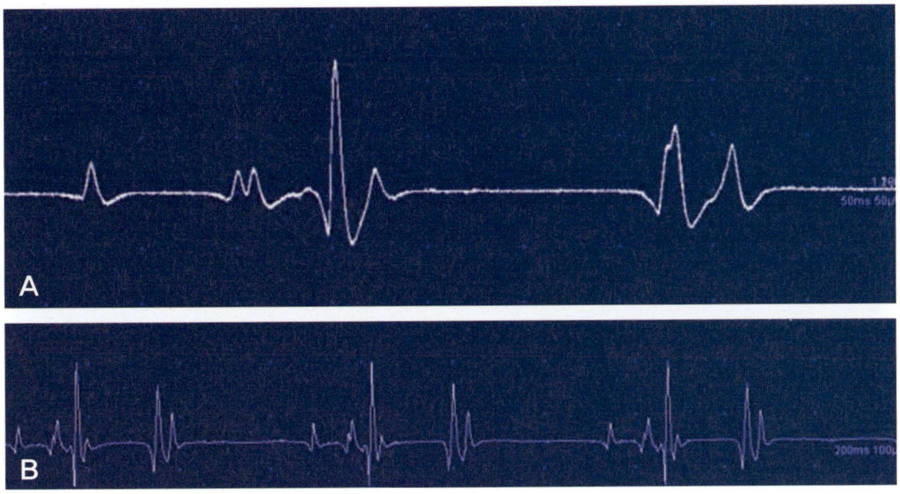

그림 12-8. 복합반복방전(complex repetitive discharge, CRD)

CRD는 근육섬유에서 발생하는데 하나의 근육섬유에서 발생한 자발전위가 이웃하는 근육섬유끼리 전도되며 이것이 다시 처음의 근육섬유에 전도되어 닫힌 고리를 형성하여 나타난다. CRD는 주로 만성 신경병증에서 관찰되며 근염이나 근디스트로피 등에서도 관찰된다.

(4) 근긴장방전(myotonic discharge)

근수축 후 이완에 장애가 있는 현상으로 일반적으로 근긴장은 심한 운동 후 휴식 시 잘 발생하며, 지속적인 근수축은 근긴장을 완화시킨다. 형태는 양성예파와 유사한 파형들이 증가했다 감소했다 하는 양상이 반복되며, 폭탄투하와 같은 소리(dive bomber sound)와 비슷한 소리가 나며 진폭은 10 μV에서 1 mV까지 나타나며 20~100 Hz의 빈도로 나타난다. 근긴장방전은 근긴장증(myotonia)이 있는 질환에서 특징적으로 관찰되고 다양한 종류의 근육병이나 고칼륨주기마비에서 나타나기도 한다.

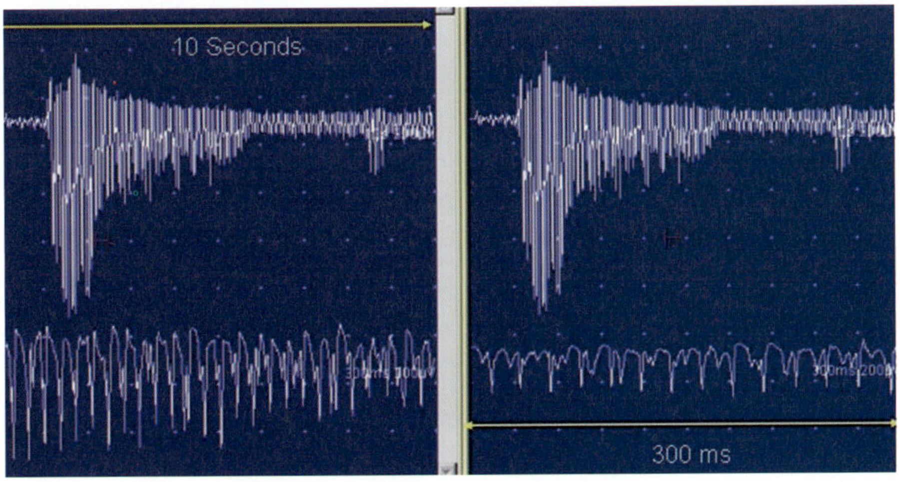

그림 12-9. 근긴장방전(myotonic discharge)

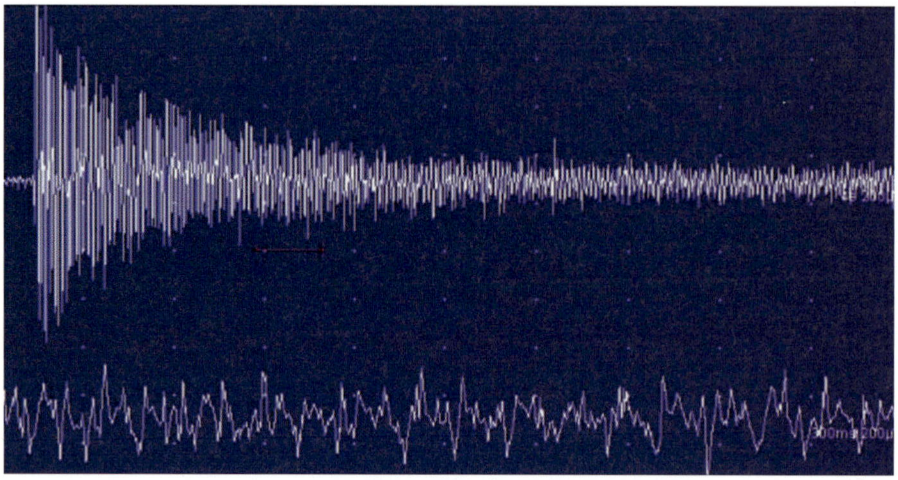

그림 12-10. **타진 근긴장증(percussion myotonia)**

4) 비정상자발전위 - 운동단위 기원성 전위

근원적으로 운동단위활동전위(MUAP)의 형태를 보이며 각 전위의 구분을 위해서 주로 파의 안정성, 발화양상의 특징을 살펴봐야 한다. 이 전위들은 서로 다른 파형들을 동반하기도 한다.

(1) 근육섬유다발수축전위(fasciculation potential)

근육의 간헐적인 수축을 근육섬유다발수축(fasciculation)이라 하며 이것을 전기생리학적으로 기록한 것이 근육섬유다발수축전위(fasciculation potential)이다. 이것은 MUAP와 진폭이나 지속기간, 위상면에서 같은 형태를 가진다. 근육섬유다발수축전위를 관찰하기 위해서는 근육이 완전히 이완된 상태에서 충분한 시간을 가지고 관찰해야 하며 다양한 말초신경병증에서 관찰될 수 있다.

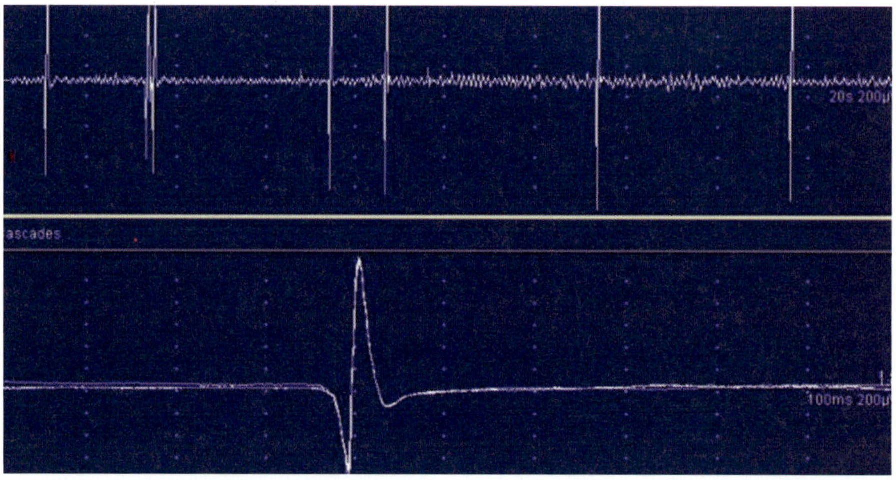

그림 12-11. **근육섬유다발수축전위(fasciculation potential) Irregular, complex**

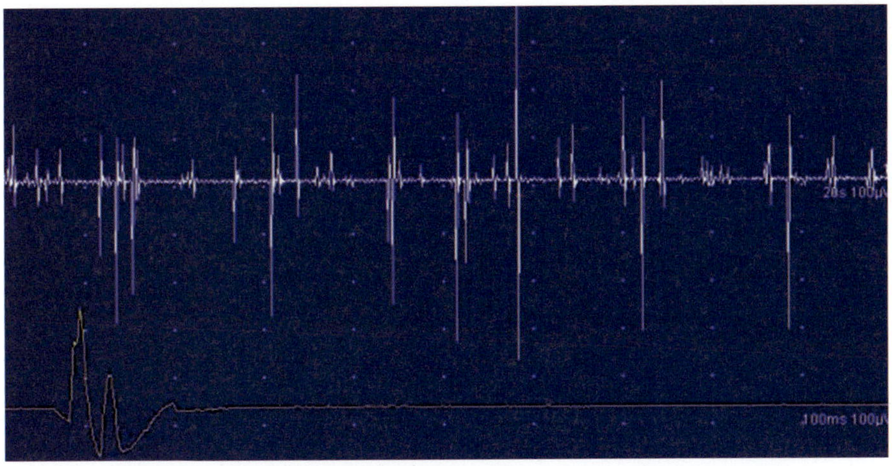

그림 12-12. **근육섬유다발수축전위(fasciculation potential) same MU**

(2) 근육잔떨림방전(myokymic discharge)

피부에서 벌레가 움직이는 듯한 모습으로 육안으로 관찰되는 근육잔떨림(myokymia)을 전기적으로 기록한 것이 근육잔떨림방전이다. 정상형태의 여러 MUAP가 한꺼번에 방출되었다가 아무 전위도 관찰되지 않는 간격이 0.1~10 Hz의 빈도로 있는 형태이며 반 규칙적이다. 근육잔떨림방전은 말초신경의 자발적인 탈분극 및 전기연접전달에 의하여 발생하는 것으로 추정되는 MUAP로 정상에서도 눈둘레근(orbicularis oculi)에서 관찰될 수 있다.

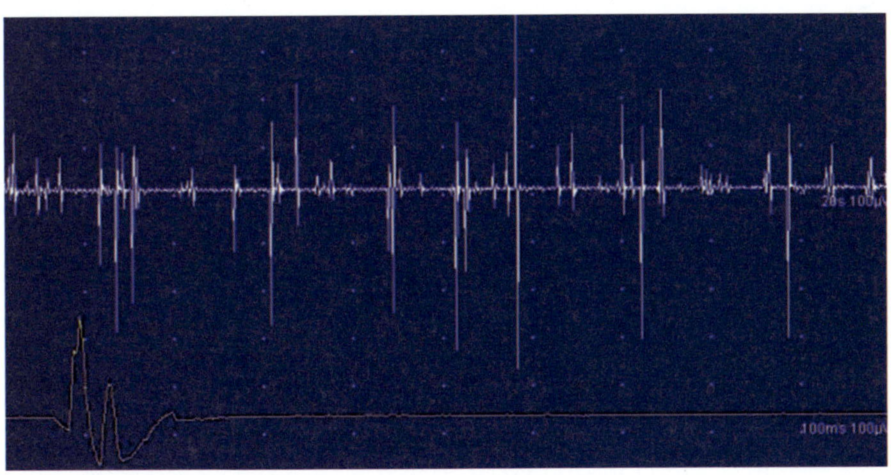

그림 12-13. **근육잔떨림방전(myokymic discharge) continuous discharge**

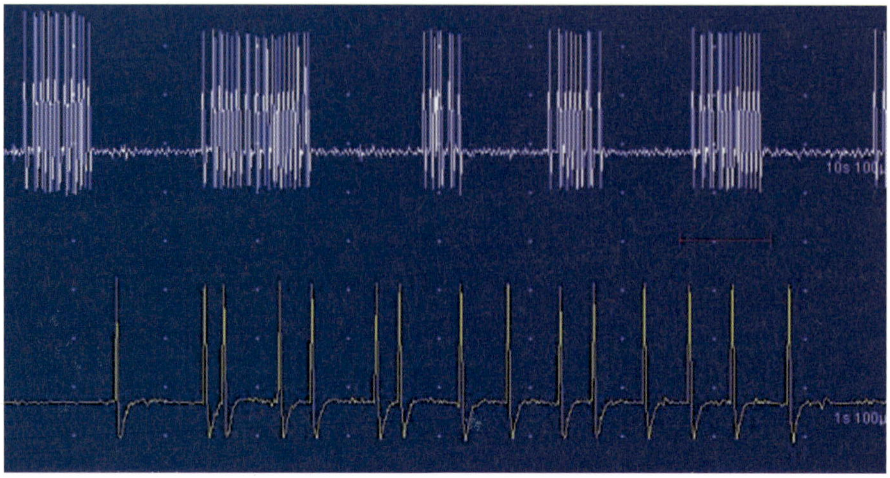

그림 12-14. **근육잔떨림방전(myokymic discharge) burst pattern**

(3) 경련(cramp)

여러 운동단위의 고빈도(40~60 Hz) 불수의적 활성으로 수의적인 근육의 수축 시 관찰되는 여러 MUAP의 간섭현상과 유사하다.

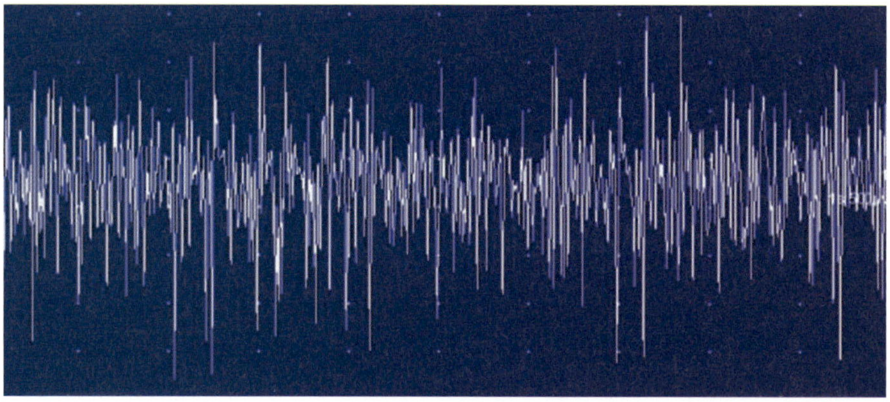

그림 12-15. **경련(cramp)**

(4) 신경근육긴장증(neuromyotonic discharge)

단일운동단위가 매우 빠른 빈도(150~200 Hz)로 활성화되는 것으로 각 운동단위는 전위의 크기가 순차적으로 감소되는 특징을 보인다. 핑(ping sound)하는 소리로 들린다.

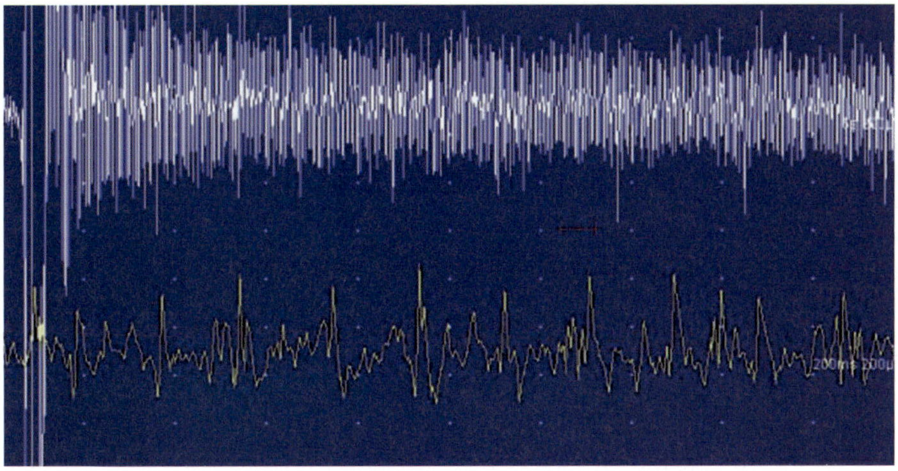

그림 12-16. 신경근육긴장증(neuromyotonic discharge)

3. 운동단위활동전위(motor unit action potential, MUAP)

바늘근전도검사로 자발전위를 확인한 후 근육을 최소한으로 수축시켜서 MAUP의 진폭, 지속시간, 위상을 확인하고 근육을 강하게 수축시켜서 동원양상(recruitment pattern)과 간섭양상(interference pattern)을 검사한다.

MUAP는 작은 근수축에 의해 하나의 운동단위가 활성화되어 관찰되는 파형으로 하나의 운동단위는 4~6 mm 정도의 원형 또는 난원형 부위에 불규칙적으로 흩어져 있어 대개는 종말판 부위에 조금 더 모여 있다. 또한 활성화되고 있는 근육섬유 주변에는 다른 운동단위에 의해 지배되는 활성화되지 않는 근육섬유가 있다.

바늘전극으로 관찰할 수 있는 부위는 동심성 바늘전극의 경우 150×580 μm 부위이므로 5~12개의 근육섬유로부터 발생하는 전위를 관찰할 수 있다. 따라서 근전도 검사로 관찰하는 MUAP는 하나의 운동단위 전체를 관찰할 수는 없다. 또한 근수축이 일어나고 있는 근육섬유와 바늘전극의 거리에 따라 그 진폭이 다르게 나타날 수 있으므로, 근수축이 일어나고 있는 근육섬유와 가장 가까운 위치에서 MUAP를 분석해야 한다. 그러므로 적절한 MUAP는 라이즈 타임(rise time)이 500 μs 이내여야 한다. MUAP를 관찰하기 위해서는 최소한의 근수축을 하게 된다. 최소한의 근수축에서는 역치가 낮은 제1형 근육이 먼저 활성화되므로 MUAP는 대부분이 제1형 근육만을 관찰하게 된다.

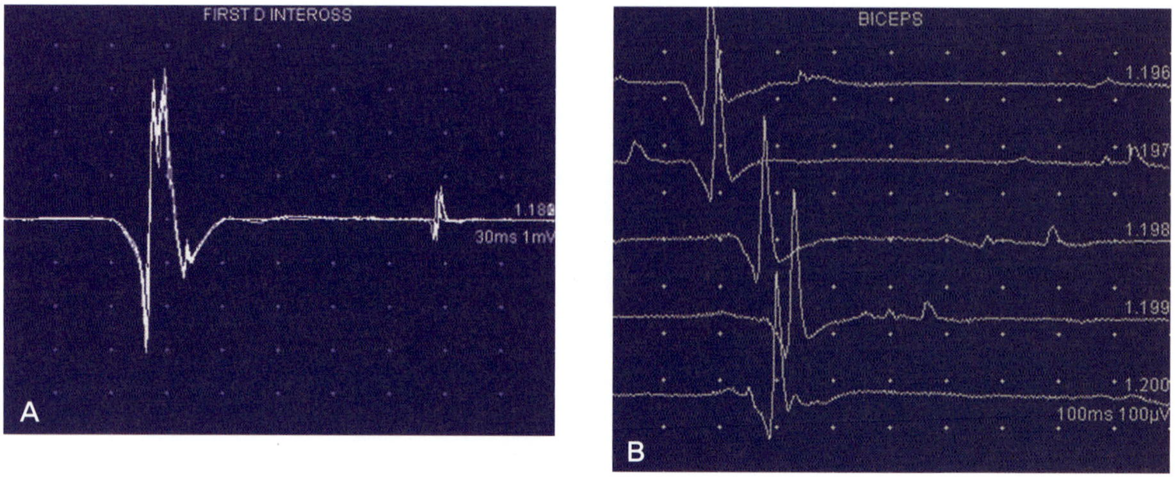

그림 12-17. 운동단위활동전위(motor unit potential)

1) 형태(morphology)

형태는 질적, 양적으로 판단하는데 정량적인 분석에서는 원칙적으로 20개의 서로 다른 MUAP를 분리해야 하며 각각의 지속시간, 진폭, 위상수를 측정해야 한다. 정상 MUAP 형태는 근육의 종류에 따라 작은 것에서 부터 큰 것까지 매우 다양하다. MUAP의 크기는 성인이 어린이에 비해 크며, 일반적으로 노인에서 더 큰데 60세 이후 운동단위의 현저한 탈락이 진행되고 이들에 대한 정상적인 신경 재분포가 일어나는 것으로 추정된다. 또한 지속시간은 대개 근위부 근육에서 원위부보다 짧다.

2) 지속시간(duration)

지속시간은 운동단위 내의 근육섬유 개수를 가장 잘 반영하는 지표이다. 전형적인 운동단위 전위의 지속시간은 5~15 ms 사이이며 운동단위가 기저선을 처음 벗어난 시점부터 다시 돌아오는 부위까지로 정의된다. 이는 일차적으로 운동단위 내의 근육섬유의 개수와 이들의 탈분극이 시간적으로 어느 정도 분산되는지에 따라 결정된다. 종말판의 공간적 산재에 의하거나 종말거리와 전도속도의 변이에 의해서 결정된다.

정상적인 지속시간은 5~15 ms 정도로 하나의 운동단위에서 모든 근육섬유가 탈분극되는 시간을 의미한다. 지속시간은 하나의 근육섬유의 활동전위보다 길어지는데, 이는 운동단위를 형성하는 모든 근육섬유가 동시에 활성화되지 않기 때문이다.

지속시간은 근육섬유의 개수와 MUAP의 근육섬유 지배영역이 증가하면 길어진다. 또한 연령, 체온 및 근육의 종류에 따라서도 다양한 결과를 보인다. 근위부와 얼굴 또는 안구 근육의 MUAP는 더 짧은 지속시간을 보인다.

3) 위상(phase)

위상은 기준선을 경계로 하여 나뉘는 면의 수를 말하며 기준선을 넘는 횟수에 1을 더하여 계산한다. 정상 MUAP는 4개 이하의 위상을 가지며 5개 이상의 경우 병적상태를 의미한다. 그러나 전체 운동단위의 5~10% 정도에서 발생하는 증가된 위상은 정상적이다. 예외적으로 어깨세모근은 25%의 다상성까지도 정상으로 본다.

4) 동원양상(recruitment pattern)

근수축을 통해 힘을 내기 위해서는 하나의 운동단위가 빠르게 발생하거나 여러 개의 운동단위가 한꺼번에 같이 수축하는 두 가지 방법으로 나눠진다. 보통 하나의 운동단위는 5 Hz의 빈도로 수축하며, 계속해서 근수축을 강하게 하여 10 Hz 이상으로 수축하게 되면 두 번째 운동단위가 동원된다. 따라서 5 Hz씩 빈도가 증가함에 따라 운동단위도 증가하기 때문에 5의 법칙이라고 한다. 가장 빨리 발생하는 운동단위의 빈도를 관찰되는 운동단위의 수로 나누면 그 수가 거의 5에 가깝게 된다. 이것을 동원비(recruitment ratio)라고 하며 동원비가 10에 가까우면 동원되는 운동단위가 적다는 것을 의미하며 4 이하인 경우는 같은 빈도에 너무 많은 운동단위가 동원되었음을 의미한다.

두 번째 운동단위가 동원될 때, 첫 번째 운동단위의 빈도를 동원빈도(recruitment frequency)라고 하며, 두 운동단위의 간격을 동원간격(recruitment interval)이라고 한다. 정상 근육에서 동원간격은 100 ms이며, 동원빈도는 10 Hz이다.

(1) 정상 동원양상(recruitment pattern)

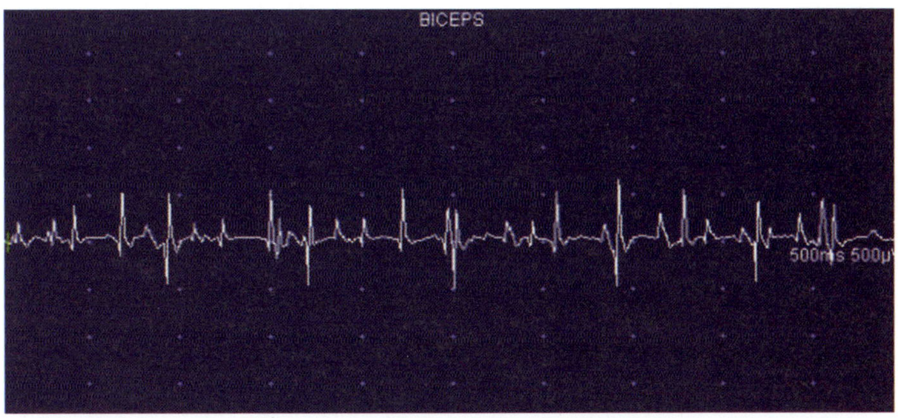

그림 12-18. 정상 동원양상: minimal effort

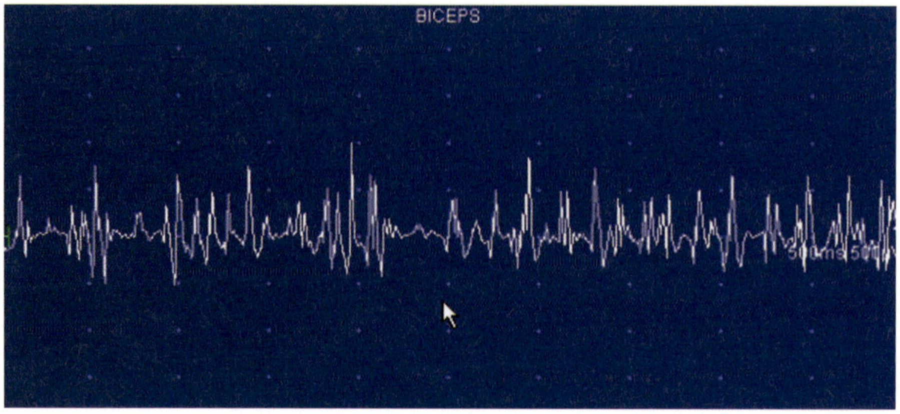

그림 12-19. 정상 동원양상: mild effort

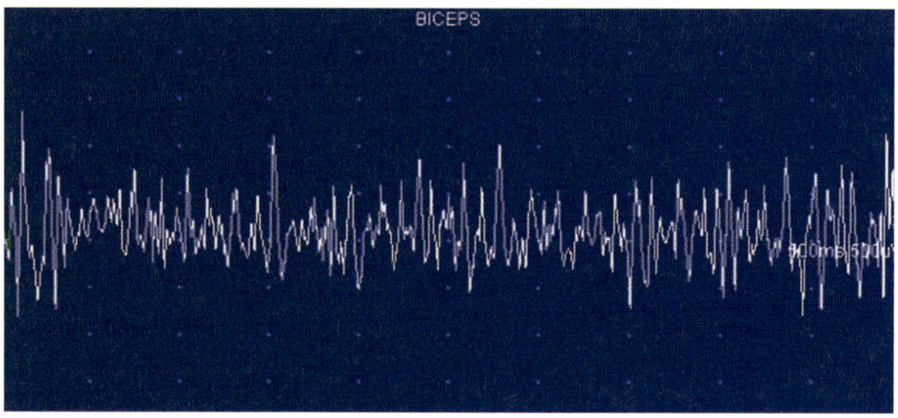

그림 12-20. 정상 동원양상: moderate effort

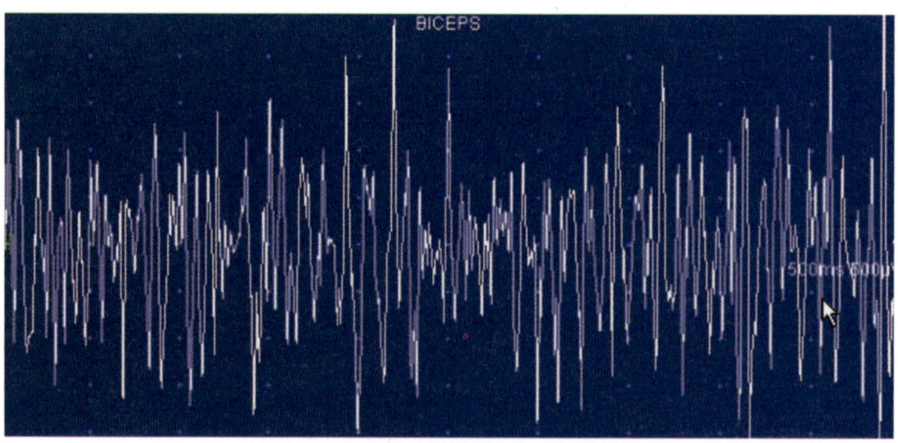

그림 12-21. 정상 동원양상: maximal effort

(2) 비정상 동원양상

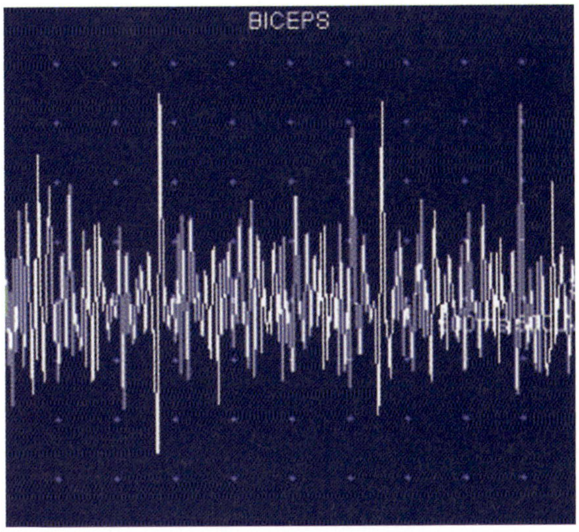

그림 12-22. 근육병 동원양상

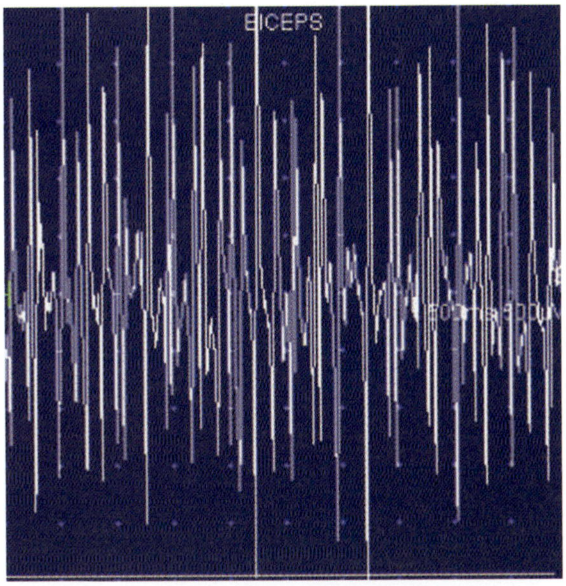

그림 12-23. 만성신경병 동원양상

5) 간섭양상(interference pattern)

최대한의 근수축 동안에는 여러 개의 운동단위가 겹쳐서 관찰되며 각각의 운동단위를 구별해낼 수 없다. 이러한 상태를 간섭이라고 하는데 근육을 최대한으로 수축시키면 여러 개의 MUAP가 겹쳐서 개별의 MUAP를 구분할 수 없게 되며 이 상태를 완전간섭양상(full interference pattern)이라고 한다. 탈신경 과정으로 운동단위가 감소하게 되면 감소된 간섭양상(reduced interference pattern)이라고 한다. 보통 신경원성이나 근육성 병변의 원인을 감별하기 위해서는 간섭보다는 동원을 관찰하는 것이 더 유용하다.

6) MUAP의 이상

MUAP는 신경원성 병변과 근육의 병변에서 다른 양상으로 나타난다. 신경원성 병변에서는 초기에는 동원될 수 있는 운동단위의 감소로 동원에 이상이 관찰되며 만성 탈신경 이후 신경 재지배가 일어나면 하나의 운동단위에 포함된 근육섬유의 수가 증가되므로, 진폭이 크고 지속시간이 긴 MUAP가 관찰된다.

근육의 병변에 의한 경우는 수축을 담당하는 근육섬유 자체가 감소하므로 진폭이 작고 지속시간이 짧은 MUAP가 관찰되며, 같은 힘을 내기 위해서는 더 많은 운동단위가 필요하게 되어 초기에 많은 운동단위가 동원되는 양상을 관찰할 수 있다.

표 12-2. 운동단위활동전위(MUAP)의 각 질환별 진단 기준

	운동단위 전위			
	지속시간	진폭	다위상성 MUAP	동원양상
정상	6~16 ms	0.5~5(M) 0.3~3.5(C)	정상 진폭 정상 지속시간	최대 근수축 시 최대 간섭
근육병증	<6 ms	<0.5(M) <0.3(C)	작은 진폭 짧은 지속시간	조기동원 작은 근수축에 최대 간섭
만성신경병증	>16 ms	>5(M) >3.5(C)	큰 진폭 긴 지속시간	최대 근수축 시 감소된 간섭

M: 단극성 바늘전극 C: 동심성 바늘전극

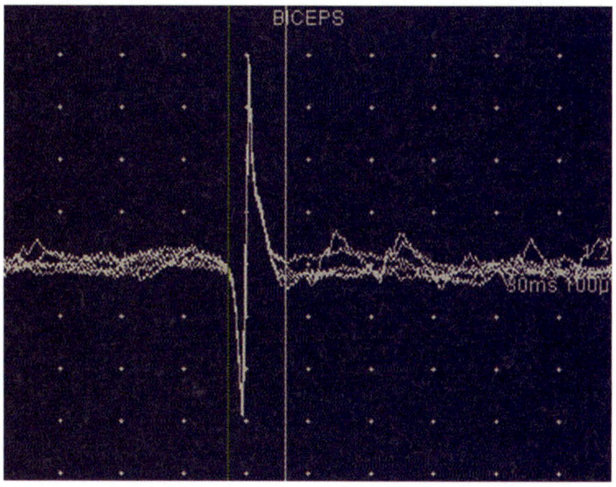

그림 12-24. MUAP이상: 근육병 – short and simple

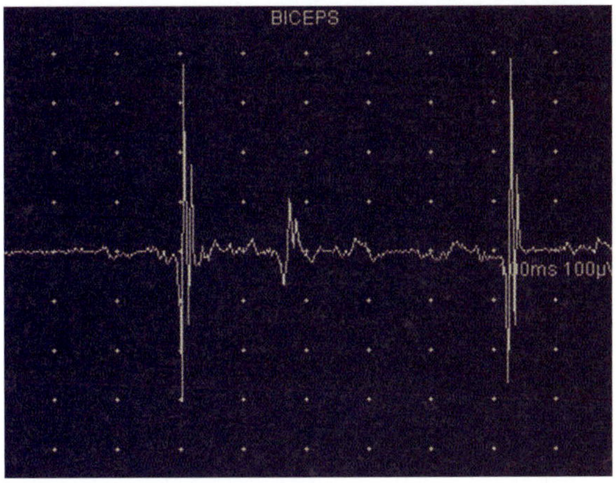

그림 12-25. MUAP이상: 근육병 - short and polyphasic

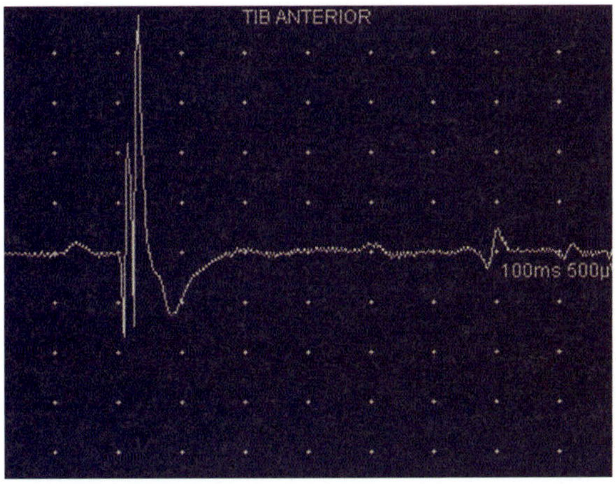

그림 12-26. MUAP이상: 만성신경병 – long polyphasic

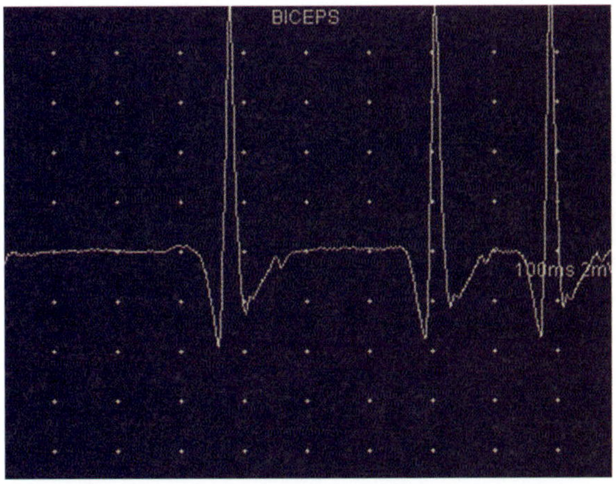

그림 12-27. MUAP이상: 만성신경병 – giant

4. 바늘근전도검사에 영향을 미치는 인자

1) 온도

MUAP의 지속시간과 진폭은 온도가 낮을수록 증가하여 1°C당 5~10% 증가한다. 대개의 MUAP 분석은 반 정량적으로 이루어지며, MUAP에 미치는 영향은 미미하나, 탈신경전위와 양성예파는 피부온도가 아주 낮은 경우에서는 잘 관찰되지 않으므로 환자에게 적당한 피부온도를 유지한 후 검사를 시행해야 한다. 반면에 근긴장전위는 낮은 온도에서 더 잘 관찰될 수 있다.

2) 근육

검사하는 근육에 따라 MUAP의 지속시간이 달라진다. 작은 근육일수록 지속시간이 짧고, 하지 근육이 상지 근육보다 지속시간이 길다.

3) 나이

가장 중요한 인자는 나이인데 나이가 증가함에 따라 MUAP의 지속시간과 진폭은 증가한다. 대개 출생 시부터 70대에 이를 때까지 60% 정도 증가하는 것으로 알려져 있다.

13 국소 신경병증(Focal Neuropathies)

1. 팔신경얼기(상완신경총, brachial plexus)

팔신경얼기는 다섯째에서 여덟째 목신경(경수신경, cervical nerve; C5–C8)과 첫째가슴신경(thoracic nerve; T1)의 앞가지(ventral rami)에 의해 형성되며 때로는 넷째목신경이나 둘째가슴신경 성분이 더해지기도 한다. 앞신경가지들은 차례대로 줄기(trunk), 갈래(division), 다발(cord)을 이루며 목에서 겨드랑으로 옮겨간다(그림 13-1).

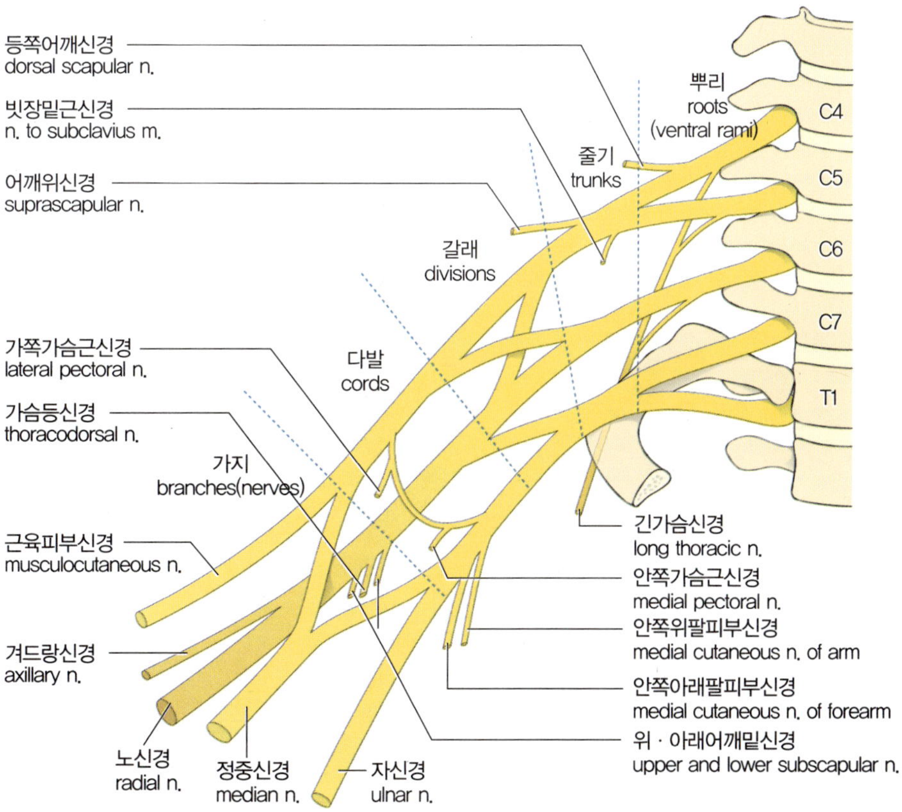

그림 13-1. 팔신경얼기

앞신경가지는 빗장밑동맥과 함께 앞목갈비근(scalenus anterior muscle)과 중간목갈비근(scalenus medius muscle) 사이를 지나며 그 경로 중에 중간목신경절 및 아랫목신경절(middle and inferior cervical ganglia)과 회색가지(gray rami)로 연결되며 이 회색가지를 통하여 각 척수신경으로 오는 교감신경섬유(sympathetic fibers)를 받는다. 목 아래 부위에서 앞신경가지는 통합되어 윗줄기(superior trunk; C5와 C6), 중간줄기(middle trunk; C7), 아래줄기(inferior trunk; C8과 T_1)를 형성한다(그림 13-1, 13-2).

신경줄기는 팔신경얼기가 목겨드랑관(cervicoaxillary canal)을 통해 빗장뼈 뒤를 지날 때 각각 앞갈래와 뒤갈래(anterior and posterior division)로 나뉘며 앞갈래는 팔의 앞부분(굽힘근)을 지배하고, 뒤갈래는 뒤부분(폄근)을 지배한다.

다시 팔신경얼기의 갈래는 서로 합쳐져 세개의 신경다발(cord)을 형성하고 이 다발은 겨드랑동맥의 둘째 부위를 둘러싸며 겨드랑동맥과의 위치 관계에 따라 가쪽, 안쪽, 뒤신경다발로 불린다. 가쪽다발(lateral cord)은 윗줄기와 중간줄기의 앞갈래가 합쳐져 형성되고, 안쪽다발(medial cord)은 아래줄기 앞갈래의 연속이며, 뒤다발(posterior cord)은 세줄기 모두의 뒤갈래가 합쳐져서 형성된다.

한편 팔신경얼기는 빗장뼈를 기준으로 하여 빗장위부분과 빗장아래부분으로 나뉜다. 빗장위부분(supraclavicular part)은 각 척수신경의 앞가지와 줄기가 이에 해당되며 여기에서 시작되는 신경으로는 등쪽어깨신경, 긴가슴신경, 빗장밑근신경, 어깨위신경이 있으며 이 신경들은 목에서부터 팔과 몸통으로 진행한다.

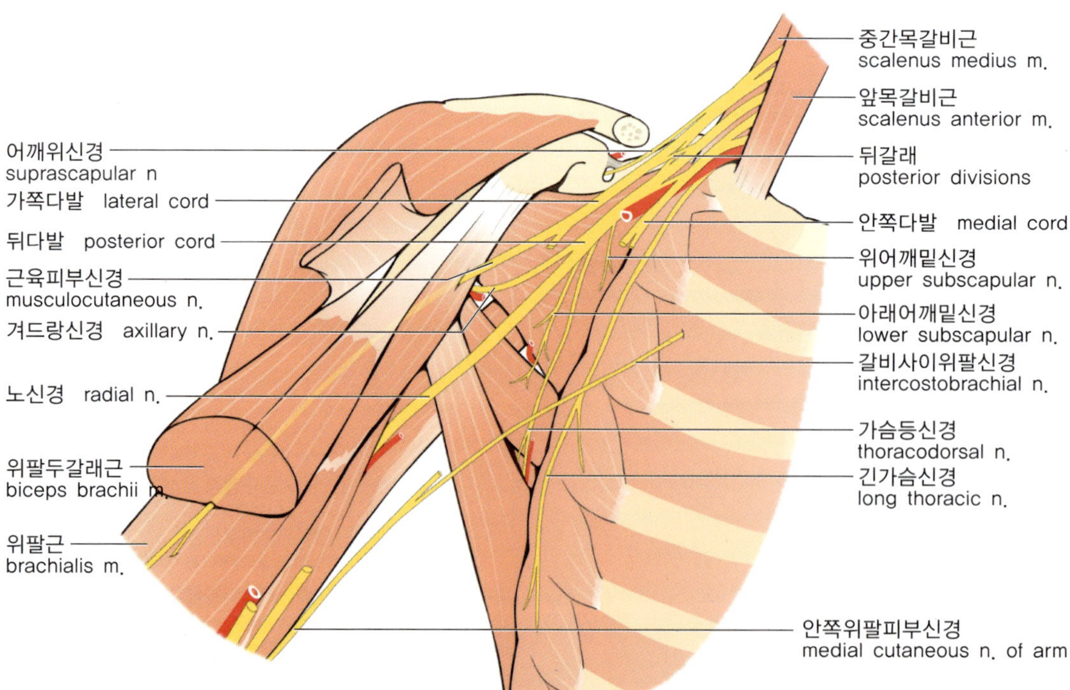

그림 13-2. 겨드랑뒤벽과 팔신경얼기

빗장아래부분(infraclavicular part)은 신경다발 세 개를 말하며 팔로 가는 중요한 신경은 대부분 이곳에서 비롯되는데 정중신경(median nerve), 노신경(요골신경, radial nerve), 자신경(척골신경, ulnar nerve), 근육피부신경(musculocutaneous nerve), 겨드랑신경(axillary nerve)이며 이 신경들 중 겨드랑신경을 제외한 나머지는 먼 쪽으로 진행하여 팔에 분포한다(그림 13-3).

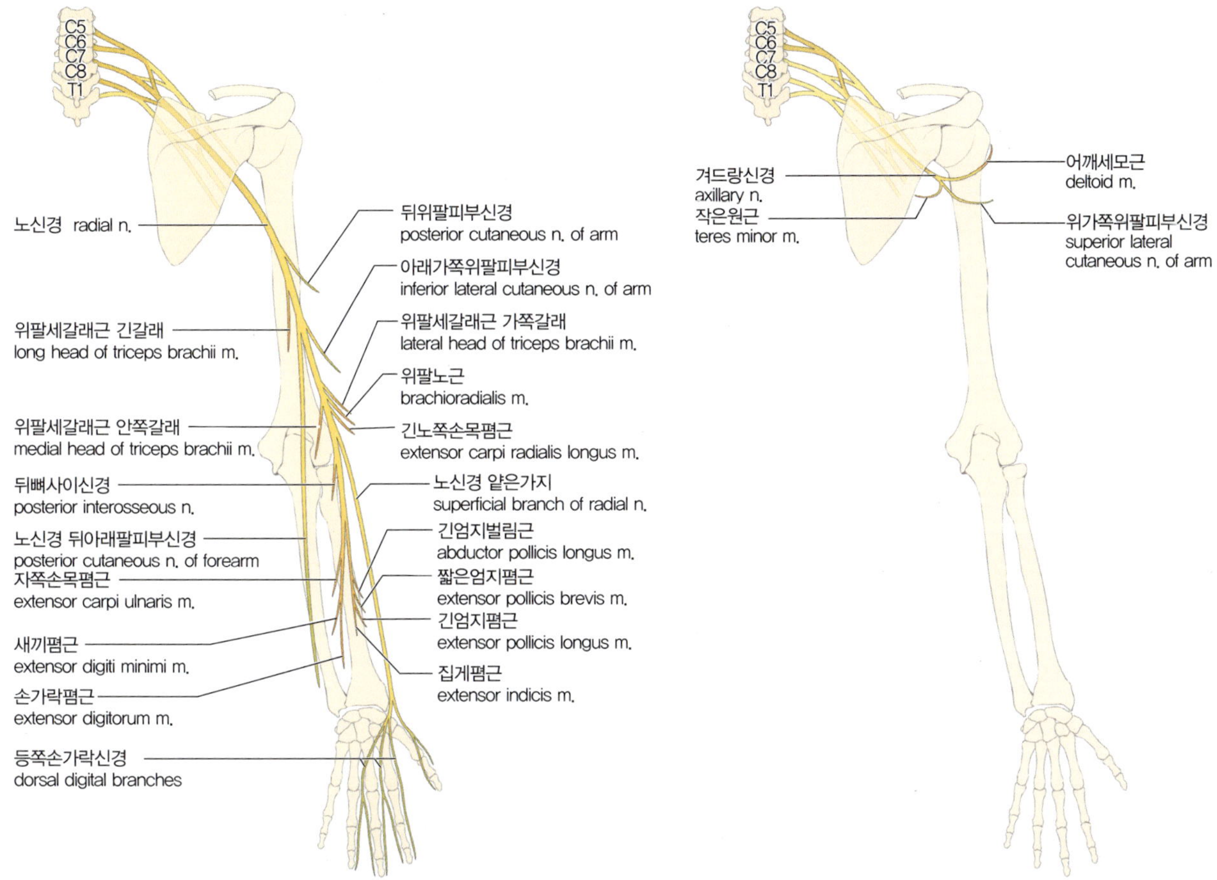

그림 13-3. **팔의 신경**

• 가쪽신경다발(lateral cord)의 가지

가쪽신경다발(lateral cord)은 주로 다섯째에서 여섯째 목신경 성분으로 구성되며 가쪽가슴근신경(lateral pectoral nerve; C5, C6, C7)을 낸 후 두 개의 종말가지인 근육피부신경(musculocutaneous nerve; C5, C6, C7)과 정중신경(median nerve)으로 나뉜다.

• 안쪽신경다발(medial cord)의 가지

안쪽신경다발(medial cord)은 여덟째 목신경과 첫째 목신경의 성분으로 구성되며 안쪽가슴근신경(medial pectoral nerve; C8, T1), 안쪽위팔피부신경(medial cutaneous nerve of arm; C8, T1), 안쪽아

래팔피부신경(medial cutaneous nerve of forearm; C8, T1) 등을 내고 종말가지인 자신경(척골신경, ulnar nerve)과 정중신경(median nerve)으로 나뉜다.

• 뒤신경다발(posterior cord)의 가지

뒤신경다발(posterior cord)은 다섯째 목신경에서 첫째가슴신경 성분으로 구성되며, 위어깨밑신경(upper subscapular nerve, C5, C6), 가슴등신경(thoracodorsal nerve; C6, C7), 아래어깨밑신경(lower subscapular nerve; C6, C7)등 세 가지를 낸 후 종말가지인 겨드랑신경(axillary nerve; C5, C6)과 노신경(요골신경, radial nerve; C5−C8, T1)으로 나뉜다.

1) 팔신경얼기 병증(상완신경총병증, brachial plexopathy)

• 팔신경얼기 손상의 병태생리: 주로 축삭 손실.
• 전기생리학적 검사는 수상 후 3~4주에 시행
• 광범위한 감각 및 운동신경전도검사와 바늘근전도검사를 시행
• 축삭 손상의 척도: SNAP, CMAP의 진폭(반대편과 비교)

(1) 팔신경얼기 손상의 병리 및 병태생리 반응

팔신경얼기 내에서 주행하는 신경섬유는 견인, 신장, 압박, 열상, 허혈, 방사선 조사 등의 여러 상해 요인에 의하여 손상될 수 있다.

① 축삭손실/축삭변형

대부분의 팔신경얼기 손상의 병리는 축삭손실이며, 가끔씩 탈수초성 전도차단을 동반하기도 한다. 축삭손실일 경우 손상 부위에서 먼쪽으로 왈러리언 변성이 이차적으로 발생하여 손상 정도에 따라 근력 약화 또는 마비와 감각 소실 및 자율신경장애를 초래한다. 축삭 손실형 팔신경얼기 손상은 이완된 신경섬유를 따라 전도부전을 초래하여, 신경전도검사상 거의 진폭에만 영향을 미치며, 잠복기나 전도속도에는 큰 변화가 없다.

운동신경검사에서 손상부위가 운동신경의 축삭을 따라 어느 부위에 위치하여도 복합근육활동전위(compound muscle action potential, CMAP)의 진폭은 영향을 받는다. 그러나 감각신경검사에서는 손상 부위가 후근신경절과 그 먼쪽에 있을 때만 감각신경활동전위(sensory nerve action potential, SNAP)의 진폭이 영향을 받는다. 더욱이 신경절후 부위의 불완전 축삭손실형 손상일 경우 SNAP의 진폭이 CMAP보다 더 심하게 변화하는 경우가 흔히 있다. 그러므로 중등도의 축삭손실형일 경우 CMAP의 진폭은 정상 범주에 속하지만 그에 상응하는 신경의 SNAP의 진폭은 작아질 수 있다. 이보다 심한 축삭손실형일 경우 CMAP는 진폭은 작더라도 유발되지만 SNAP는 유발되지 않게 된다. 이렇게 축삭손실의 정도를 파악하는데 일반적으로 SNAP의 진폭이 신경전도검사에서 가장 민감한 척

도이다.

팔신경얼기 손상의 전기진단시 광범위한 감각신경전도검사가 반드시 필요하며 반대측도 같이 시행하여 비교하는 것이 좋다. 이환된 측의 SNAP의 진폭이 정상 범주에 있어도 반대 측과 비교하여 50% 이하인 경우는 비정상으로 간주한다.

② 국소성 탈수초화

국소적으로 탈수초화 된 손상은 축삭손실형과는 달리 병소가 신경섬유의 비교적 짧은 부분에만 국한되기 때문에 일반적으로 먼쪽의 축삭이나 수초의 변성을 일으키지 않는다. 탈수초화의 정도에 따라 병소부위의 신경전도가 느려지거나 차단된다. 탈수초성 전도지연은 병소부위를 지나가는 신경섬유의 전도속도가 정상보다 느려지긴 하지만 신경전도 자체는 이뤄지는 것이므로 근력약화나 감각 장애 등의 증상을 초래하지 않아 임상적으로 큰 의의는 없다.

이와는 달리 탈수초성 전도차단은 축삭 손실이 된 경우와 거의 동일한 증상을 가져올 수 있다. 그러나 팔신경얼기 손상에서 이러한 병태생리 반응은 흔하지 않을 뿐만 아니라 대부분 축삭 손실을 동반하게 된다. 탈수초성 전도차단은 대개 외상성 팔신경얼기 손상 등의 초기(수상 후 6~8주)에 관찰될 수 있으며, 예후가 매우 좋은 편이다.

수상 후 7일 이후에 구한 CMAP의 진폭이 임상적으로 관찰된 근력 약화와 바늘근전도검사상 운동단위 전위의 수의 감소 정도에 비하여 너무 크다고 판단될 때는 탈수초성 전도차단의 가능성을 항상 염두에 두어야 한다.

(2) 전기진단검사

팔신경얼기 손상 시 병소의 위치와 손상 정도를 평가하는 전기진단검사방법으로는 감각 및 운동신경전도검사, 바늘근전도검사와 체성감각유발전위, 운동유발전위, F파 검사, H반사 등이 있다. 그러나 신경전도검사와 바늘근전도검사만으로도 임상적으로 유용한 전기생리학적 평가를 충분히 할 수 있으므로, 체성감각유발전위, 운동유발전위, F파 검사, H반사 등의 임상적 효용성은 크지 않다.

팔신경얼기의 전기진단시 통상적으로 시행되는 신경전도검사인 정중신경과 자신경(척골신경)의 운동 및 감각 신경전도검사는 같이 주로 하부 신경줄기(lower trunk)과 안쪽신경다발(medial cord)을 평가한다. 따라서 팔신경얼기 전체를 평가하기 위하여 좀 더 광범위한 신경전도검사가 이뤄져야 한다. 팔신경얼기 손상은 거의 축삭손실형이므로 신경전도검사시 잠복기나 전도속도보다는 SNAP와 CMAP의 진폭이 축삭손실의 정도와 병소의 위치를 파악하는 데 더 유용하다.

① 감각신경전도검사

정중신경과 자신경(척골신경)뿐만 아니라 상지에 분포하는 감각신경을 광범위하게 포함시켜야 한다. 정중신경은 제1수지, 제2수지, 제3수지에서 각각 기록하고, 흔히 시행하지 않는 신경인 가쪽아래팔피부신경(lateral antebrachial cutaneous nerve), 안쪽아래팔피부신경(medial antebrachial cutaneous nerve), 등쪽척골피부신경(dorsal ulnar cutaneous nerve) 등을 검사하여 진단의 정확도를 높일 수 있다. 이때 가장 중요한 척도는 SNAP의 진폭을 반대편의 진폭과 비교하여야 한다는 점이다.

표 13-1. **감각신경전도검사에 따른 팔신경얼기손상 부위**

SNAP	CORD	DIVISION	TRUNK	ROOT
lateral antebrachial cutaneous	lateral	anterior	upper	C6
median (1st digit)	lateral	anterior	upper	C6
median (3st digit)	lateral	anterior	middle	C7
radial (1st digit)	posterior	posterior	upper	C6
radial (posterior antebrachial cutaneous)	posterior	posterior	middle	C7
ulnar (5th digit)	medial	anterior	lower	C8
ulnar (dorsal ulnar cutaneous)	medial	anterior	lower	C8
medial antebrachial cutaneous	medial	anterior	lower	T1

SNAP: sensory nerve action potential, 감각신경활동전위

② 운동신경전도검사

운동신경검사는 운동신경의 먼쪽을 자극하여 CMAP를 구한다. 운동신경전도에서도 잠복기나 전도속도가 아니라 진폭이 가장 중요한 척도이다. CMAP의 기록은 표면 전극을 사용하며, 진폭은 기저선에서 음성 최고점을 측정하고, 반대편의 정상치와 비교한다. 10~20%의 진폭의 차이는 정상범주에 속하지만 40−50% 이상일 경우는 상당한 축삭 손실을 의미한다. 단 진폭과 함께 CMAP의 시간분산(temporal dispersion)이 증가하였을 때는, 단순히 진폭만 비교하지 말고 면적을 고려하여야 한다. 쇄골상와에서의 전기자극은 몸쪽에서의 전도차단이 의심될 때와 몸쪽에 위치에 근육(어깨세모근, 삼두군, 이두군 등)에 분포하는 신경에만 시행하여도 충분하다. 팔신경얼기는 심부에 위치하므로, 검사에 있어 쇄골상와의 Erb's Point에는 좀 더 강한 전기자극을 가하게 된다. 이때 실제 자극부위는 신경줄기 부위인 Erb's point가 아니라 팔신경얼기 전체이다.

표 13-2. **팔신경얼기손상 평가를 위한 신경전도검사**

감각신경전도검사	운동신경 전도 검사
• median nerve	• median nerve
• ulnar nerve	• ulnar nerve
• lateral antebrachial cutaneous nerve	• axillary nerve
• medial antebrachial cutaneous nerve	• musculocutaneous nerve
• superficial radial nerve	• radial nerve

③ 바늘근전도검사

바늘근전도검사는 축삭 손실에 대하여 가장 예민한 검사 방법이다. 또한, 병소의 위치와 손상 정도를 파악하는 데 가장 중요하므로 광범위하게 많은 근육을 검사하여야 하며, 운동 및 감각신경전도검사와 바늘근전도검사의 결과를 종합하여 진단의 정확성을 최대화할 수 있다.

표 13-3. **팔신경얼기의 해부학적 연결구조**

MUSCLE	ROOT	TRUNK	DIVISION	CORD	PERIPHERAL NERVE
Anterior Primary rami Origin					
Rhomboids	(C4), C5				Dorsal scapular
Serratus anterior	C5, C6, C7				Long thoracic
Trunk Origin					
Supraspinatus	C5, C6	Upper			Suprascapular
Infraspinatus	C5, C6	Upper			Suprascapular
Cord Origin					
Pectoralis major (clavicular portion)	C5, C6, C7	Upper/Middle	Anterior	Lateral	Lateral pectoral
Pectoralis major (sternocostal portion)	C8, T1	Lower	Anterior	Medial	Medial pectoral
Pectoralis minor	C6, C7, C8	Upper/Middle/Lower	Anterior	Lateral/Medial	Lateral/Medial pectoral
Latissimus dorsi	C6, C7, C8	Upper/Middle/Lower	Posterior	Posterior	Thoracodorsal
Teres major	C5, C6	Upper	Posterior	Posterior	Subscapular
Teres minor	C5, C6	Upper	Posterior	Posterior	Axillary
Terminal Branch Origin					
Biceps brachii	C5, C6	Upper	Anterior	Lateral	Musculocutaneous
Deltoid	C5, C6	Upper	Posterior	Posterior	Axillary
Triceps	C6, C7, C8	Upper/Middle/Lower	Posterior	Posterior	Radial
Anconeus	C7, C8	Middle/Lower	Posterior	Posterior	Radial
Brachioradialis	C5, C6	Upper	Posterior	Posterior	Radial
Extensor carpi radialis	C6, C7	Upper/Middle	Posterior	Posterior	Radial
Extensor digitorum	C7, C8	Middle/Lower	Posterior	Posterior	Radial

Extensor indicis	C7, C8	Middle/Lower	Posterior	Posterior	Radial
Pronator teres	C6, C7	Upper/Middle	Anterior	Lateral	Median
Flexor carpi radialis	C6, C7, (C8)	Upper/Middle/Lower	Anterior	Lateral/Medial	Median
Flexor pollicis longus	(C7), C8, T1	Middle/Lower	Anterior	Lateral/Medial	Median
Pronator quadratus	C7, C8	Middle/Lower	Anterior	Lateral/Medial	Median
Abductor pollicis bravis	C8, T1	Lower	Anterior	Medial	Median
Oppenens pollicis	C8, T1	Lower	Anterior	Medial	Median
Flexor carpi ulnaris	C8, T1	Lower	Anterior	Medial	Ulnar
Flexor digitorum profundus (III, IV)	C8, T1	Lower	Anterior	Medial	Ulnar
Abductor digiti minimi	C8, T1	Lower	Anterior	Medial	Ulnar
First dorsal interosseous	C8, T1	Lower	Anterior	Medial	Ulnar

(3) 위치에 따른 전기진단검사

① 제5, 6경추 신경뿌리와 상부신경줄기(upper trunk)

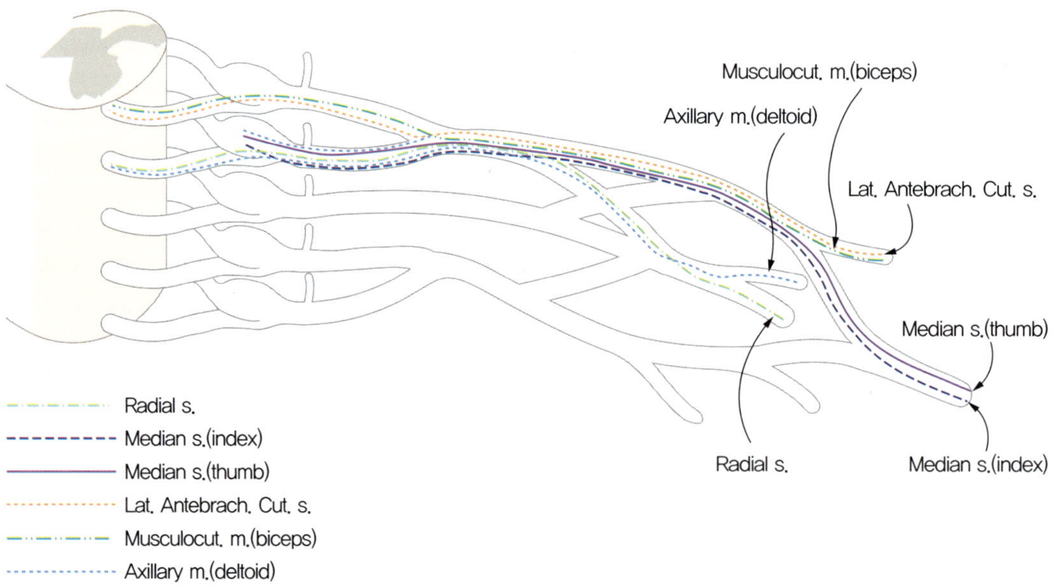

㉠ 임상증상

- 어깨의 외전(abduction), 외측회전(external rotation), 주관절 굴전 약화
- 감각 장애는 경미함
- 어깨세모근 영역의 피부에 국한하여 작은 patch모양의 이상
- 어깨처짐(droopy shoulder)

㉡ 감각신경전도검사

- 정중신경(median nerve), 자신경(척골신경, ulnar nerve)
- 가쪽아래팔피부신경(lateral antebrachial cutaneous nerve)
- 정중신경(첫 번째 손가락)
- 얕은노신경(천요골신경, superficial radial nerve)

㉢ 운동신경전도검사

- 정중신경(median nerve), 자신경(척골신경, ulnar nerve)
- 겨드랑신경(axillary nerve)
- 근육피부신경(musculocutaneous nerve)
- 노신경(요골신경, radial nerve)

㉣ 바늘근전도검사

- 경추주위근(cervical paraspinal muscle)
- 가시위근(supraspinatus muscle), 가시아래근(infraspinatus muscle)
- 어깨세모근(deltoid muscle), 위팔두갈래근(이두근, biceps brachii muscle)
- 위팔노근(brachioradialis muscle)
- 원엎침근(pronator teres muscle)
- 요측수근신근(extensor carpi radialis muscle)
- 큰가슴근(pectoralis major muscle)

* 전거근(serratus anterior muscle)과 능형근(rhomboid muscle)을 지배하는 장흉신경(long thoracic nerve)과 견갑배신경(dorsal scapular nerve), 경추 신경뿌리(cervical paraspinal muscle)의 척수신경에서 직접 분지하므로 이 근육에서 탈신경 소견을 보이면 신경절전 병변을 의심하게 된다. 그러나 각 신경이 주행 중 단독으로 손상을 받을 수 있으므로, 이들 근육의 바늘근전도검사 소견만으로 신경절전 손상인지 신경절후 손상인지 판정할 수는 없다.

② 제7경추 신경뿌리와 중간 신경줄기(middle trunk)

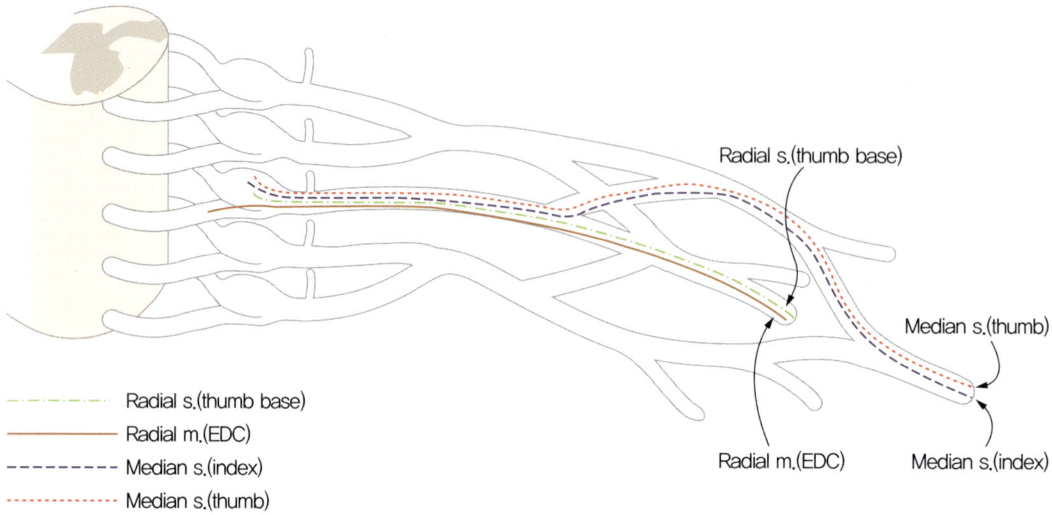

㉠ 임상증상

- 현저한 위팔세갈래근(삼두근)의 근력약화
- 어깨세모근 건반사의 소실
- 손의 배부 및 제2, 3수지에 연접한 부위의 감각이상

㉡ 감각신경전도검사

- 정중신경(세 번째 손가락에서 기록)
- 정중신경(두 번째 손가락에서 기록)
- 얕은노신경(천요골신경)에 대한 검사를 시행한다.

* 제3수지에서 기록한 정중신경검사의 신뢰도가 가장 크다.

㉢ 운동신경전도검사

- 정중신경(median nerve), 자신경(척골신경, ulnar nerve)

㉣ 바늘근전도검사

- 경추주위근(cervical paraspinal muscle)
- 위팔세갈래근(삼두근, triceps muscle)
- 주근(anconeus muscle)
- 원엎침근(pronator teres muscle)
- 노쪽손목굽힘근(flexor carpi radialis muscle)
- 총지신근(extensor digitorum communis muscle)

*이 근육들은 제6경추 신경뿌리가 중복 지배하는 경우가 많아 바늘근전도검사만으로는 병소가 상부 신경줄기 신경얼기에만 있는지 아니면 상부와 중간 신경줄기를 모두 포함하는지를 구별하기 어렵다.

③ 제8경추/제1흉추 신경뿌리 하부 신경줄기(Lower trunk)

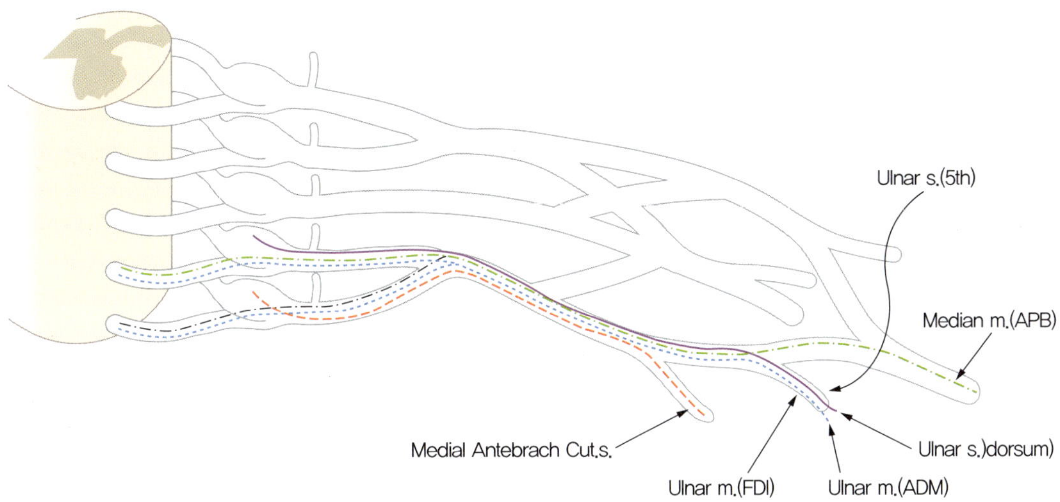

㉠ 임상증상

- 정중신경과 자신경(척골신경) 침범이 복합된 수부장애가 특징인데 자신경(척골신경) 분획이 더 현저히 침범됨이 보통임
- 위축되고 약한 수부(wasted, weak hand)를 유발

㉡ 감각신경전도검사

- 자신경(척골신경, ulnar nerve)
- 등쪽척골피부신경(dorsal ulnar cutaneous nerve)
- 가쪽아래팔피부신경(lateral antebrachial cutaneous nerve)
- 안쪽아래팔피부신경(medial antebrachial cutaneous nerve)

㉢ 운동신경전도검사

- 정중신경(median nerve)
- 자신경(척골신경, ulnar nerve)
  - 새끼벌림근(abductor digiti minimi muscle)
  - 첫째등쪽뼈사이근(first dorsal interosseous muscle)

㉣ 바늘근전도검사

- 경추주위근(cervical paraspinal muscle)
- 짧은엄지벌림근(abductor pollicis brevis muscle)
- 새끼벌림근(abductor digiti minimi muscle)
- 첫째등쪽뼈사이근(first dorsal interosseous muscle)
- 긴엄지굽힘근(flexor pollicis longus muscle)
- 자쪽손목굽힘근(flexor carpi ulnaris muscle)
- 깊은손가락굽힘근(flexor digitorum profundus muscle)
- 집게폄근(extensor indicis proprius muscle)
- 짧은엄지폄근(extensor pollicis brevis muscle)
- 작은가슴근(pectoralis minor muscle)

④ 후신경다발(posterior cord)

㉠ 임상증상

- 어깨세모근(deltoid muscle), 위팔세갈래근(삼두근, triceps muscle), 요측수근신근(extensor carpi radialis muscle), 총지신근(extensor digitorum communis muscle) 등의 근육 마비

㉡ 감각신경전도검사

- 얕은노신경(천요골신경, supeficial radial nerve)

㉢ 운동신경전도검사

- 겨드랑신경(axillary nerve)
- 노신경(요골신경, radial nerve)

㉣ 바늘근전도검사

- 어깨세모근(deltoid muscle)
- 위팔세갈래근(삼두근, triceps muscle)
- 주근(anconeus muscle)
- 위팔노근(brachioradialis muscle)
- 요측수근신근(extensor carpi radialis muscle)
- 총지신근(extensor digitorum communis muscle)
- 집게폄근(extensor indicis proprius muscle)
- 짧은엄지폄근(extensor pollicis brevis muscle)

⑤ 외측신경다발(lateral cord)

㉠ 임상증상

- 상신경줄기 병변과 감별을 요하는데, 상신경줄기 병변에서 흔히 수반되는 어깨처짐 현상이 없으면 외측신경다발 이상으로 간주된다.

㉡ 감각신경전도검사

- 가쪽아래팔피부신경(lateral antebrachial cutaneous nerve)
- 정중신경(세 번째 손가락에서 기록), 정중신경(두 번째 손가락에서 기록)

㉢ 운동신경전도검사

- 근육피부신경(musculocutaneous nerve)

㉣ 바늘근전도검사

- 위팔두갈래근(이두근, biceps muscle)
- 상완근(brachial muscle)
- 원엎침근(pronator teres muscle)
- 노쪽손목굽힘근(flexor carpi radialis muscle)

⑥ 내측신경다발(medial cord)

㉠ 임상증상

- 수부의 마비를 나타내는데 정중신경과 자신경마비의 혼합형

㉡ 감각신경전도검사

- 안쪽아래팔피부신경(medial antebrachial cutaneous nerve)
- 자신경(척골신경) – 다섯 번째 손가락
- 자신경(척골신경) – 등쪽척골피부신경(dorsal ulnar cutaneous nerve)

㉢ 운동신경전도검사

- 정중신경(median nerve)
- 자신경(척골신경, ulnar nerve)
  - 첫째등쪽뼈사이근(first dorsal interosseous muscle)에서 기록
  - 새끼벌림근(abductor digiti minimi muscle)에서 기록

㉣ 바늘근전도검사

- 짧은엄지벌림근(abductor pollicis brevis muscle)
- 새끼벌림근(abductor digiti minimi muscle)
- 첫째등쪽뼈사이근(first dorsal interosseous muscle)
- 긴엄지굽힘근(flexor pollicis longus muscle)

- 자쪽손목굽힘근(flexor carpi ulnaris muscle)
- 깊은손가락굽힘근(flexor digitorum profundus muscle)
- 엄지모음근(adductor pollicis muscle)

2. 정중신경(Median nerve)

정중신경은 팔신경얼기의 가쪽다발에서 비롯된 가쪽뿌리(lateral root, C6, C7)와 안쪽다발에서 비롯된 안쪽뿌리(medial root, C8, T1)가 합쳐져 만들어진다. 이 신경은 위팔에서는 어떠한 가지도 내지 않고 아래팔로 내려가 자쪽손목굽힘근(flexor carpi ulnaris muscle)과 깊은손가락굽힘근(flexor digitorum profundus muscle)의 자쪽 절반을 제외한 아래팔앞칸의 굽힘근에 근육가지를 내고, 손에서 피부 일부와 손의 고유근육 중 다섯 개에 분포한다(그림 13-3).

정중신경은 위팔동맥의 가쪽에 놓여 아래쪽으로 달리다 위팔의 중간부분에서 서서히 위팔동맥을 가로질러 이 동맥의 안쪽에 놓이게 되며 위팔근과 닿게 된다. 그 후 정중신경은 팔오금으로 내려가 위팔두갈래근널힘줄과 팔오금중간정맥(주정중피정맥, median cubital vein) 깊이 위치한다. 정중신경은 겨드랑 또는 위팔에서 다른 가지는 내지 않으나 팔굽관절로 가는 관절가지를 낸다(그림 13-4~6).

정중신경은 아래팔 앞칸의 주된 신경이다. 이 신경은 위팔의 중간 부분에서 위팔동맥(brachial artery)의 안쪽에서 팔의 오금부위로 들어와서 원엎침근(pronator teres muscle)을 지나 얕은손가락굽힘근(flexor digitorum superficialis muscle)과 깊은손가락굽힘근(flexor digitorum profundus muscle) 사이를 지나 손목방향으로 간다. 손목에서는 긴손바닥근(palmaris longus muscle)과 노쪽손목굽힘근(flexor carpi radialis muscle)의 힘줄사이를 지나간다. 전방골간신경(전골간신경, anterior interosseous nerve)은 팔오금 먼쪽 부분에서 일어나 자동맥의 가지인 앞뼈사이 동맥과 같이 뼈사이막 앞면에서 깊은손가락굽힘근과 긴엄지굽힘근(flexor pollicis longus muscle) 사이를 따라서 아래로 달려 네모엎침근(방형회내근, pronator quadratus muscle)에 도달한다. 이 근육에 가지를 내고 손목관절과 손목뼈사이관절에 가지를 낸다. 되돌이가지(C8, T1)는 정중신경에서 일어나 굽힘근 지지띠를 향해 먼쪽으로 나가고 이 지지띠를 지나자마자 휘어져 엄지두덩근육(무지근, thenar muscle)을 지배한다(그림 13-7).

정중신경 손바닥가지(장피지, palmar cutaneous branch)는 굽힘근지지띠 바로 몸쪽에서 일어나 긴손바닥근(palmaris longus muscle)과 노쪽손목굽힘근(flexor carpi radialis muscle) 힘줄 사이를 지나 표면으로 나와 손바닥 가쪽 부분의 피부에 분포한다(그림 13-8).

정중신경은 첫째, 둘째, 셋째 손가락 전부와 넷째 손가락의 가쪽 1/2의 손바닥 쪽 피부에 분포하며 이들 손가락의 먼 쪽 1/2의 등 쪽 피부에도 분포하는 감각신경섬유를 낸다. 손바닥 중심에 분포하는 감각신경은 손목굴의 몸쪽에서 분지하며 손목굴 표면을 통과하는 손바닥가지(palmar branch of median nerve)가 분포한다. 따라서 이 부위의 피부는 손목굴보다 먼쪽에 있지만 손목굴증후근(carpal tunnel syndrome)이 있는 경우에도 감각이 소실되지 않는다(그림 13-9, 10).

정중신경손상은 병변 부위에 따라 임상증상이 다르게 나타나며 제6 또는 제7경수 신경뿌리나 팔신경얼기 병변 등을 감별 진단해야 한다.

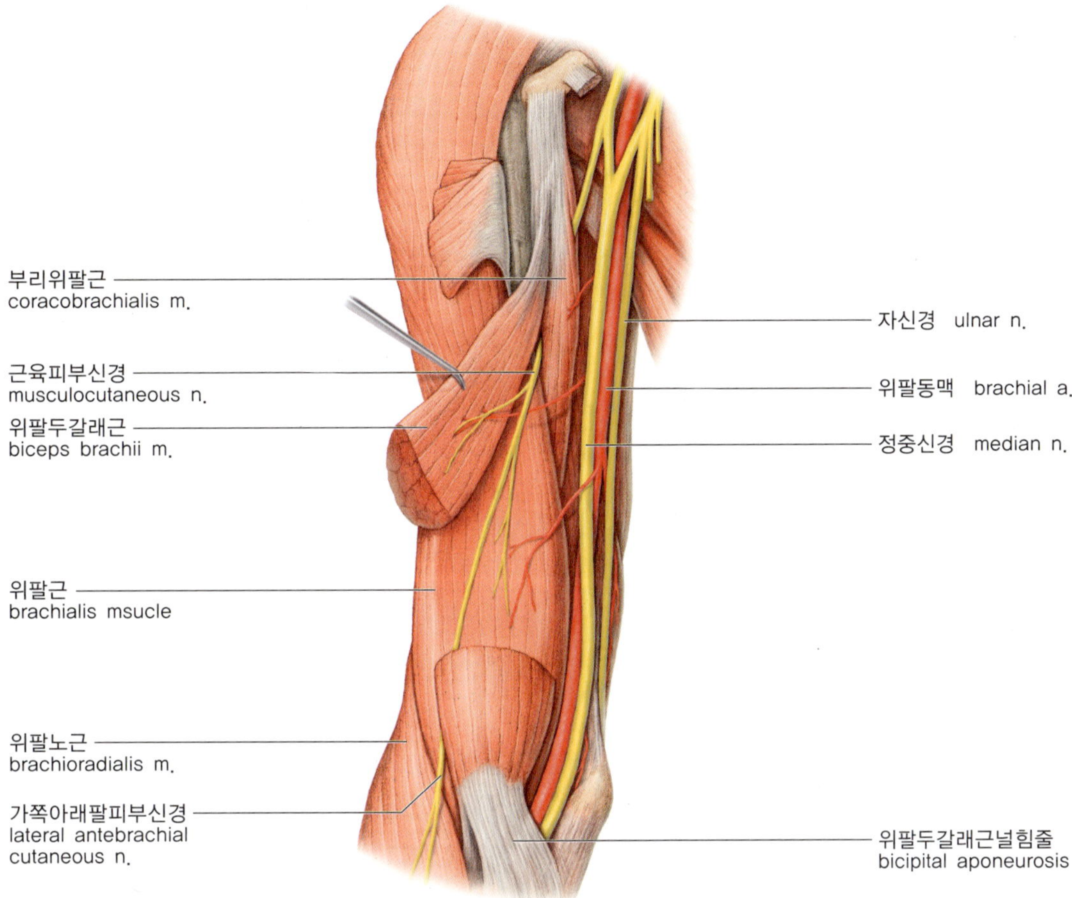

깊은층

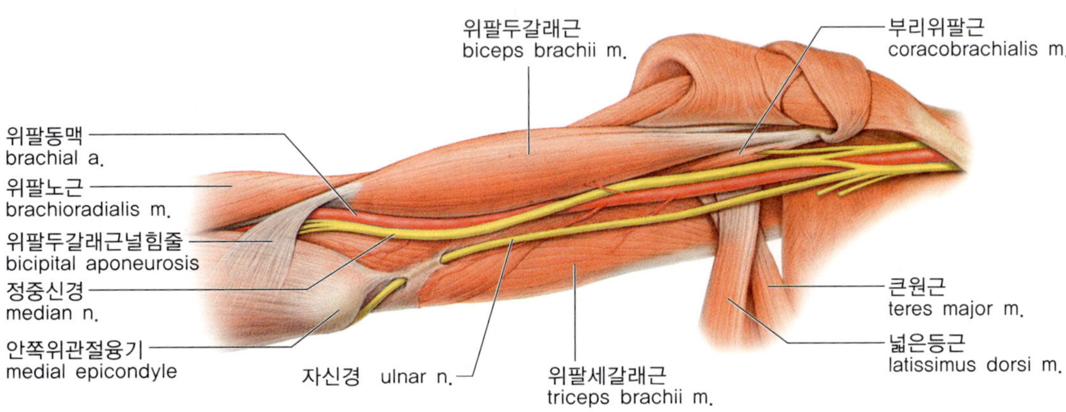

얕은층

그림 13-4. 위팔앞칸의 근육, 혈관, 신경

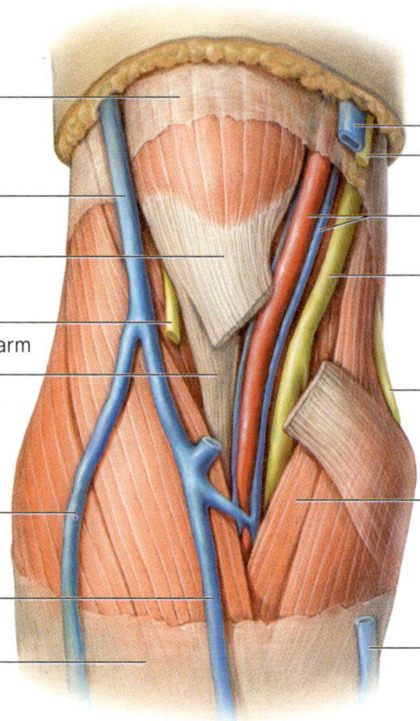

그림 13-5. 팔오금의 얕은층 구조

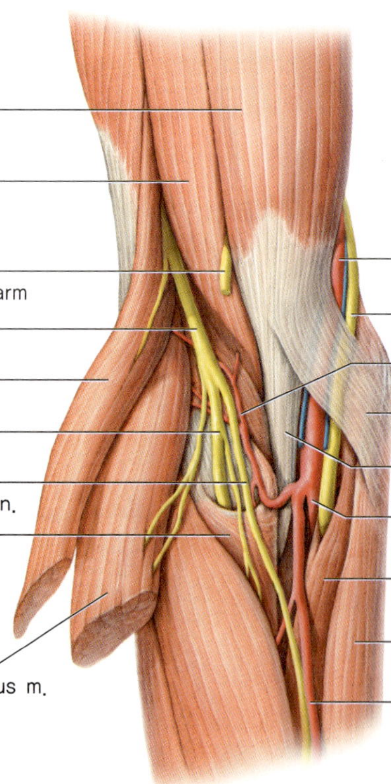

그림 13-6. 팔오금의 깊은층 구조

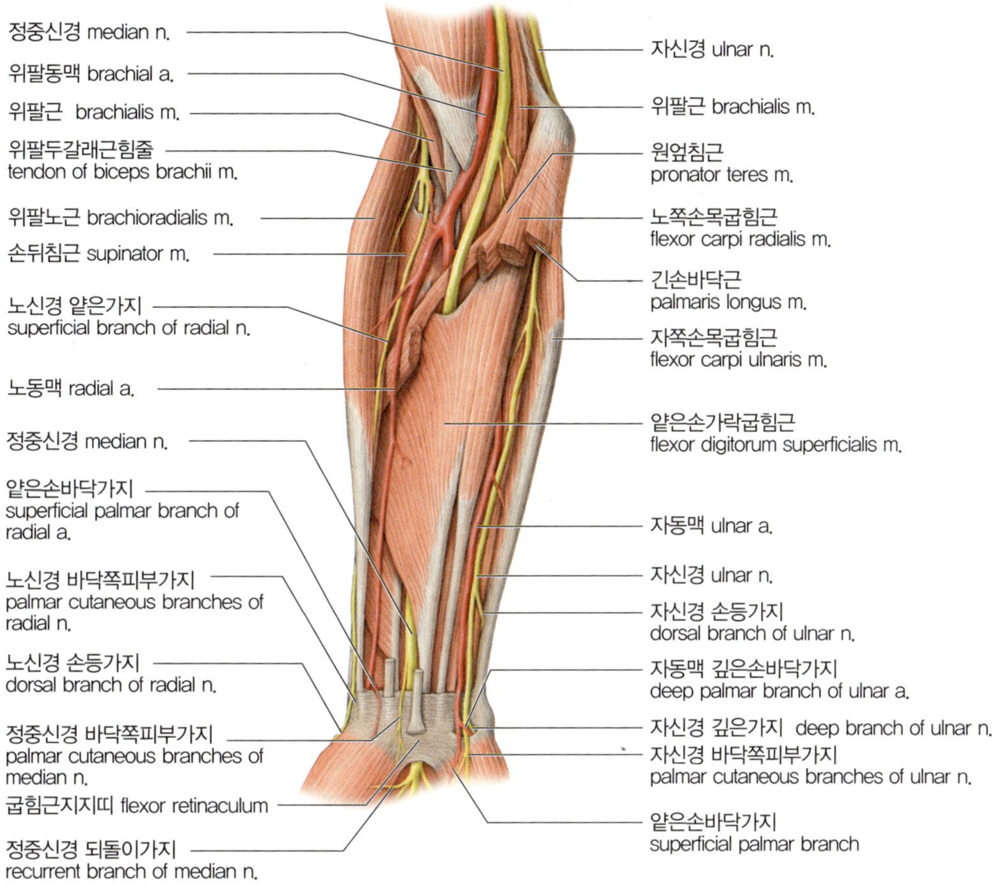

그림 13-7. 아래팔의 중간층근육

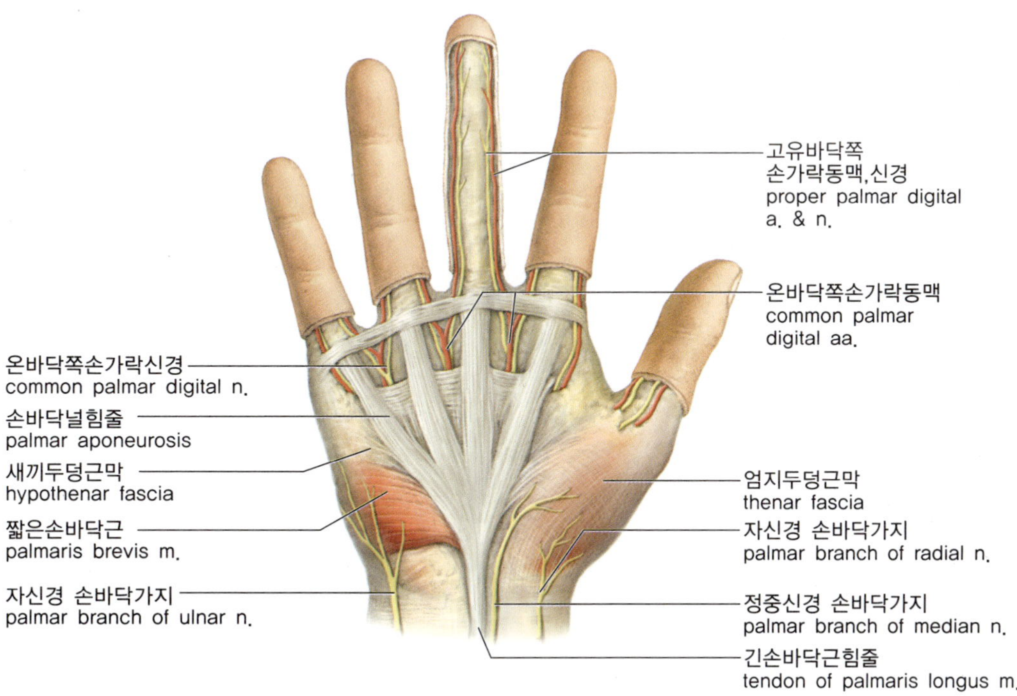

그림 13-8. 손바닥근막

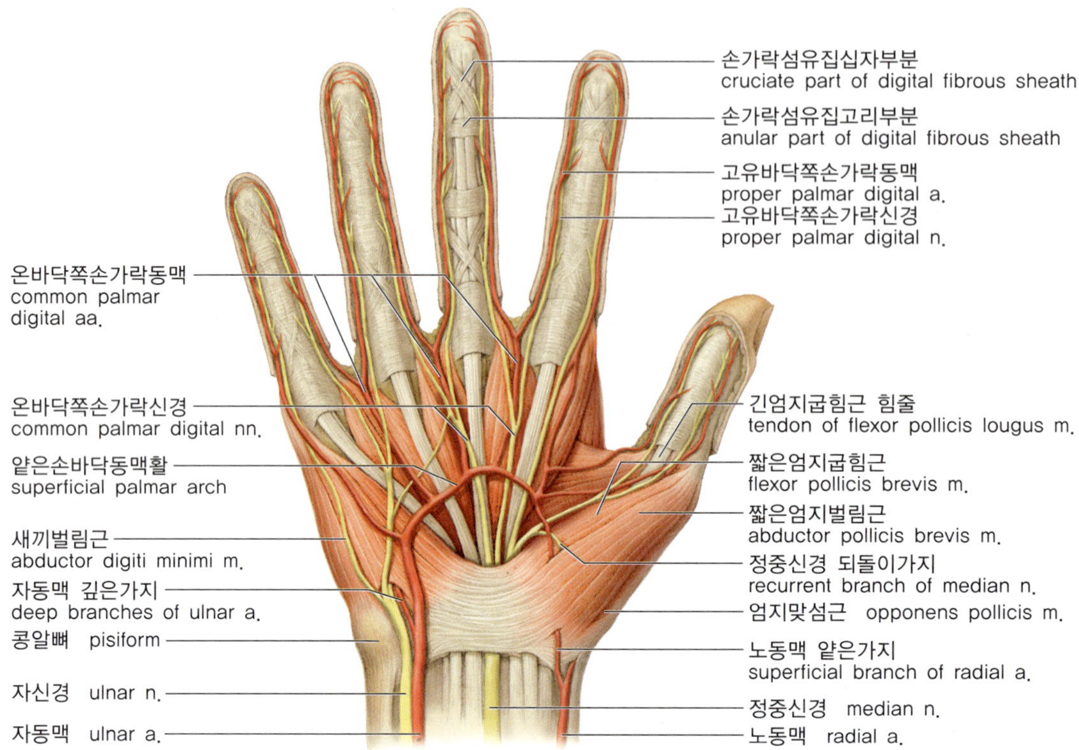

그림 13-9. 손바닥의 얕은층

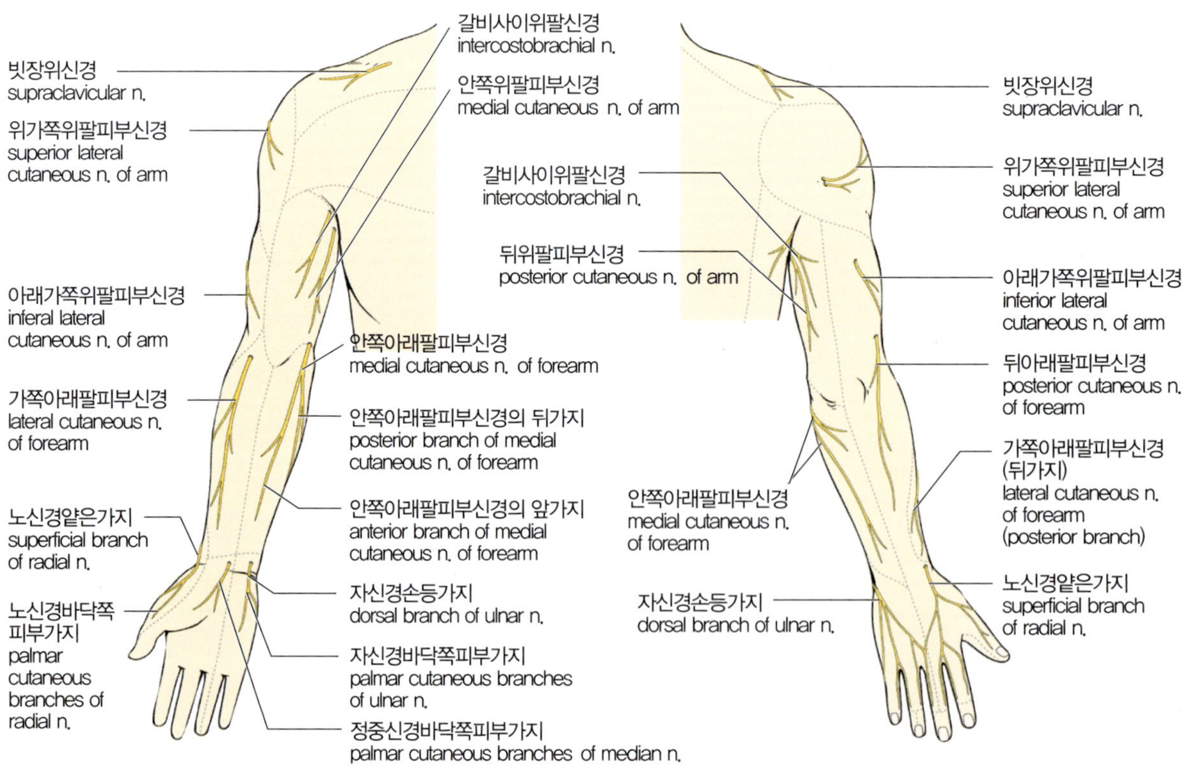

그림 13-10. 팔의 피부신경

1) 손목굴증후군(carpal tunnel syndrome)

손목굴증후군(carpal tunnel syndrome, CTS)은 정중신경에 생기는 포착성 신경병증 중 가장 흔한 질병이다. 이 증후군은 중년 여성에서 가장 흔히 발생하고 남여에서 발생비율은 1:3이며 40~60세가 전체 환자의 58%를 차지한다. 과도한 손목의 사용 및 외상에 의한 수근관의 압력증가 등으로 정중신경이 압박되어 생기는 증후군으로 정중신경 분포지역에 저린감, 통증, 감각이상 및 수부악력 약화 등의 증상을 보인다. 양측성을 보이는 경우가 흔하다.

(1) 손목굴증후군의 원인

- 전신적원인: 류마티스성 관절염, 선단거대증, 갑상선 기능저하증, 당뇨병, 비만, 임신, 말단 거대증, 과잉골화증
- 국소적원인: 요골 먼쪽 골절, 지방종, 혈관종, 결절종 및 염증

(2) 손목굴증후군의 임상증상(그림 13-11)

- 야간 통증 및 이상감각(paresthesia): 손을 흔들거나 위로 들면 증상이 나아진다.
- 정중신경지배 영역의 감각소실(sensory loss)
- 엄지두덩근육(무지근, thenar muscle)의 위약 및 위축

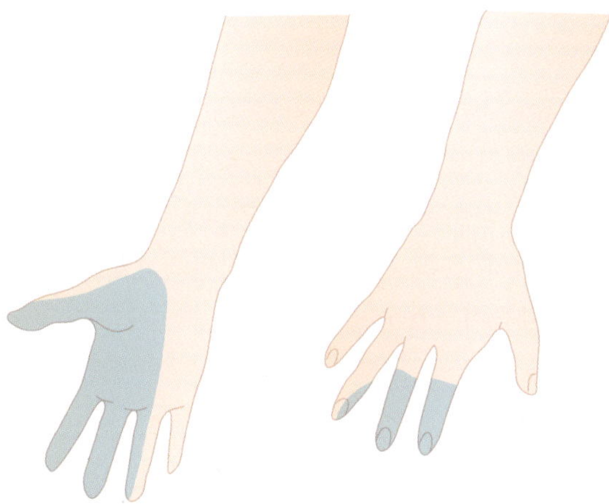

그림 13-11. 정중신경의 감각영역

(3) 신경전도검사 순서 및 방법

- 정중신경, 자신경의 운동신경전도검사
- 정중신경, 자신경의 감각신경전도검사(혼합신경전도검사 포함) 실시
- 정중신경, 자신경의 F-wave실시(병원에 따라 선택적으로 실시)

- 손목굴증후군 있는 경우 감각신경전도검사시 palm-wrist추가, 반대쪽 정중신경의 운동신경, 감각신경전도검사 실시하여 비교분석
- 경한(mild, minimal) 손목굴증후군
  : 일반적으로 시행하는 신경전도검사에서 정상소견인 경우 정중신경/자신경, 정중신경/얕은노신경 비교검사를 실시한다.
- 정중신경의 단분절신경전도검사(Short Segment Nerve Conduction Studies, Inching study)를 실시할 수도 있다.
- 반대측 median motor, sensory 검사를 실시하여 비교분석
- 반대측의 먼쪽(distal) 쪽의 ulnar motor, sensory 검사

(4) 신경전도검사 결과 이상소견

- 운동신경전도검사: median nerve의 종말잠복기(terminal latency, TL) 연장
- 감각신경전도검사: median nerve의 감각신경 잠복기 연장
  - finger-wrist의 SNAP 진폭 감소 또는 No SNAP/전도속도 감소
  - palm-wrist의 SNAP 진폭 감소 또는 No SNAP/전도속도 감소
- F-wave: median nerve에서 연장될 수 있다.
- 정중신경/자신경, 정중신경/노신경 비교검사: 잠복기 차이 0.5 msec 초과하는 경우 이상소견

CTS grading

minimal : comparison test에서 잠복기가 0.5 msec 초과하는 경우
mild : 감각신경전도검사에서 전도속도 감소 또는 종말잠복기 4.5 이하
moderate : 감각신경전도검사에서 SNAP 진폭 감소 or 종말잠복기 4.5~6.5
severe : No SNAP, low CMAP, 종말잠복기 > 6.5

2) 전방골간신경증후군(anterior interosseous nerve syndrome)

전골간신경(anterior interosseous nerve)은 정중신경의 가장 큰 분지로 상완골 외측상과(lateral epicondyle)로 부터 5 cm 하방에서 원엎침근(pronator teres)의 두 근두를 지난 직후 정중신경에서 분지되어 긴엄지굽힘근, 요측의 깊은손가락굽힘근(flexor digitorum profundus), 네모엎침근(pronator quadratus)을 지배한다. 이 신경은 운동신경만으로 이루어져 있어 이 신경의 병변 시 감각의 소실은 없다.

(1) 전방골간신경증후군의 증상

전골간신경은 운동신경만으로 이루어져 있어 이 신경의 병변 시 감각의 소실은 없다. 또한 첫번째, 두번째, 세번째 손가락의 손가락을 굴곡 시키지 못함으로써 특징적인 파악형태를 나타내어 환자가 첫번째와 두번째 손가락 끝으로 물건을 잡기가 힘들게 되며, OK sign을 시행하도록 하면 원이 아니라 삼각형을 만들게 되고 회내전의 약화를 나타낼 수도 있다. 전방골간신경증후군은 발병률이 비교적 드문 질환이다(그림 13-12).

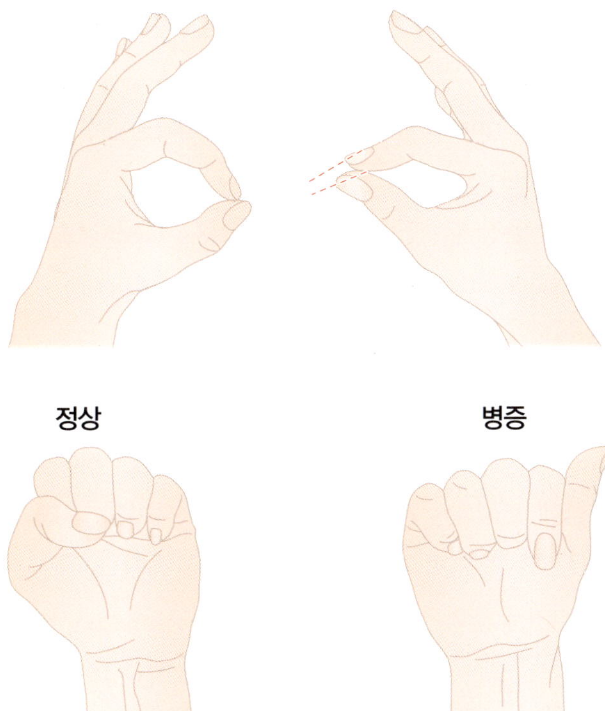

그림 13-12. **정상과 병증에서의 OK sign**

(2) 전방골간신경증후군의 원인

정중신경의 순수한 운동신경가지인 전방골간신경이 얕은손가락굽힘근(flexor digitorum superficialis)의 섬유성 띠에 의하여 압박을 받아서 발생한다.

- 직접적인 손상(총상이나 열상, 소아의 과상골절, 요골간부골절, 제 1형 몬테기아(Montaggia)골절, 정맥주사, 혈종, 전완 굴곡구축 완화술 이후 등)
- 근육이상(원엎침근, 깊은손가락굽힘근, 긴손바닥근 기형 등의 건인성 원인 등)
- 혈관의 이상(볼크만씨 허혈성 구축, 이상 요골동맥, 척골 측지동맥의 혈전 등)
- 섬유성 띠, 과도한 근육 운동, 신경인성 근위축증, 이두박근 활액낭의 비대, 폐암의 전완으로의 전이 등이 있다.

(3) 신경전도검사 순서 및 방법(양측검사)

- 정중신경, 자신경의 운동신경전도검사
- 정중신경, 자신경의 감각신경전도검사(혼합신경전도검사 포함) 실시
- 정중신경, 자신경의 F-wave실시(병원에 따라 선택적으로 실시)

(4) 신경전도검사 결과 이상소견

- 운동신경전도검사: 정중신경의 CMAP 진폭 감소
  - wrist-elbow, elbow-axilla에서 전도차단(conduction block)
  - 시간분산(temporal dispersion) 또는 전도속도 감소
- median nerve의 종말잠복기(terminal latency, TL) 정상 또는 연장
- 감각신경전도검사: median nerve의 SNAP 진폭 감소
- F-wave: median nerve에서 연장 ⇒ 바늘근전도검사 실시(needle EMG)

3) 원엎침근증후군(pronator teres syndrome)

정중신경이 팔꿈치에 압박을 받아 생기는 질환이다. 정중신경은 주와(cubital fossa)에서 원엎침근의 두 기시부 사이를 지나 얕은손가락굽힘근과 깊은손가락굽힘근 사이로 주행한다. 원엎침근부위에서 정중신경의 주행은 다양한데, 56%는 원엎침근 두 기시부 사이를, 11%는 기시부의 뒤로, 3%는 상완골두를 통하여, 2%는 척골두를 통과하여 주행한다. 정중신경이 얕은손가락굽힘근(flexor digitorum superficialis muscle)과 깊은손가락굽힘근(flexor digitorum profundus)사이로 들어간 후 전골간신경분지를 내는데 이 분지는 골간막과 깊은손가락굽힘근, 긴엄지굽힘근(flexor pollicis longus) 사이로 주행한다. 얕은손가락굽힘근과 깊은손가락굽힘근사이를 지난 정중신경은 수근관을 지나 손으로 주행한다. 정중신경이 원엎침근(pronator teres muscle) 사이에서 압박되어 나타나는 증상을 원엎침근증후군이라 한다.

(1) 원엎침근증후군의 증상

정중신경의 지배를 받는 손가락이 저리거나 감각이 둔해지는 감각증상은 손목굴증후군 증상과 유사하다. 손바닥의 신경지배는 수근관 표층으로 주행하는 수장가지(palmar branch)의 지배를 받으므로 손목굴증후군에서는 손바닥의 감각 변화가 없으나 원엎침근증후군에서는 감각 감소를 보인다. 원엎침근증후군에서는 엄지두덩근육(무지근, thenar muscle)의 근약증 뿐만 아니라 긴엄지굽힘근, 깊은손가락굽힘근, 얕은손가락굽힘근의 근약증도 보인다. 전박부 원엎침근(pronator teres muscle)의 압통 및 Tinel 징후가 나타난다.

(2) 원엎침근증후군의 원인

손목과 전완부의 반복적인 사용, 종양, 직접적인 외상에 의해 정중신경 압박이 발생한다.

(3) 신경전도검사 순서 및 방법(양측검사)

- 정중신경, 자신경의 운동신경전도검사
- 정중신경, 자신경의 감각신경전도검사(혼합신경전도검사 포함) 실시
- 정중신경, 자신경의 F-wave실시(병원에 따라 선택적으로 실시)

(4) 신경전도검사 결과 이상소견

- 운동신경전도검사: 정중신경의 CMAP 진폭 감소
  - wrist-elbow, elbow-axilla에서 전도차단(conduction block)
  - 시간분산(temporal dispersion) 또는 전도속도 감소
- median nerve의 종말잠복기(terminal latency, TL) 정상 또는 연장
- 감각신경전도검사: median nerve의 SNAP 진폭 감소
- F-wave: median nerve에서 연장 ⇒ 바늘근전도검사 실시(needle EMG)

3. 자신경(척골신경, Ulnar nerve)

자신경은 위팔에서 가지를 내지 않고 안쪽위관절융기 뒤를 지나 아래팔까지 달린다. 이 신경은 아래팔 앞부분에서 자쪽손목굽힘근(flexor carpi ulnaris muscle)의 일부와 깊은손가락굽힘근(flexor digitorum profundus muscle)에 근육가지를 낸 후 손으로 가서 손의 안쪽 피부와 고유근육(intrinsic muscles)에 주로 분포한다(그림 13-3, 13).

위팔의 중간지점에 이르러 위자쪽곁동맥(superior ulnar collateral artery)과 함께 안쪽근육막사이막(medial intermuscular septum)을 뚫고 위팔뒤칸으로 들어간 후 위팔세갈래근(삼두근)의 안쪽갈래와 근육사이막 사이를 타고 내려간다(그림 13-4). 그 후 팔뼈 안쪽위관절융기(medial epicondyle)의 뒤를 지나 자쪽손목굽힘근(flexor carpi ulnaris muscle)의 두 갈래 사이를 통하여 아래팔로 내려간다. 자신경은 위팔뼈의 안쪽위관절융기의 뒤쪽에 얕게 위치하기 때문에 쉽게 만져지며 손상되기 쉽다. 자신경은 위팔에서 다른 가지는 분지하지 않고 팔꿉관절로 가는 관절가지만을 낸다. 손목 근처에서 자신경은 자쪽손목굽힘근과 얕은손가락굽힘근힘줄 사이를 지나면서 얕은 층으로 나오며 손목을 지날 때에는 자동맥과 함께 굽힘근지지띠 표면에서 콩알뼈(pisiform bone)와 갈고리뼈갈고리(hook of hamate bone) 사이를 통해 손으로 간다(그림 13-7). 자신경은 손의 안쪽피부에 분포한다(그림 13-8).

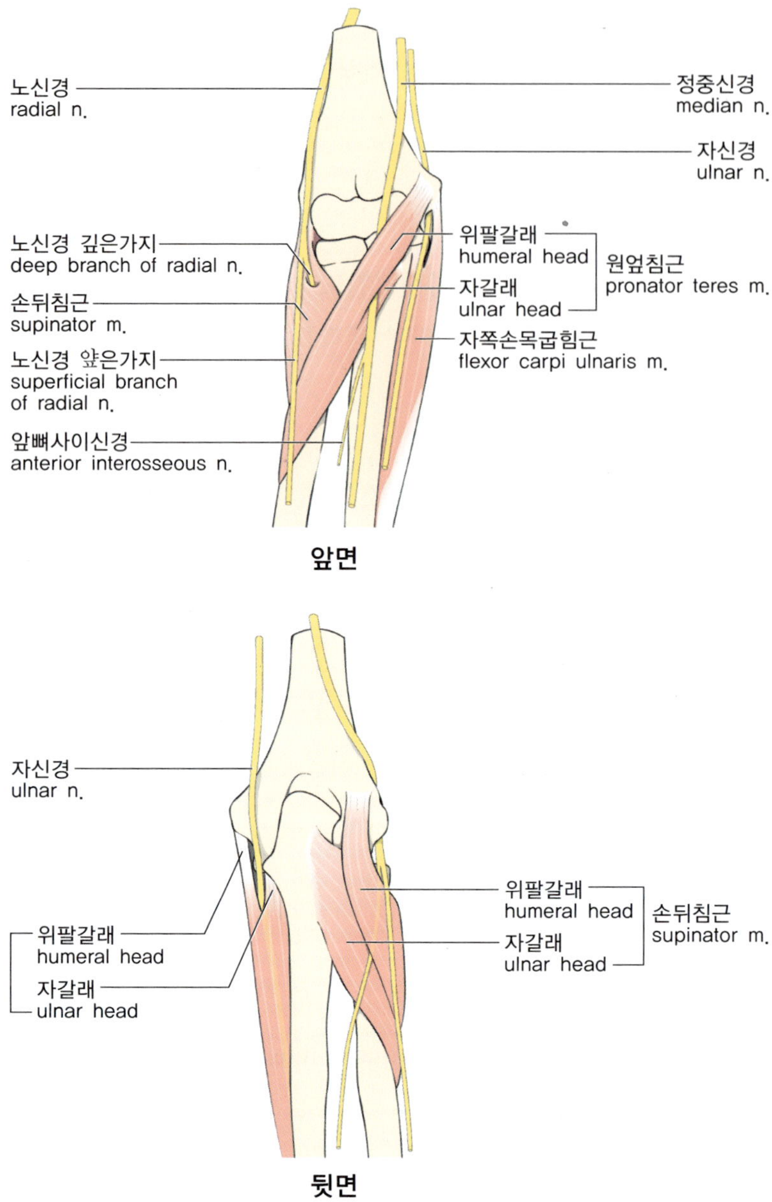

그림 13-13. 팔꿉주위 구조와 신경의 관계

자신경은 위팔에서는 가지를 내지 않으며 팔꿈치머리(olecranon)와 안쪽위관절융기(medial epicondyle) 사이를 지나는 동안에 팔꿉관절에 관절가지를 내고, 자쪽손목굽힘근과 깊은손가락굽힘근(flexor digitorum profundus muscle)의 안쪽 절반에 근육가지(muscular branch)를 낸다(그림 13-3). 그 외의 가지로는 손바닥안쪽 피부에 분포하는 자신경 손바닥가지(palmar cutanoeus branch), 손과 손가락 안쪽의 뒤에 분포하는 자신경 손등가지(dorsal cutaneous branch), 그리고 새끼두덩근육(hypothenar muscle), 뼈사이근(interosseous muscle), 셋째 및 넷째벌레근(lumbrical muscle)에 분포하는 깊은가지(deep branch)가 있다.

자신경은 아래팔을 지나는 동안에 손등가지(dorsal branch of ulnar nerve)를 내며 이 손등가지는 자뼈와 자쪽손목굽힘근 사이를 달리다가 손등으로 들어와 등쪽 손가락신경(dorsal digital nerve) 세 개로 갈라지며 손등의 안쪽 1/3, 다섯째 손가락과 넷째 손가락의 안쪽 1/2에 분포한다(그림 13-9, 13-10).

1) 주관절에서의 자신경병증(Ulnar neuropathy at the elbow)

주관절에서의 척골 신경병증은 상지를 침범하는 국소 포착성 신경병증 중 두 번째로 흔한 질환으로서 반복적인 외상이나 압박 등에 의해 주관절 부위에서 자신경이 손상되면 제4, 5번째 수지 및 소지 힘살의 이상감각과 감각저하, 악력의 저하, 그리고 주로 첫째 등쪽뼈사이근(first dorsal interosseous muscle), 새끼벌림근(abductor digiti minimi)의 근위축이 발생한다.

자신경 병변이 주로 발생하는 해부학적 위치는 상완부에서 안쪽 위팔세갈래근(삼두근)과 근 간막을 연결하는 근막인 스트러더아케이드(arcade of struthers)와 주관절부에서는 상완골과 후방구와 상완척골 건막 아케이드(cubital tunnel syndrome), 굴근-회내근 건막(자신경이 척측 수근굴근 밑에서 나오는 부분)이 있으며, 완관절부에서는 기용터널(guyon's tunnel)에서 압박을 받을 수 있는데, 이중에서도 주관절에서의 자신경병증이 가장 흔하다.

자신경이 주관절 부위에서 손상을 잘 받는 이유로는 신경초 조직에 의해 둘러싸인 신경 전체의 단면에서 섬유속의 수가 주관절부위에서 감소되며 이로 인해 더욱더 압박손상에 민감해지는 것으로 생각되어지고 있다. 자신경병증에서 해당 근육이 위약 및 위축으로 갈퀴손(claw hand)이 초래될 수 있으며 이와 함께 감각소실도 동반될 수 있다.

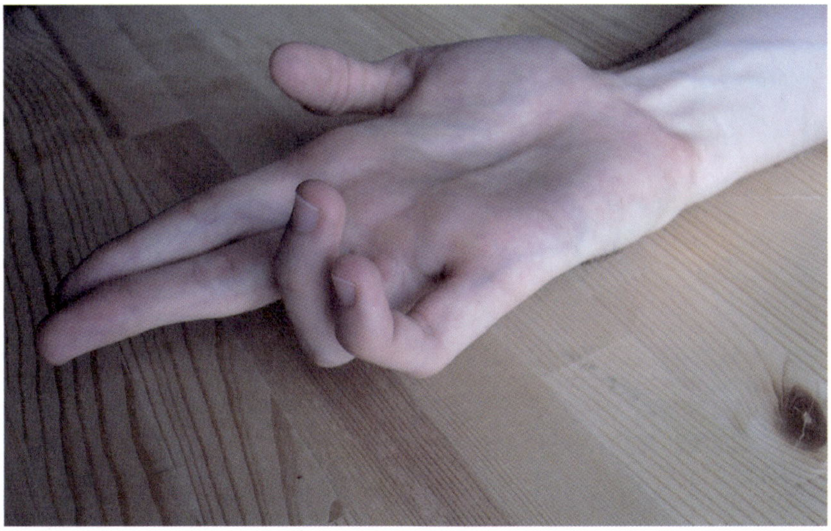

그림 13-14. 갈퀴손(claw hand)

(1) 지연성 자신경 마비, 주관증후군

① 지연성 자신경 마비(tardy ulnar nerve palsy)

- 후과상돌기구(retrocondylar groove)에서의 병변을 말한다.
- 후과상돌기구에서 습관적으로 팔꿈치를 밀어내는 동작이나 반복적인 불완전 탈구, 관절염 또는 외상, 골절에 의한 관절 변형 등에 의해 발생한다.
- 단분절신경전도검사(Short Segment Nerve Conduction Studies, Inching study)에서 병변이 내상과 부위나 몸쪽에 위치할 경우 지연성 자신경 마비로 진단된다.

② 주관증후군(cubital tunnel syndrome)

- 완척부의 건막호(humeroulnar arcade)의 압박에 의해 생긴 병변을 말한다.
- 자쪽손목굽힘근(flexor carpi ulnaris)의 비후에 의한 주관부에서 발생한다.
- 단분절신경전도검사(Short Segment Nerve Conduction Studies, Inching study)에서 병변이 내상과 부위에서 2 cm 이상의 먼쪽에 있을 경우 주관증후군으로 진단된다.

(2) 임상증상

- 자신경 지배 영역의 이상감각(paresthesia) 및 감각소실(sensory loss) (그림 13-16)
- 새끼벌림근(abductor digiti minimi muscle)의 위약 및 위축
- 해당근육의 위약 및 위축
- 손바닥 부위의 자신경 압박부위에서 심부분지(deep branch)가 손상 받는 경우 감각소실 증상 없이 근위약 및 위축이 생길 수 있다.

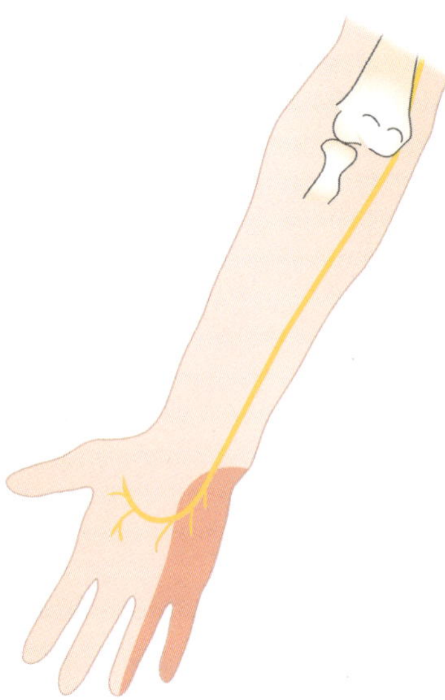

그림 13-15. **자신경의 감각영역**

(3) 신경전도검사 순서 및 방법

- 정중신경, 자신경의 운동신경전도검사
- 정중신경, 자신경의 감각신경전도검사(혼합신경전도검사 포함) 실시
- 정중신경, 철골신경의 F-wave실시(병원에 따라 선택적으로 실시)
- 자신경병증이 있는 경우 단분절신경전도검사(Short Segment Nerve Conduction Studies, Inching study)를 실시하여 진폭, 잠복기 관찰
- 반대측 ulnar motor, sensory 검사를 실시하여 비교분석 ⇒ 바늘근전도검사 실시(needle EMG)

(4) 신경전도검사 결과상 특징

- 팔꿈치에서 탈수초와 탈축삭형태
  - ulnar SNAP 진폭 감소
  - ulnar motor 종말잠복기(terminal latency, TL) 연장 또는 정상
  - ulnar CMAP의 진폭 감소 또는 정상
  - ulnar nerve의 across elbow와 아래팔(forearm) 비교에서 전도속도 10~11 m/sec 감소/전도차단(conduction block)–명확한 탈수초병변의 증거
- 팔꿈치에서 순수 탈수초성 형태
  - ulnar SNAP, CMAP, latency: 정상
  - ulnar nerve의 across elbow와 아래팔(forearm) 비교에서 전도속도 10~11 m/sec 감소/전도차단(conduction block)–명확한 탈수초병변의 증거
- 국소화 되지 않는 축삭형태
  - ulnar SNAP 진폭 감소
  - ulnar motor 종말잠복기(terminal latency, TL) 연장 또는 정상
- ulnar neuropathy를 국소화하지 못한 경우
  - 첫째 등쪽뼈사이근(first dorsal interosseous muscle)에서 ulnar motor study를 시행한다.
  - 등쪽척골피부신경(dorsal ulnar cutaneous nerve)의 SNAP를 양측에서 검사 – 기록
  - 안쪽아래팔피부신경(medial antebrachial cutaneous nerve)의 SNAP를 양측에서 검사 – 기록

2) 손목에서의 자신경병증

손목의 기용통로(Guyon's canal)에서의 자신경병증은 자신경병증 중 두번째로 흔하다. 기용통로(Guyon's canal)는 바닥쪽 손목인대로 둘러싸여져 있으며 두 중수골(pisiform, hook of hamate) 사이에 위치한다. 대부분 감각장애는 동반하지 않으며 감각 이상이 동반되는 경우에도 얕은 말단가지(superficial terminal branch)만 침범하기 때문에 손바닥쪽 4~5번째 손가락의 감각 장애만 있을 수

있고 손 내재근(intrinsic muscle)의 근쇠약이 나타난다. 원인으로는 외상, 공간-점유 병변(lipoma, ganglion cyst), 반복적인 손바닥 몸쪽 외부 압박, 운동 등이 있다. 침범 범위에 따라서 유형을 나눌 수 있는데 각 참고 문헌에 따라서 분류방법이 다르기 때문에 주의하여야 한다.

(1) 신경전도검사 순서 및 방법(양측검사)

- 정중신경, 자신경의 운동신경전도검사, 감각신경전도검사
- 정중신경, 자신경의 F-wave(병원에 따라 선택적으로 실시)
- 첫째등뼈사이근(first dorsal interosseous muscle)에서 기록한 자신경의 운동 신경전도검사

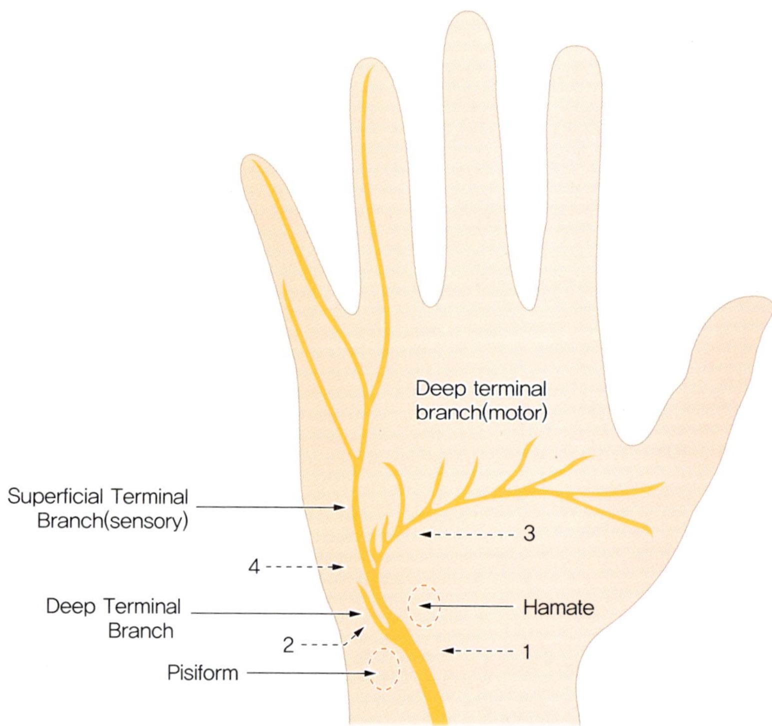

그림 13-16. 손과 손목에서의 자신경병증 분류

(2) 손과 손목에서의 자신경병증 분류와 신경전도검사 결과

Parameter	Type I	Type II	Type III	Type IV
병변부위	Guyon's canal의 상부	Guyon's canal의 하부	Palm내부	Palmaris brevis muscle 부위
신경침범부위	Superficial, deep branch	Deep branch	Palmar deep	Superficial branch

증상	hypothenar (새끼두덩근), intrinsic(내재근) 근육과 연관된 운동과 감각증상	hypothenar (새끼두덩근), intrinsic(내재근) 근육과 연관된 운동증상	intrinsic(내재근) 근육과 연관된 운동증상	감각증상
감각신경전도검사	Abnormal	Normal	Normal	Abnormal
운동신경전도검사	Terminal latency			
Abductor digiti quinti	Prolonged	Prolonged	Normal	Normal
Fist dorsal interosseous	Prolonged	Prolonged	Prolonged	Normal

4. 노신경(요골신경, radial nerve)

노신경은 뒤신경 다발의 다른 종말가지로써 팔신경 얼기의 가지 중에서는 가장 큰 가지이다. 이 신경은 팔의 모든 폄근과 위팔 및 아래팔의 뒤쪽 피부에 분포한다. 겨드랑동맥과 위팔동맥의 뒤쪽을 따라서 깊은 위팔동맥(deep brachial artery)과 함께 위팔세갈래근(삼두근, triceps brachii muscle)의 긴갈래(long head)와 안쪽갈래(medial head) 사이를 지나며 뒤아래 및 가쪽으로 달려 위팔뼈의 노신경고랑(노신경구, radial groove)을 지난 후 가쪽 위관절 융기 앞에서 얕은 가지와 깊은 가지로 나뉜다. 이 신경은 그 주행경로로 인하여 위팔뼈가 부러졌을 때 손상되기 쉽다(그림 13-3, 13-13).

노신경 고랑 안으로 들어가기 전에 위팔세갈래근(삼두근)의 긴갈래와 안쪽갈래에 근육가지를 내고 노신경 고랑 안에서는 안쪽갈래에 분포하는 근육가지를 낸다. 그 후 위팔뼈 가쪽 모서리에 이르러 가쪽근육 사이막을 뚫고 위팔앞칸으로 나와 위팔근(brachialis)과 위팔노근(brachioradialis) 사이를 통해 아래로 위팔뼈의 가쪽위관절융기 분근까지 계속 달린다. 그곳에서 노신경은 깊은가지(deep branch)와 얕은가지(supeficial branch)로 나뉘며 깊은가지는 주로 아래팔의 근육과 관절에 분포하고 얕은가지는 주로 손등과 손가락의 감각을 담당한다(그림 13-6).

위팔에서 노신경은 위팔 및 아래팔로 가는 피부가지를 세개 낸다(그림 13-10). 뒤위팔피부신경(posterior cutaneous nerve of arm)은 겨드랑에서 분지되며, 위팔뒤쪽에 분포하고 아래가쪽 위팔피부신경(lower lateral cutaneous nerve of arm)은 노신경이 노신경 고랑을 지날 때 분지되어 위팔세갈래근(삼두근)의 가쪽갈래를 뚫고 팔의 앞쪽으로 나와 팔오금에 이른다. 이 신경은 위팔 아래쪽 1/2의 가쪽에 분포한다. 뒤아래팔 피부신경(posterior cutanoeus nerve of forearm)은 아래가쪽 위팔피부신경과 비슷하게 일어나 역시 위팔세갈래근(삼두근)의 가쪽갈래를 뚫고 팔의 가쪽을 달려 아래팔과 손목에까지 이른다. 이 신경은 뒤쪽 피부에 분포한다.

깊은가지(deep branch)는 주로 근육과 관절을 지배하는 가지로써 손뒤침근의 위팔갈래(humeral head)와 자갈래(ulnar head) 사이를 지나 노뼈목(neck of radius) 가쪽면을 감고 돌아서 아래팔의 뒤칸으로 들어간다. 가는 동안 손뒤침근에 근육가지를 내고 이어서 후골간신경(posterior interosseous nerve)이 되어 폄근의 깊은층과 얕은층 사이를 따라 내려간다(그림 13-17, 13-18).

얕은가지(superficial branch)는 주로 피부감각 및 관절에 분포하는 성분으로 위팔노근에 덮인채로 밑으로 내려가 아래팔의 먼 쪽에서 뒤쪽으로 돌면서 표면으로 나온다. 손목을 지날 때는 해부학코담배갑(anatomical snuff box)의 천장(root)을 가로지른다.

손에서는 등쪽손가락신경(dorsal digital nerve)이 되어 손등과 손의 몇몇 관절과 손등가쪽피부에 분포한다(그림 13-19).

손에서의 노신경은 순수한 감각신경이다. 손등의 가쪽 2/3, 엄지의 등쪽, 가쪽 손가락 한 개 반의 몸쪽 부분에 분포한다(그림 13-10, 13-19).

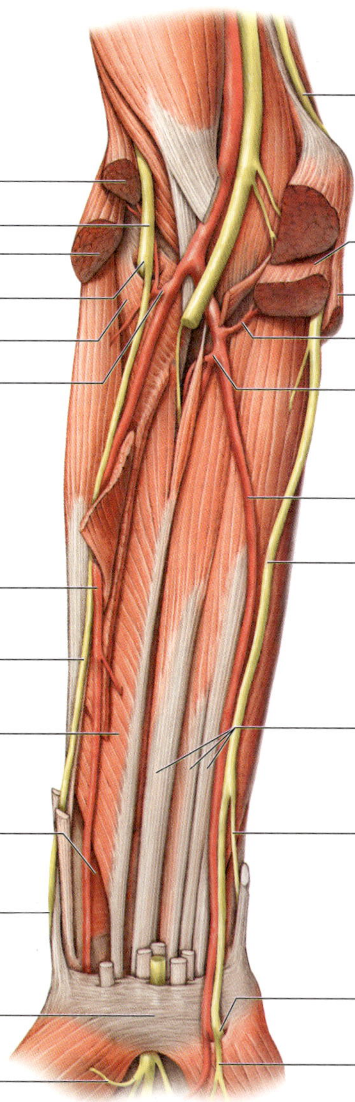

그림 13-17. 아래팔의 깊은층 근육

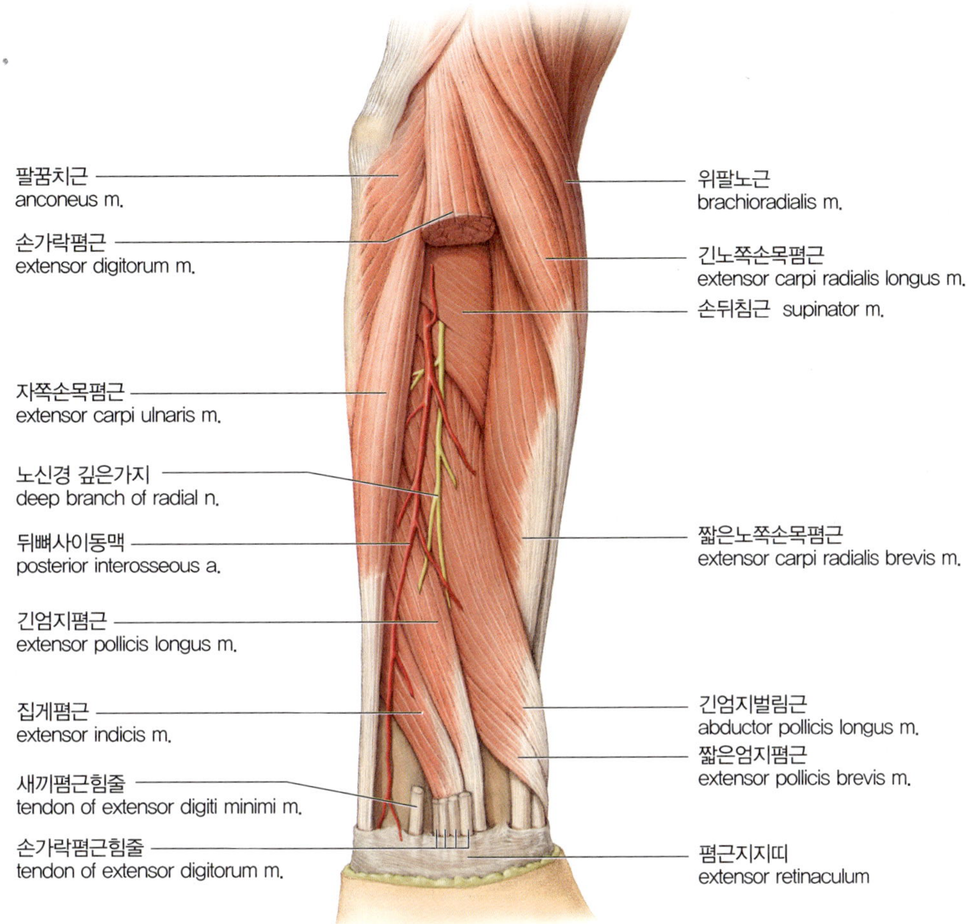

그림 13-18. 아래팔뒤칸의 깊은층 근육과 신경, 혈관

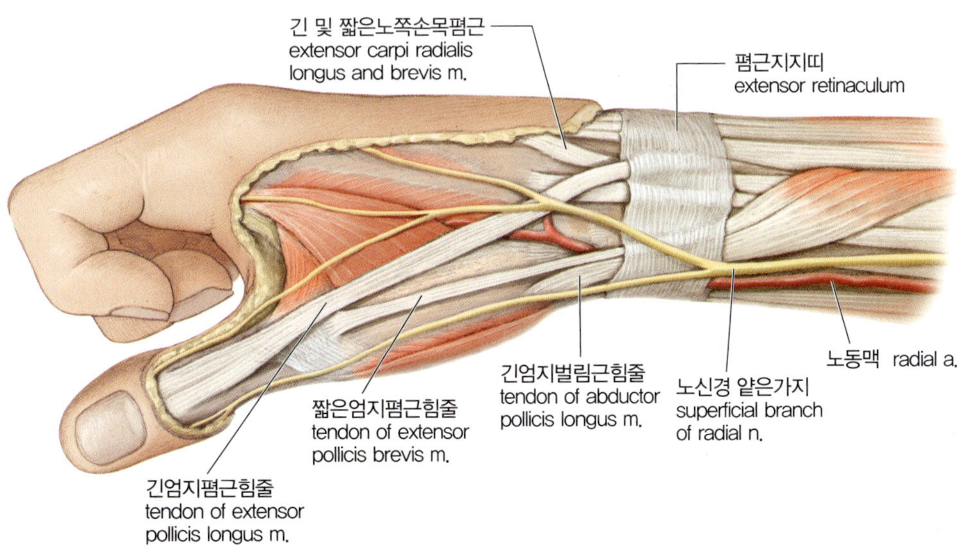

그림 13-19. 해부학코담배갑(anatomical snuffbox)

1) 노신경병증(radial neuropathy)

상완골 부위에서 노신경은 여러 기전에 의해 손상 받을 수 있는데 대표적으로 상완골의 골절로 인해 요골 신경병증이 생길 수 있고, 과도한 음주로 인하여 잠을 자는 도중에 눌리거나 상지의 외측부가 의자나 침대의 모서리에 눌리는 경우 압박성 신경병증이 생길 수 있다. 특히 이러한 상완골 부위의 요골 신경병증은 증상은 주로 주관절 굴곡, 신전, 손목 신전과 수지 신전에 위약이 생기고 손등 외측부 감각 저하 및 상완과 전완후방부의 감각저하가 생기는 것이 특징이다.

(1) 노신경의 손상원인

- 상완골 골절
- 토요일 밤 마비(saturday night palsy)와 같이 오랜 시간의 노신경 압박
- 근육주사
- 신경주행경로에 생기는 지방종, 신경종, 섬유종

(2) 노신경병증의 임상증상

- 주관절 굴곡, 신전, 손목 신전과 수지 신전에 위약
- 손등 외측부 감각 저하 및 상완과 전완 후방부의 감각저하(그림 13-21)
- 손목하수(wrist drop) – 노신경이 지배하는 근육의 위축에 따른 특징(spiral groove에서의 radial neuropathy)(그림 13-20)
- 수지하수(finger drop) – 노신경의 후골간분지(posterior interosseous branch)가 손뒤침근(supinatus muscle)으로 들어가는 입구에서 압박되는 경우

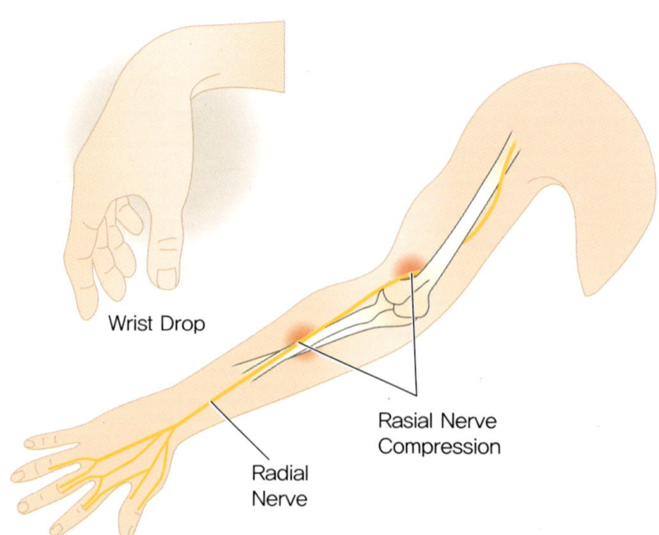

그림 13-20. **손목하수(wrist drop)**

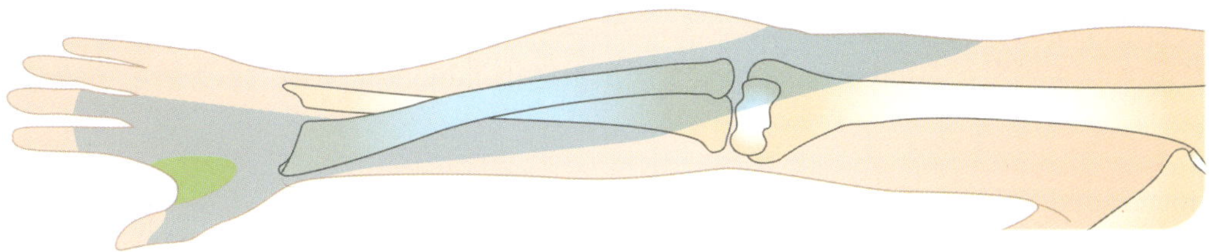

그림 13-21. 노신경의 감각영역

(3) 신경전도검사순서 및 방법

- 정중신경, 자신경, 노신경의 운동, 감각신경전도검사 실시
  반대측 노신경의 운동, 감각신경전도검사를 실시하여 비교분석
- 정중신경, 자신경의 F-wave(병원에 따라 선택적 실시)

(4) 신경전도검사 결과상 특징

① 탈축삭형

- radial CMAP 말단 진폭 감소
- superficial radial SNAP 진폭 감소

② 탈수초형

- spiral groove에서 전도차단(conduction block)

③ 혼합형

- spiral groove에서 전도차단(conduction block)을 동반한 radial CMAP 말단 진폭 감소
- superficial radial SNAP 진폭 감소 ⇒ 바늘근전도검사 실시(needle EMG)

2) 후골간증후군(posterior interosseous neuropathy)

① 탈축삭형

- radial CMAP말단 진폭–감소
- superficial radial SNAP–정상

② 탈수초형

- 아래팔(forearm)과 팔꿈치(elbow) 사이에서 전도차단(conduction block)
- radial CMAP 말단 진폭–정상

③ 혼합형

- 아래팔(forearm)과 팔꿈치(elbow) 사이에서 전도차단(conduction block)을 동반한 radial CMAP말단 진폭–감소
- superficial radial SNAP–정상 ⇒ 바늘근전도검사 실시(needle EMG)

5. 궁둥신경(좌골신경, sciatic nerve)

궁둥신경은 몸에서 가장 굵고 긴 말초신경으로 허리엉치 신경얼기(요천골신경총, lumbosacral plexus)에서 비롯된다. 궁둥신경은 볼기에서는 어느 구조물에도 가지를 내지 않으며, 실제적으로 정강신경(tibial nerve)과 온종아리신경(common peroneal nerve)이 결합조직으로 묶여 함께 있는 것으로 생각할 수 있다.

일반적으로 궁둥신경은 넓적다리 뒷면을 따라 내려가다가 넓적다리의 중간쯤에서 정강신경과 온종아리신경으로 나뉘지만 21% 정도에서는 골반을 지날 때부터 나뉘기도 한다(그림 13-22). 이런 경우에 정강신경은 궁둥구멍근 아래를 지나고 온종아리신경은 궁둥구멍근을 관통하거나 궁둥구멍근위구멍을 지난다. 특별한 경우에 궁둥구멍근이 궁둥신경을 눌러서 엉덩이에 통증이 유발될 수 있다.

1) 궁둥신경손상(좌골신경손상, sciatic nerve injury)

궁둥신경손상은 하지를 침범하는 단일 신경손상 중에서 두 번째로 많이 나타나는 흔한 손상질환이다.

(1) 궁둥신경손상의 원인

- 고관절의 골절이나 탈구
- 대퇴골의 골절
- 대퇴부의 압박이나 고관절 치환술의 부작용
- 혼수, 전신마취, 오랜 침상생활, 엉덩이가 단단한 물체에 눌린 상태

(2) 궁둥신경병증의 임상증상

- 오금부 근육의 약화 및 무릎굴절(knee flexion) 근력의 소실
- 다리 바깥쪽 감각소실
- 발, 다리근육의 근력약화 및 발목반사(ankle jerk)의 소실

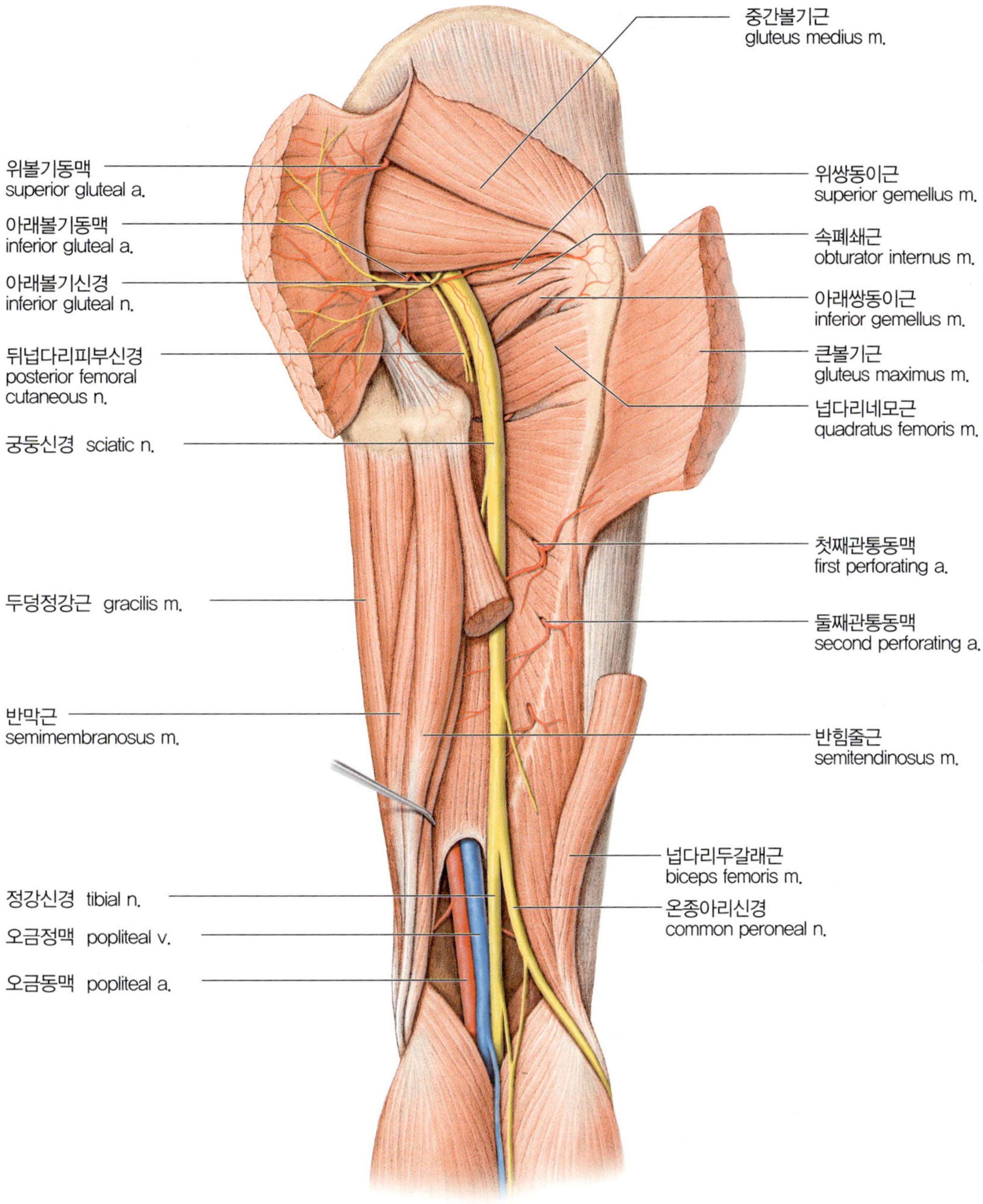

그림 13-22. 넙다리뒤칸의 신경과 근육

(3) 신경전도검사순서 및 방법(양측검사)

① 운동신경전도검사

- 온종아리신경(common peroneal nerve)
- 정강신경(tibial nerve)

② 감각신경전도검사

- 장딴지신경(비복신경, sural nerve)
- 얕은종아리신경(supeficial peroneal nerve)

③ F-wave(병원에 따라 선택적 실시)

- 온종아리신경(common peroneal nerve)
- 정강신경(tibial nerve)

④ H-reflex

⇒ 바늘근전도검사 실시(needle EMG)

(4) 신경전도검사 결과상 특징

① 운동신경전도검사

- common peroneal nerve – No CMAP 또는 진폭 감소
- tibial nerve – No CMAP 또는 진폭 감소

② 감각신경전도검사

- sural nerve – No SNAP 또는 진폭 감소
- supeficial peroneal nerve – No SNAP 또는 진폭 감소

6. 가쪽넙다리피부신경(외측대퇴피신경, lateral femoral cutaneous nerve)

가쪽넙다리피부신경은 허리신경얼기에서 직접 나와 위앞엉덩뼈가시를 향하고 샅고랑인대밑을 지난 다음 앞가지와 뒤가지로 나뉜다. 앞가지는 샅고랑인대의 약 10 cm 아래쪽에서 얕은 근막으로 나와 넓적다리의 가쪽과 앞쪽 피부에 분포하고, 뒤가지는 뒤로 가서 넙다리뼈 큰돌기에서 무릎 쪽으로 넓적다리중간부분의 피부에 분포한다(그림 13-23).

1) 가쪽넙다리피부신경 감각이상증(Meralgia parethetica, MP)

대퇴 전외측의 저림증, 감각 저하, 동통 등을 주 증상으로 하는 질환으로, 여러가지 원인에 의해 외측대퇴피신경의 손상에 의하여 발생한다. 외측대퇴피신경은 2번째 및 3번째 요수 신경뿌리에서 기시하여 척수신경의 배쪽 가지의 등쪽 분지를 통하고 장요근(iliopsoas muscle)의 외측을 따라 장골근(iliacus muscle)의 앞으로 주행하고, 위앞엉덩뼈가시(anterior superior iliac spine, ASIS)방향으로 내려오면서 골반 위치에서는 대개 서혜인대 외측부에서 인대 아래로 내려오고, 서혜인대의 약 10 cm 아

래에서 피하 조직으로 나와 대퇴외측부의 감각을 지배한다. 그러나 정상적인 해부학적 경로에서 벗어나 비정상적인 주행할 때 반복적인 외부압박을 받으면, 신경의 손상이 발생할 수 있어 가쪽넙다리피부신경의 감각이상증을 잘 유발한다.

(1) 가쪽넙다리피부신경 감각이상증의 손상 원인

- 마른체형
- 체중 변화
- 돌출된 복부
- 임신
- 허리를 압박하는 옷을 입거나 또는 허리띠를 과하게 조이는 경향
- 장골이식 또는 복와위로 척추 수술 후에 발생하는 의원성(iatrogenic)

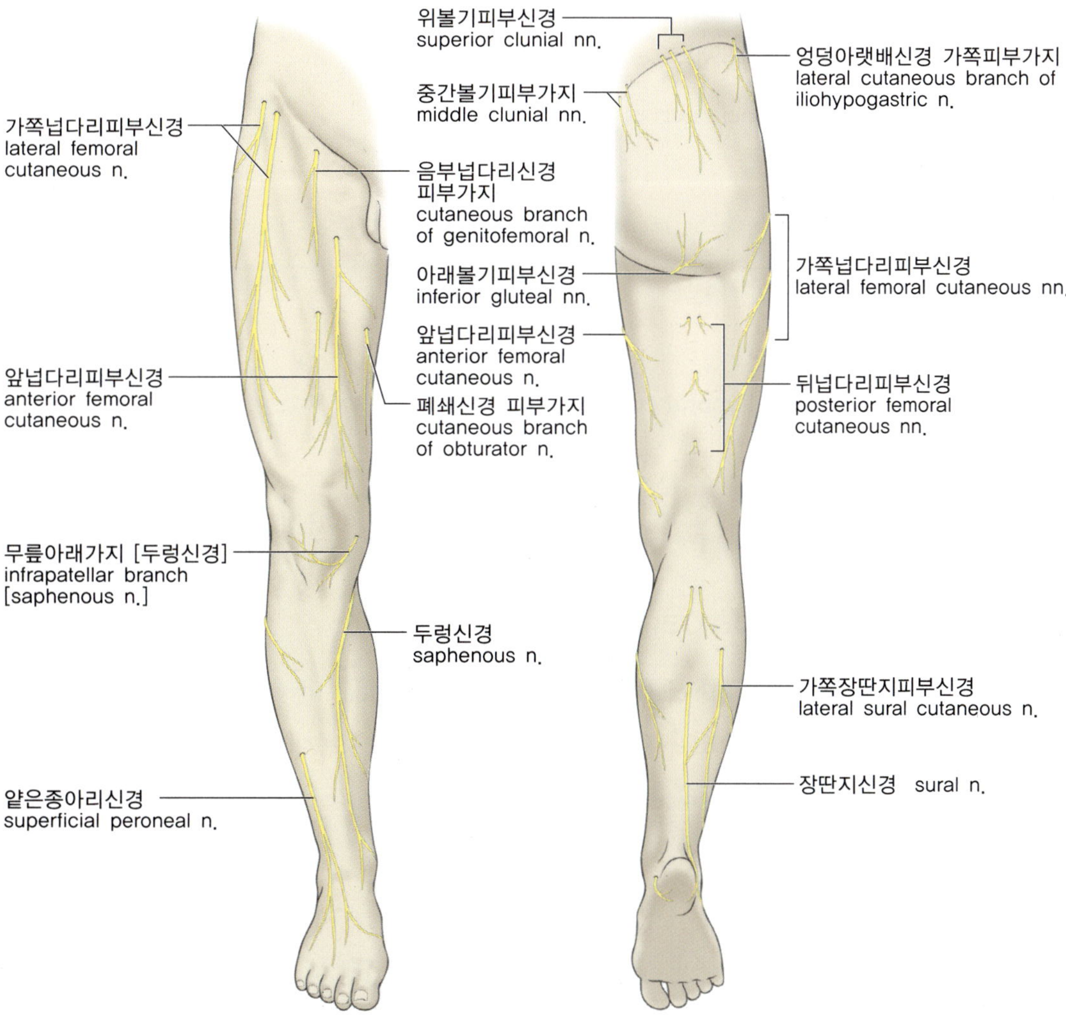

그림 13-23. 다리의 피부신경

(2) 가쪽넙다리피부신경 감각이상증의 임상증상

• 근력의 약화 없이 대퇴의 전외측에 동통과 감각이상(그림 13-24)

(3) 신경전도검사순서 및 방법

① 운동신경전도검사

• 온종아리신경(common peroneal nerve)
• 정강신경(tibial nerve)

② 감각신경전도검사

• 장딴지신경(비복신경, sural nerve)
• 얕은종아리신경(supeficial peroneal nerve)
• 가쪽넙다리피부신경(lateral femoral cutaneous nerve) – 양측검사

③ F-wave(병원에 따라 선택적 실시)

• 온종아리신경(common peroneal nerve)
• 정강신경(tibial nerve)

④ H-reflex

(4) 신경전도검사 결과상 특징

• 가쪽넙다리피부신경(lateral femoral cutaneous nerve)
– No SNAP 또는 진폭감소

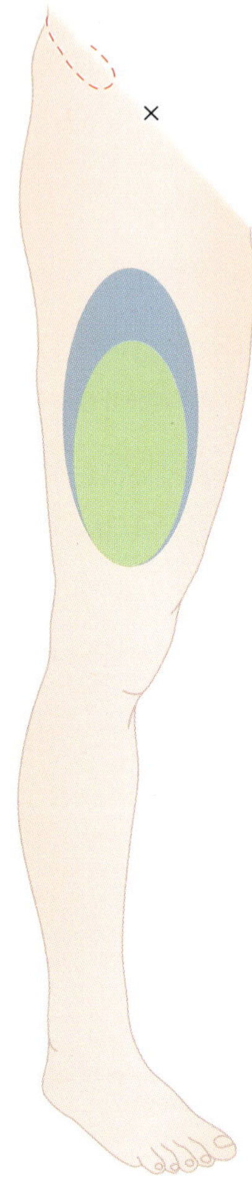

그림 13-24. 가쪽넙다리피부신경 감각영역

7. 온종아리신경(common peroneal nerve)

궁둥신경의 한 부분으로 궁둥신경(sciatic nerve)이 오금(popliteal fossa)에서 온종아리신경(common peroneal)과 정강신경(tibial nerve)으로 분리된다. 온종아리신경은 종아리뼈 머리(fibular head) 아래로 주행한 후 각각 운동신경인 깊은종아리(deep peroneal nerve)와 감각신경인 얕은종아리신경(superficial peroneal nerve)으로 분리된다(그림 13-22, 13-25).

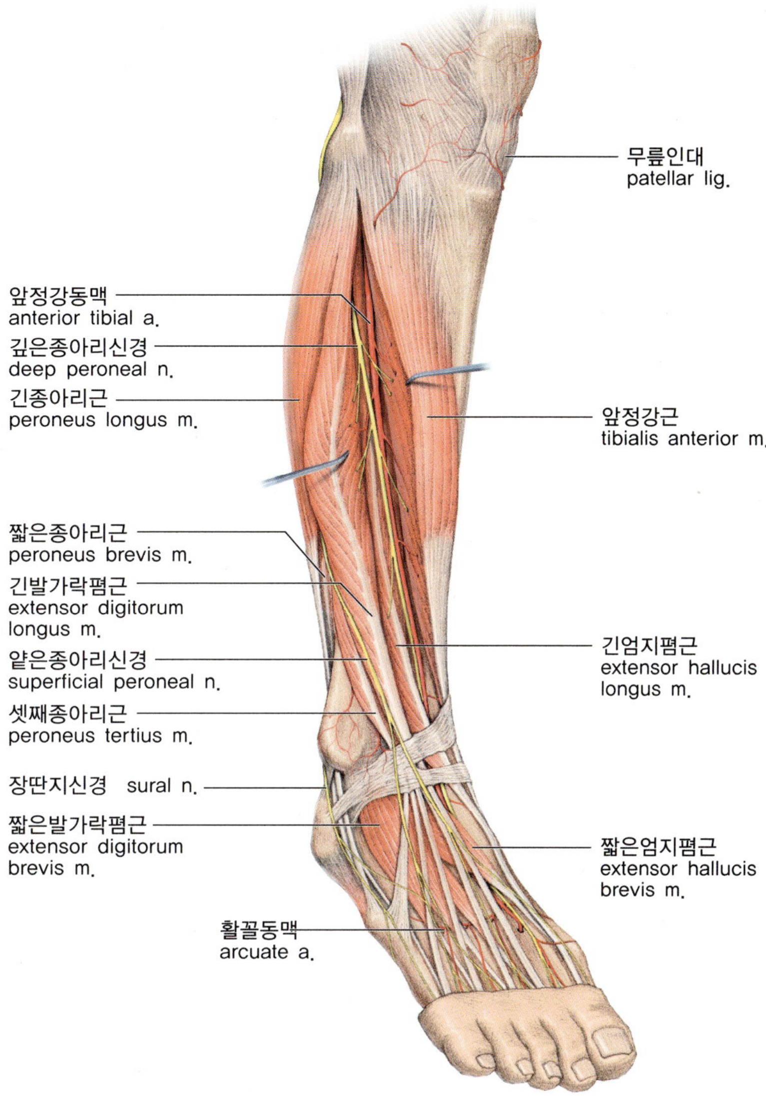

그림 13-25. **종아리앞칸과 발등의 근육**

1) 온종아리신경병증(common peroneal neuropathy)

온종아리신경병증은 하지에서 가장 흔하게 발생하는 단일 신경병증으로, 주로 종아리뼈 머리(fibular head)를 따라 온종아리신경이 돌아서 하퇴부로 내려갈 때 손상받는 것으로 알려져 있다.

골절과 관련된 외상성 손상 다음으로, 수술하는 동안 또는 수술 후 발생하는 온종아리신경병증이나 다리를 꼬아 앉는 경우 발생하는 병변의 가장 흔한 원인은 종아리뼈 머리(fibular head)주위의 압박이다. 그러나 많은 경우 명백한 원인이 없는 경우가 많고 fibular tunnel에서의 순수한 신경 포착(nerve entrapment)은 드문 것으로 되어 있다. 비대칭적이라 할지라도 양측성 온종아리신경병은 습관적으로 다리를 꼬거나 주로 침대에 누워 있는 경우 발생하고 혈관염으로 인한 신경의 경색을 가진 환자에서 자주 나타난다.

온종아리신경병증에 대한 진단은 임상적 증상으로 족하수나 족부의 등배부에 감각 이상 등이 있을 때 의심할 수 있으나 요추부 추간판 탈출로 인한 심한 제5요추 신경뿌리병증이나 온종아리신경 성분이 심하게 손상받은 궁둥신경병증과 감별진단이 필요하다. 그러나 임상 증상이나 진찰 소견만으로는 이런 질환들을 감별하는데 많은 한계가 있고 온종아리신경병증 환자에서도 특징적인 증상을 나타내지 않는 경우도 많이 있다. 온종아리신경병증의 유형에 따라 축삭 소실(axon loss), 전도 차단(conduction block) 및 축삭 소실과 전도차단이 함께 나타나는 복합형(mixed axon loss/ conduction block) 등이 있으며 축삭 소실이 전체 병변 중 60%로 가장 많은 것으로 보고되며 병변 먼쪽을 자극하였을 때 손상시기에 따라 매우 다양한 결과를 보일 수 있다.

(1) 온종아리신경의 손상원인

① 종아리뼈 머리(fibular head)의 손상

- 수술, 입원으로 인한 장시간의 자세에 따른 신경압박
- 다리꼬기 습관으로 인한 신경압박

(2) 온종아리신경병증의 임상증상

- 족하수(foot drop)
- 족부의 등배부 및 가쪽 감각 이상(그림 13-26)

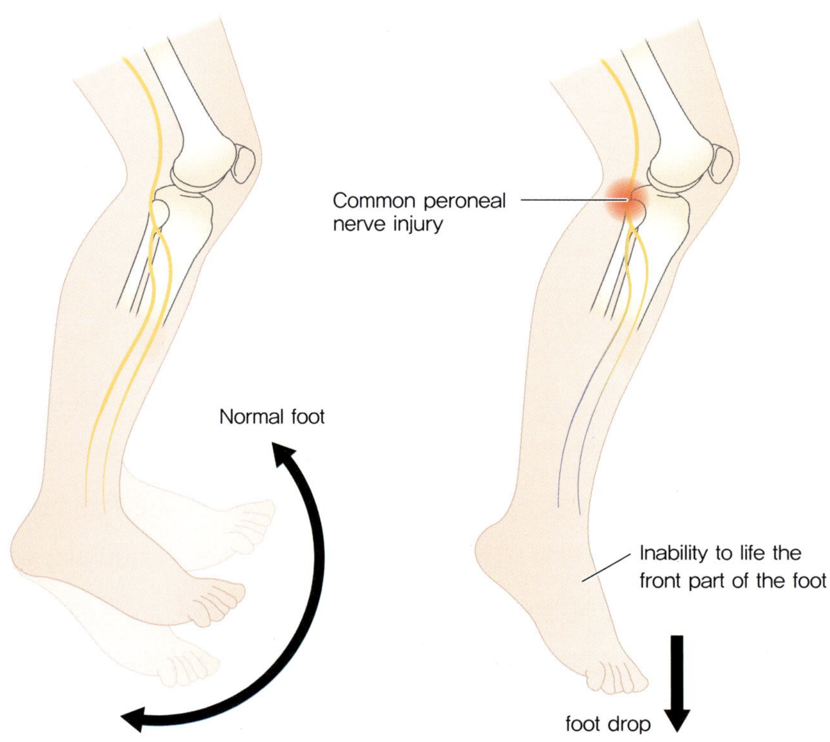

그림 13-26. 온종아리신경병증에서의 족하수(foot drop)

(3) 신경전도검사순서 및 방법

① 운동신경전도검사

- 온종아리신경(common peroneal nerve) –양측검사
- 정강신경(tibial nerve)

② 감각신경전도검사

- 장딴지신경(비복신경, sural nerve)
- 얕은종아리신경(supeficial peroneal nerve) – 양측검사

③ F-wave(병원에 따라 선택적 실시)

- 온종아리신경(common peroneal nerve)
- 정강신경(tibial nerve)

④ H-reflex

⇒ 바늘근전도검사 실시(needle EMG)

(4) 신경전도검사 결과상 특징

* 온종아리신경병증

① 운동신경전도검사

- common peroneal nerve-CMAP감소
- 종아리뼈 머리(fibular head)에서 전도차단/속도 감소

② 감각신경전도검사

- supeficial peroneal nerve-No SNAP 또는 감소

8. 정강신경(tibial nerve)

정강신경은 궁둥신경에서 안쪽으로 갈라진 더 큰 가지로써 다리오금에 있는 오금동맥, 정맥의 뒤쪽 및 얕게 위치한다. 정강신경은 다리오금의 위각에서 아래각을 향해 내려가므로 다리오금을 안쪽 절반과 가쪽 절반으로 나눈다.

정강신경은 다리오금에서 오금근(politeus muslce), 가지미근(soleus muscle), 장딴지빗근(plantaris muscle), 장딴지근(gastrocnemius muscle)에 근육가지를 낸다. 정강신경에서 나온 안쪽장딴지피부신경(medial sural cutneous nerve)의 가지와 온종아리신경의 가지인 가쪽장딴지피부신경(lateral sural cutaneous nerve)이 합쳐져 장딴지신경(sural nerve)이 되고, 이 신경은 아래로 내려가면서 다리와 발

목의 가쪽 부분에 분포한다(그림 13-23). 다리오금에서 정강신경은 비교적 깊이 위치하기 때문에 외부의 힘에 쉽게 손상되지 않는다. 그러나 심한 외상으로 이 신경이 손상되면 발목을 바닥쪽으로 굽힐 수 없고 발가락을 구부릴 수 없게 된다(그림 13-29).

1) 안쪽발바닥신경(medial plantar nerve)

정강신경의 두 종말가지 중 큰 것으로써 엄지벌림근(abductor hallucis muscle)의 깊은 곳을 지나 앞쪽으로 진행하여 발가락으로 가는 신경으로 나뉜다. 이 신경은 달리는 중에 안쪽발바닥동맥의 가쪽에 위치한다(그림 13-28, 13-30).

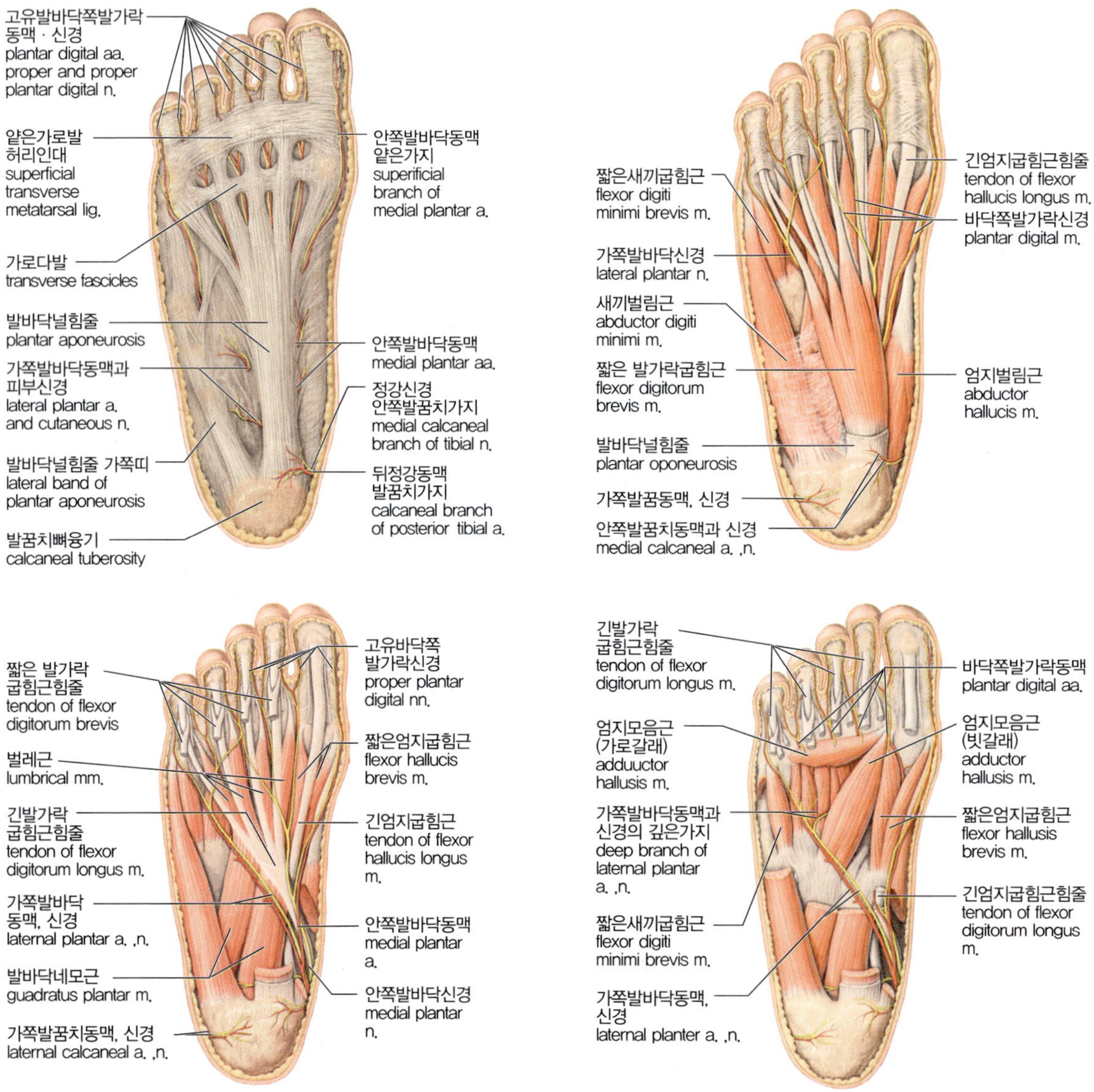

그림 13-27. 발바닥 근육 및 신경. A. 발바닥 얕은층, B. 발바닥 근육의 첫째층, C. 발바닥 근육의 둘째층, D. 발바닥 근육의 셋째층

2) 가쪽발바닥신경(lateral plantar nerve)

정강신경에서 나눈 후 짧은발가락굽힘근과 발바닥네모근 사이에서 앞가쪽으로 달려 얕은가지(supeficial branch)와 깊은가지(deep branch)로 나뉜다(그림 13-27C, 13-28). 깊은가지는 안쪽으로 방향을 틀어서 발의 깊은층에 있는 벌레근이나 엄지모음근 등의 근육을 지배한다. 가쪽발바닥신경은 가쪽발바닥동맥의 안쪽에 놓인다.

3) 발목굴증후군(tarsal tunnel syndrome, TTS)

안쪽발바닥신경(medial plantar nerve) 및 발가락간신경(interdigital nerve)들이 굴곡세망(flexor retinaculum) 하부에서 압박되어 발생된다.

(1) 발목굴증후군(tarsal tunnel syndrome)의 원인

- 특발성, 외상, 신경절 등의 공간점유병변
- 내반족 등의 족부 변형
- 발관절부의 골절이나 염좌로 인한 자극으로 주위 연조직의 섬유화 또는 건초염으로 오는 부종

(2) 발목굴증후군(tarsal tunnel syndrome)의 증상

- 발의 간헐적인 작열통, 저림증-계속적인 기립이나 보행 시 더욱 악화

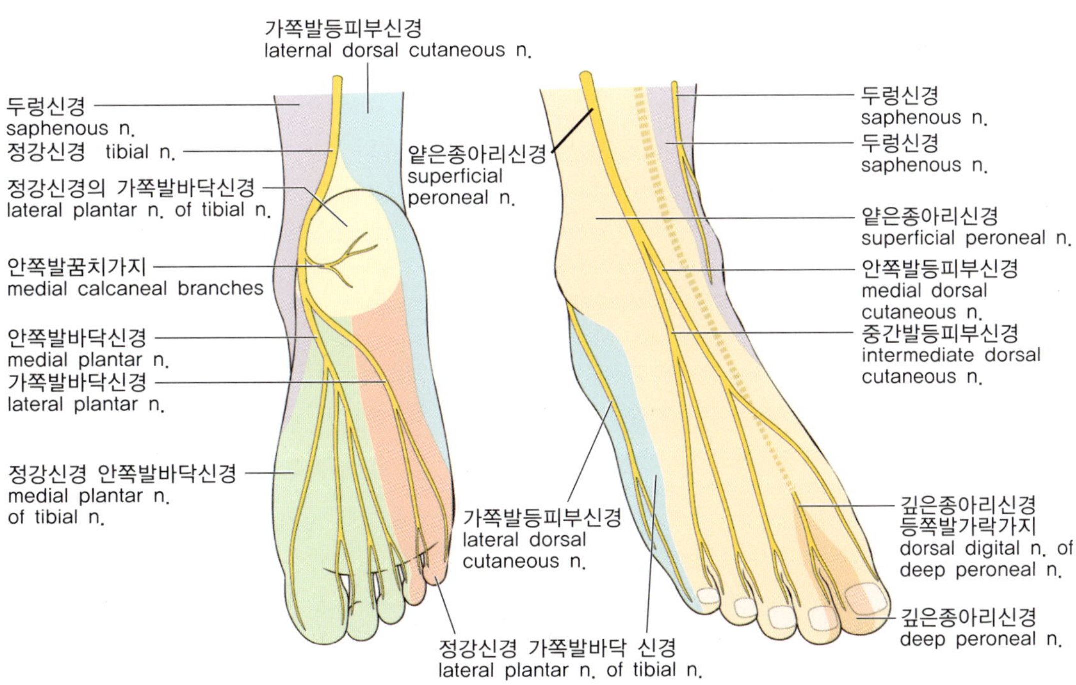

그림 13-28. 발바닥과 발등의 피부신경과 분포영역

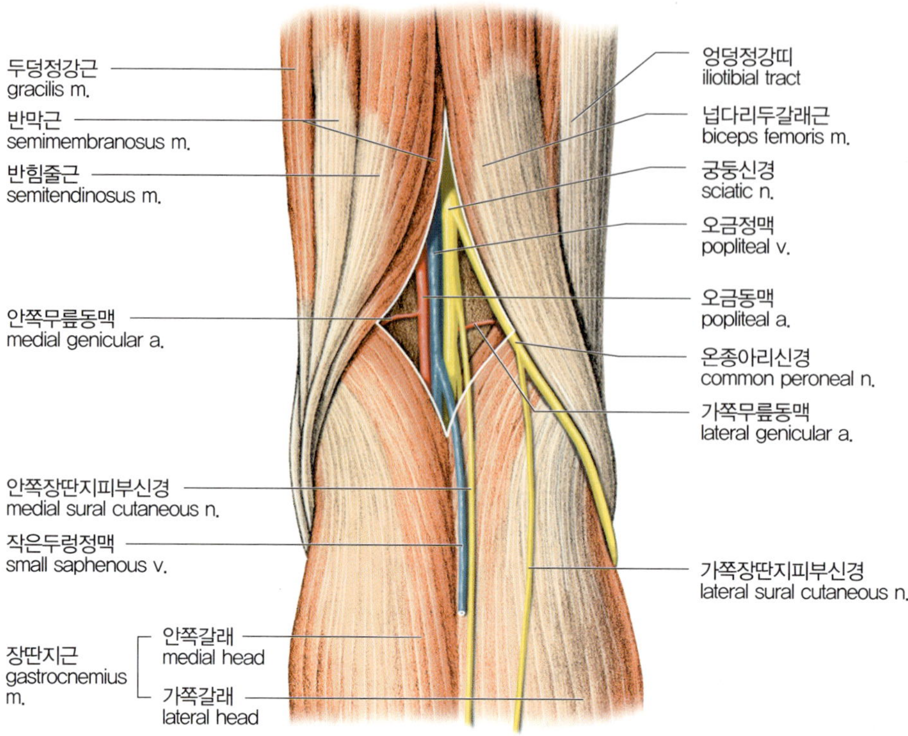

그림 13-29. 오금(popliteal fossa)

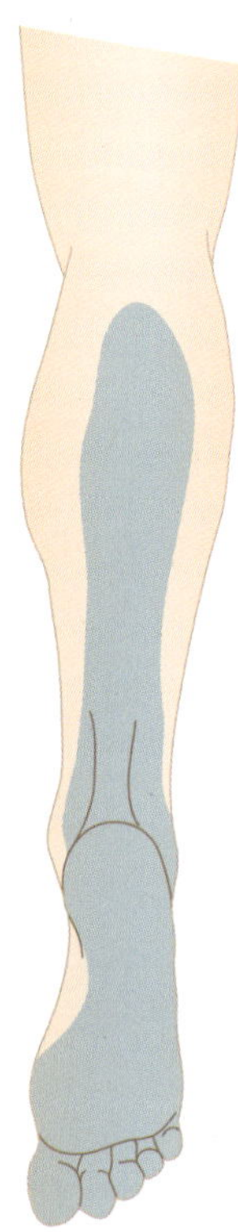

그림 13-30. 정강신경의 감각영역

(3) 신경전도검사순서 및 방법

① 운동신경전도검사

- 온종아리신경(common peroneal nerve)
- 정강신경(tibial nerve) – 양쪽검사
- 안쪽 발바닥신경(medial plantar nerve) – 양쪽검사
- 가쪽 발바닥신경(lateral plantar nerve) – 양쪽검사

② 감각신경전도검사

- 장딴지신경(비복신경, sural nerve)
- 얕은종아리신경(supeficial peroneal nerve)
- 안쪽 발바닥신경(medial plantar nerve) – 양쪽검사
- 가쪽 발바닥신경(lateral plantar nerve) – 양쪽검사

③ F-wave(병원에 따라 선택적 실시)

- 온종아리신경(common peroneal nerve)
- 정강신경(tibial nerve)

④ H-reflex

(4) 신경전도검사 결과상 특징

발바닥신경의 혼합 또는 감각신경전도검사에서 No SNAP 또는 low SNAP 또는 전도속도 감소

14 다발신경병증과 신경뿌리병증 (polyneuropathy and radiculopathy)

1. 다발신경병증(polyneuropathy)

말초신경병증은 말초신경에 이상이 발생하여 이완성 근력저하와 감각이상을 동반하고, 건반사가 저하되거나 소실되며 위축이 동반되는 것을 특징으로 하는 질환이다. 다발신경병증은 특히 대부분의 말초신경에 광범위한 이상이 동반되는 것을 말한다.

신경전도검사, 바늘근전도검사와 같은 신경생리검사는 다발신경병증이 의심되는 환자를 진단할 때 반드시 필요한 검사법이다. 신경생리검사는 다발신경병증의 유무, 다발신경병증의 심한 정도와 이환된 양상의 파악 및 운동신경이나 감각신경 중 주로 어떤 것이 침범되었는지를 알 수 있으며, 병리적 현상이 축삭의 소실(axonal loss)인지 아니면 수초탈락(demyelination)인지 파악할 수 있다. 이와 같이 유용한 신경생리검사는 임상적 환자의 정보를 바탕으로 감별진단을 함으로써 대상 환자의 최종 진단에 도움을 준다.

1) 다발신경병증의 분류

(1) 발병양상

다발신경병증은 대개 만성적이며 그 시작 시점을 알 수 없는 경우가 많다.

- 급성(acute): 수일~4주 이내에 서서히 진행경과를 보임
- 아급성(subacute): 수주에 걸쳐 진행경과를 보임
- 만성(chronic): 수개월~수년에 걸쳐서 진행경과를 보임

(2) 기능장애

- 운동(motor)
- 감각(sensory)

- 자율(autonomic)
- 혼합(mixed)

모든 운동신경은 굵은 직경의 수초화 된 신경이고 대부분의 자율신경은 가는 직경의 수초화 되지 않은 신경이다. 감각신경은 주로 진동감각(vibration)과 고유감각(proprioception)을 담당하는 굵은 신경과 통증이나 온도를 전달하는 가는 직경의 신경으로 구분되어 있다.

(3) 병리기전

- 축삭성(axonal)
- 탈수초성(demyelination)

병리학적인 신경손상은 크게 축삭의 소실(axonal loss)과 수초탈락(demyelination) 두 가지로 나누어지는데 대부분의 다발신경병증은 일차적인 병리가 축삭에 있다. 탈수초성 다발신경병증에서는 수초의 손상에 따라 신경전도에 장애를 받고 전도속도가 현저히 느려지거나 전도차단(conduction block)이 발생한다.

(4) 원인

- 감염성(infectious)
- 암종성(carcinomatous)
- 당뇨성(diabetic)
- 염증성(inflammatory)
- 혈관성(vasculitic)

검사 전 환자의 병력청취가 매우 중요하다. 다발신경병증은 당뇨병과 같은 내과적 질환과 연관성이 높은데, 당뇨병과 같은 내분비계질환, 암종성이나 염증성, 혈관성 질환 및 약물치료의 유무 등을 확인하여야 한다.

(5) 분포

- 대칭성(symmetrical)
- 비대칭성(asymmetrical)
- 몸쪽(proximal)
- 먼쪽(distal)

대부분의 다발신경병증 증상은 사지의 먼쪽에서 시작하여 몸쪽으로 진행하는 형태를 가지게 되는 역행사(dying-back) 형태이다. 특히 이 형태는 축삭형의 다발신경병증의 두드러진 특징인데 신경의 손상이 그 길이에 비례하는 것을 의미한다.

사지의 먼쪽에서 먼저 증상이 시작되어 손, 발에서 두드러진 스타킹-장갑(stocking-glove)분포가 된다. 침범된 범위가 확인되었을 경우 증상의 대칭성 유무를 파악해야 한다. 대부분의 다발신경병증은 대칭적이나, 비대칭적인 증상이 동반된 경우에는 다발홑신경병증(mononeuropathy multiplex), 신경뿌리병증(radiculopathy), 단일신경병증(mononeuropathy)과 같은 다른 문제가 병합되었을 때 그리고 만성염증성 탈수초성다발신경병증(CIDP)의 특이한 형태의 가능성을 시사한다.

(6) 가족력, 직업력

샤르코마리투스(Charcot-Marie-Tooth, CMT) 다발신경병증을 포함한 유전운동감각신경병증(hereditary motor and sensory neuropathy, HMSN)의 경우 가족력에 대한 고려가 필요하다.

2) 다발신경병증에서의 신경전도검사

① 운동신경전도검사

- 정중신경(median nerve)
- 자신경(척골신경, ulnar nerve)
- 온종아리신경(common peroneal nerve)
- 정강신경(tibial nerve)

② 감각신경전도검사

- 정중신경(median nerve)
- 자신경(척골신경, ulnar nerve)
- 장딴지신경(비복신경, sural nerve)
- 얕은종아리신경(superficial peroneal nerve)

③ F-wave (검사실에 따라 선택사항)

- 정중신경(median nerve)
- 자신경(척골신경, ulnar nerve)
- 온종아리신경(common peroneal nerve)
- 정강신경(tibial nerve)

④ H-reflex

3) 대표적인 다발신경병증

(1) 급성 염증성 탈수초성 다발신경병증(acute inflammatory demyelinating polyneuropathy, AIDP) = 기앵바레 증후군(Guillain-Barre syndrome, GBS)

GBS는 임상적으로 대칭적인 이완성 마비와 경도의 감각마비를 동반하는 질환으로 운동마비가 심하게 진행되면 수 일 내에 호흡마비까지 발생하거나 구마비 증세를 보여 신경과적 응급을 요하는 질환의 하나이다. 문자 그대로 급성으로 진행하는 면역매개 다발신경병증이다. 흔히 호흡마비의 증상이 동반되는 가장 대표적인 신경뿌리 질환으로 종종 심각한 합병증을 남기기도 한다. 이에 대한 진단을 위하여 임상적 소견 및 신경전도검사, 뇌척수액 검사 등을 시행하는데 이는 적절한 시기에 치료를 시작할 수 있도록 하여 합병증을 줄이는 데 도움이 된다.

① 원인 및 발생빈도

말초신경에 염증이 발생하여 수초가 손상되는 급성 마비성 질환으로 발병 1~3주 전 50~70%에서 선행 질환이 있다. 선행 질환 중 가장 흔한 것은 감기나 가벼운 열성 질환 등의 상기도 감염이 가장 많고, 비 특이성 바이러스 감염(거대세포 바이러스, Epstein-Barr 바이러스, 수두 바이러스, 홍역바이러스)을 앓거나 면역접종의 병력이 있는 경우가 많다. 세균성 원인으로는 마이코플라스마 폐렴균, 이질균, 살모넬라균 등이 있다. 발생 빈도는 인구 10만 명당 2명의 빈도로 발병하고 모든 연령에서 발병할 수 있으며 소아 연령에서는 10만 명당 0.8명 정도의 빈도로 발생하는 것으로 추정된다. 남녀의 차이는 없으며 성인에게 더 흔하게 발생한다.

② 전기생리학적 분류

- 급성 염증성 탈수초성 다발신경병증(acute inflammatory demyelinating polyneuropathy, AIDP)
  : 탈수초 증거 외에 축삭침범이 없음
- 급성 운동성 신경병증(acute motor axonal neuropathy, AMAN)
  : 운동신경만 침범
- 운동–감각성축삭성신경병(acute motor or motor-sensory axonal neuropathy, AMSAN)
  : 운동신경 및 감각신경까지 침범한 경우
- Miller-Fisher 이형: GBS의 일반적인 진단 기준과 함께 근력저하가 외안근부터 시작하고, 운동실조 및 심부 건 반사 소실이 특징

③ 병리학적 소견 및 신경전도검사소견

분절성 탈수초(segmental demyelination) 현상이 뚜렷하며 심한 경우 축삭 손상(axonal damage)을 초래한다. 신경전도검사상 초기 며칠간의 GBS에서는 정상일 수 있다. 가장 처음 나타나는 변화는 F파나 H반사가 연장되거나 소실되는데 이는 신경뿌리 근처 몸쪽에 병변이 있음을 의미한다.

질환의 진행경과에 따라 약 3주 이내에 85%의 환자에서 운동신경전도검사상 종말잠복기가 연장되기 시작하고 분절성 수초탈락이 일어나면서 전도차단(conduction block), 비정상적인 시간분산(temporal dispersion)과 함께 다초점성탈수초(multifocal demyelination)현상이 관찰된다(그림 14-1).

신경전도검사에서 AIDP를 시사하는 분절성 수초탈락을 확인하기 위해서 운동신경에서 전도차단, 시간분산, 종말잠복기의 연장 또는 운동신경전도속도의 저하 등의 조합이 관찰되어야 한다. 반면에 상대적으로 감각신경의 이상은 적게 동반되는 경향이 있다.

GBS의 한 아형으로 임상양상이 유사하면서 신경전도검사에서 복합근육활동전위의 진폭의 감소나 소실이 있는 반면 운동신경 전도속도, 종말잠복기, F파, 감각신경활동 전위의 진폭과 전도속도는 정상인 경우를 급성운동축삭형신경병증(acute motor axonal neuropathy, AMAN)으로 정의한다. AMAN 환자 일부에서는 증상이 처음 발생한지 5일 이내에 신경전도검사상에서의 모든 운동신경 반응이 완전히 소실되면서 감각신경은 전혀 영향을 받지 않는 경우도 있다.

AMSAN은 운동신경뿐만 아니라 감각신경까지 침범한 경우 급성운동감각축삭형신경병증(acute motor sensory axonal neuropathy, AMSAN)이라 하며, 근력저하가 외안근부터 시작하는 안구마비와 운동실조 및 심부건 반사 소실을 특징으로 하는데 근력약화는 대부분 체간과 사지에서는 심하지 않고 신경전도검사상 감각신경의 탈수초화 소견이 가장 흔한 것으로 알려져 있는 GBS의 이형 중의 하나는 Miller-Fisher 이형이라 한다.

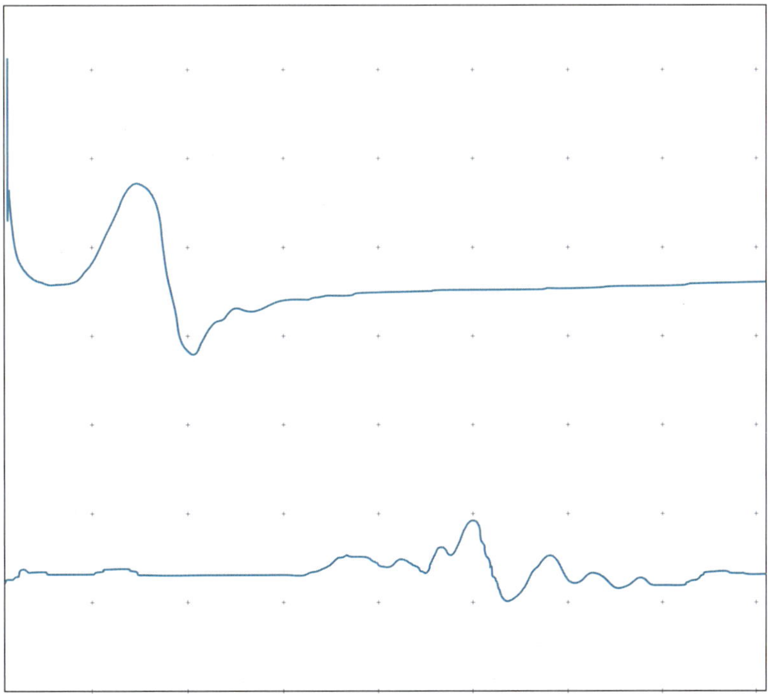

그림 14-1. 전도차단(conduction block), 비정상적인 시간분산(abnormal temporal dispersion)

④ GBS에서의 신경전도검사

㉠ 운동신경전도검사(양측)

- 정중신경(median nerve)
- 자신경(척골신경, ulnar nerve)
- 온종아리신경(common peroneal nerve)
- 정강신경(tibial nerve)

㉡ 감각신경전도검사(양측)

- 정중신경(median nerve)
- 자신경(척골신경, ulnar nerve)
- 장딴지신경(비복신경, sural nerve)
- 얕은종아리신경(superficial peroneal nerve)

㉢ F-wave(양측)

- 정중신경(median nerve)
- 자신경(척골신경, ulnar nerve)
- 온종아리신경(common peroneal nerve)
- 정강신경(tibial nerve)

㉣ H-reflex

(2) 만성염증성 탈수초성 다발신경병증 (chronic inflammatory demyelinating polyneuropathy, CIDP)

① 임상양상 및 특징

- CIDP는 후천적으로 운동신경과 감각신경에 수초탈락이 발생하는 다발신경병증으로 몸쪽과 먼쪽의 신경이 모두 침범될 수 있으며 6~8주 이상의 기간 동안 진행하는데 경과는 일회성으로 계속 진행하거나, 단계적으로 악화되거나, 호전과 악화를 반복하는 등 다양하게 나타날 수 있다.
- 대개 서서히 진행하여 보행장애와 같은 운동기능의 이상을 일으키고 건반사가 저하되거나 소실되며 감각신경의 이상도 동반될 수 있는데, 주로 굵은 수초신경의 이상증상이 두드러진다.
- AIDP와 다른 점은 발생시간 및 감각신경을 더욱 침범하는 점, 자율신경침범이 없고 또는 거의 호흡기능 마비를 동반하지 않는다.
- 성인에서 주로 발생하지만 드물게는 소아에서 발생하기도 한다. 특히 이 질환은 소아에서 더 흔히 관찰되는 말초신경질환인 유전성운동감각신경병(hereditary motor sensory neuropathy, HMSN)과의 감별진단이 중요하다.

② 병리학적 양상 및 신경전도검사 소견

- 분절성 탈수초화 및 재수초화 과정에 따라 말초신경이 비후되어 양파속 모양 형성(onion bulb formation) 형태를 띈다.
- 신경전도검사의 소견
  : 이차적인 축삭변성을 동반한 만성적인 수초탈락 다발신경병증의 양상
  - 수초탈락: 종말잠복기 연장과 정상인에 비해 신경전도속도의 70% 저하로 감소, 후기반응(late response)이 많이 연장
  - 비대칭적, 다초점적인 이상이 발견
  - 전도차단과 비정상적인 시간분산현상이 관찰됨
  - 이차적인 축삭변성이 흔히 동반되는데 CMAP와 SNAP의 진폭이 감소

③ CIDP에서의 신경전도검사

㉠ 운동신경전도검사(양측)

- 정중신경(median nerve)
- 자신경(척골신경, ulnar nerve)
- 온종아리신경(common peroneal nerve)
- 정강신경(tibial nerve)

㉡ 감각신경전도검사(양측)

- 정중신경(median nerve)
- 자신경(척골신경, ulnar nerve)
- 장딴지신경(비복신경, sural nerve)
- 얕은종아리신경(superficial peroneal nerve)

㉢ F-wave(양측)

- 정중신경(median nerve)
- 자신경(척골신경, ulnar nerve)
- 온종아리신경(common peroneal nerve)
- 정강신경(tibial nerve)

㉣ H-reflex

(3) 유전운동감각신경병증(hereditary motor sensory neuropathy, HMSN)

① 개요

샤르코-마리-투스병(Charcot-Marie-Tooth, CMT) 혹은 유전운동감각신경병은 운동신경 및 감각신경이 특정한 유전자 돌연변이에 의해 손상되는 질환을 말한다. 1886년에 프랑스인 Charcot과 Marie, 그리고 영국인 Tooth에 의해 처음으로 기술된 CMT 질환은 과거에는 하지 먼쪽의 근위축으로 인하여 와인병을 거꾸로 세운 듯한 다리 모양을 하는 질환으로 비교적 단순하게 인식되어 왔으나, 현재는 유전학적, 임상적, 전기생리학적으로 이질적인 여러 질환이 함께 있는 하나의 질환군으로 인식되고 있다(그림 14-2).

CMT 질환은 상염색체 우성유전의 양상을 보이면서 신경전도속도의 감소가 있는 CMT1, 역시 우성유전의 양상을 보이면서 신경전도속도는 정상에 가까우면서 운동신경 또는 감각신경의 활동전위가 저하된 CMT2, X 염색체 관련 유전양상을 보이는 CMTX, 그리고 상염색체 열성의 유전양상을 보이는 CMT4로 분류할 수 있다. 이와 함께 CMT1과 CMT2의 중간 그룹에 속하며 다른 유전적 원인을 가진 경우를 중간형 CMT (CMT-Int)로 분류하기도 한다.

② 증상

발과 손의 근육들이 점점 위축되어 힘이 약해지는데 특징적으로 하지 먼쪽의 위축을 특징으로 하며, 다리위축이 심하여 와인병을 거꾸로 세운 듯한 모양을 나타낸다. 또한 손 모양에도 변형이 발생한다. 환자들의 증상은 유전자 돌연변이의 종류에 따라 거의 정상에 가까운 가벼운 상태에서부터 아주 심하여 보행에 도움이 필요하거나 혹은 휠체어에 의존해야 하는 정도까지 다양하다.

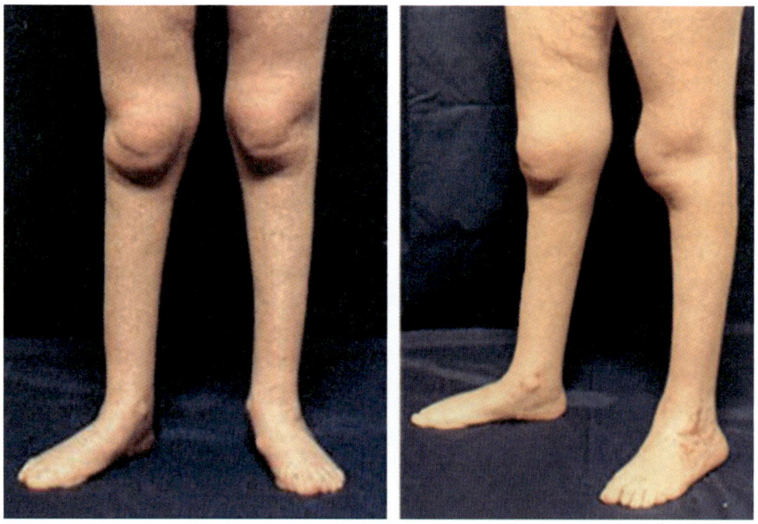

그림 14-2. 하지 먼쪽의 위축(뒤집힌 와인병 모양)

③ CMT 분류 및 임상특성

분류	신경생리검사 소견 및 특징	유전성 경향
CMT 1	수초의 손상으로 인해 신경전도속도가 많이 감소된 탈수초성 신경병	상염색체 우성
CMT 2	신경전도속도는 정상에 가까우면서 운동감각신경의 활동전위가 많이 저하된 축삭형 신경병	상염색체 우성
CMT 3	어린 나이에 발생하며 임상증상 및 신경전도속도의 저하가 매우 심한 경우	상염색체 우성, 열성
CMT 4	상염색체 열성유전을 하며 대개 발병연령이 빠르고 임상증상이 심한 편에 속함	상염색체 열성
CMT X	여자보다 남자에서 증상이 심함. 아버지에서 아들로 유전되지 않음	X 염색체 연관
DICMT	CMT 1형과 2형의 중간형으로 탈수초성 특징과 축삭형 신경병증의 특징을 모두 가짐	상염색체 우성

④ 유전운동감각신경병증에서의 신경전도검사

㉠ 운동신경전도검사(양측)

- 정중신경(median nerve)
- 자신경(척골신경, ulnar nerve)
- 온종아리신경(common peroneal nerve)
- 정강신경(tibial nerve)

㉡ 감각신경전도검사(양측)

- 정중신경(median nerve)
- 자신경(척골신경, ulnar nerve)
- 장딴지신경(비복신경, sural nerve)
- 얕은종아리신경(superficial peroneal nerve)

㉢ F-wave(양측)

- 정중신경(median nerve)
- 자신경(척골신경, ulnar nerve)
- 온종아리신경(common peroneal nerve)
- 정강신경(tibial nerve)

㉣ H-reflex

(4) 당뇨병성 말초신경병증(diabetic peripheral neuropathy)

당뇨병 환자에서 말초신경병증은 흔히 관찰되는 합병증 중 하나이다. 임상적으로 의미 있는 신경병증은 감각이상(paresthesia)과 근력저하(muscle weakness)가 나타나는 경우로써 당뇨병 환자의 약 10% 정도에서 보이고 있다.

① 당뇨병성 말초신경병증의 증상

당뇨병성 말초신경병증에는 여러 가지 형태가 있는데 우리가 흔히 생각하는 말초신경병증은 다발성 말초신경병증의 형태로 양측 발끝에서 동시에 시작하고 시간이 경과함에 따라 서서히 다리의 위쪽 부분과 손에 증상을 초래하고 더 진행하면 체간(몸통)에도 증상을 보이게 된다. 당뇨병성 말초신경병 초기에는 통각이나 촉각에 대한 감각이 무뎌지거나 저린감을 호소하나 시간이 경과함에 따라 운동각 및 위치각에 이상이 와서 마치 술 취한 사람처럼 걷거나 사지에 힘이 빠지게 된다. 즉, 초기에 힘이 빠지거나 술 취한 사람처럼 걷는 것은 드물다.

자율신경의 마비가 동반된 환자는 발한장애, 기립성 저혈압, 장관의 운동장애, 배뇨 및 배변장애를 보이게 된다. 가장 흔한 다발성 말초신경병증 외에도 안구의 움직임을 관여하는 뇌신경의 마비, 체간을 지배하는 신경뿌리의 다발성 마비, 대퇴부의 비대칭성 근육마비 등의 형태로 나타나기도 한다. 서서히 시작하여 만성적으로 나빠지는 경과를 보이는 다발성 말초신경병증과는 달리 뇌신경의 마비, 체간 신경뿌리의 다발성 마비 및 비대칭성 대퇴부 마비는 갑자기 생기며 대부분 통증을 동반하고 수개월에 걸쳐 좋아지는 경과를 보이게 된다.

② 당뇨병성 말초신경병증의 분류

- 먼쪽 다발신경병증(distal polyneuropathy)
  - 감각운동형(sensorimotor)
  - 감각우위형(predominantly sensory)
  - 운동우위형(predominantly motor)
- 몸쪽 운동성 신경병증(proximal motor neuropathy, diabetic amyotrophy)
- 단일성 및 다발성 단일신경병증(focal and multiple mononeuropathy)
- 자율신경병증(autonomic neuropathy)

위 분류는 침범하는 양상에 따라 분류된 것으로 이 중 감각운동성 대칭성 다발신경병증(sensorimotor symmetric polyneuropathy)이 가장 흔한 것으로 알려져 있다. 이 형태를 살펴보면 모든 부위의 감각 및 운동신경들이 포함되는데 특히 신경학적 손상은 상지와 하지 중 말초신경계의 가장 말단부인 발가락이나 발에서 시작되며 손상이 점점 상승한다. 계속 진행될 경우 체부의 작은 신경들도 손상되면서 흉복부의 감각신경들도 손상된다.

감각 증상과 징후는 흔히 경한 하지허약증과 자율신경병증을 동반한다. 무감각과 감각이상(자연적으로 발생되는 불편한 감각)은 발가락에서부터 시작하여 점점 발과 하지의 상부로 상승한다. 신경의 말단부가 먼저 손상되기 때문에 손보다 발과 하지에 먼저 이상이 나타난다.

③ 당뇨병성 말초신경병증의 원인

- 만성적인 고혈당에 의한 대사적인 합병증
- 미세혈관의 합병증
- 면역학적인 기전

㉠ 만성적인 고혈당에 의한 대사적인 합병증은 고혈당에 의해 마이오-이노시톨(myo-inositol)과 경쟁하여 신경으로 들어온 다량의 포도당이 알도스 리덕타제(aldose reductase)에 의해서 소르비톨(sorbitol)로 전환되어 축적되므로 신경 내 지질과 당의 증가로 란비에르 결절의 형태 변화가 오게 되고 또한 마이오 이노시톨(myo-inositol)의 감소로 포스포이노시타이드(phosphoinositides) 대사의 이상과 Na-K-APTase 기능 저하로 축삭 내 나트륨의 축적이 일어나 신경전도의 저하와 축삭의 부종, 축삭내 이동의 저하, 축삭-신경교 분리, 단백 합성의 이상이 나타나는 것으로 되어 있다.

㉡ 미세혈관의 합병증은 신경내의 미세혈관에 초기 형태학적 변화가 나타나 국소 조직의 저산소증과 세포변화를 일으키고 이에 따라 말초 소혈관의 파괴가 동반되면서 혈관의 투과성을 높이고 신경손상을 초래한다.

㉢ 면역학적 기전은 인슐린의존성 당뇨 환자에서 흔히 베타세포에 대한 자가항체가 발견되며, 하시모토 갑상선염, 그레이브스병, 중증근무력증, 애디슨병, 그리고 악성빈혈 등의 자가면역질환이 드물게 동반되고, 당뇨병성 자율신경병증을 보이는 환자에서 자율신경절에 염증세포의 침윤이 관찰되며, 당뇨병환자에서 면역조직화학적 방법을 이용하여 말초신경에서 다량의 신경내 T-세포를 관찰하였다. 이러한 소견은 염증성 기전 혹은 면역학적 기전을 시사한다.

④ 당뇨병성 말초신경병증에서의 신경전도검사 결과

당뇨병성 신경병증은 침범된 신경의 종류와 양상에 따라 대칭적 또는 비대칭적으로 나타나고 단발성신경병증에서부터 다발신경병증, 순수 감각 신경병증으로부터 순수 운동 신경병증에 이르기까지 그 임상적 유형은 매우 다양하며, 자율신경계와 뇌신경까지 침범하기도 하나, 대개의 경우 신경병증은 운동신경보다 감각신경이 먼저 연계되고, 하지의 신경이 상지보다 먼저 신경전도속도가 느려지며, 먼쪽의 신경전도속도가 몸쪽보다 먼저 느려진다. 하지만 신경전도검사의 지표인 활동전위의 진폭, 활동전위의 먼쪽 잠시 및 신경전도속도의 관점에서 당뇨병성 신경병증이 심해짐에 따라 어떤 지표가 어느 정도로 이환 되는지에 대하여는 아직 보고된 적이 없다.

⑤ 당뇨병성 말초신경병증에서의 신경전도검사

㉠ 운동신경전도검사

- 정중신경(median nerve)

• 자신경(척골신경 ulnar nerve)
• 온종아리신경(common peroneal nerve)
• 정강신경(경골신경 tibial nerve)

㉡ 감각신경전도검사
• 정중신경(median nerve)
• 자신경(척골신경, ulnar nerve)
• 장딴지신경(비복신경, sural nerve)
• 얕은종아리신경(superficial peroneal nerve)

㉢ F-wave (검사실에 따라 선택사항)
• 정중신경(median nerve)
• 자신경(척골신경, ulnar nerve)
• 온종아리신경(common peroneal nerve)
• 정강신경(tibial nerve)

㉣ H-reflex

2. 신경뿌리병증(radiculopathy)

1) 개요

신경뿌리는 척수를 둘러싸고 있는 경질막낭 내에 있는 말초신경으로 신경뿌리는 감각신경인 등쪽 신경뿌리(dorsal root)와 운동신경인 배쪽 신경뿌리(ventral root)로 이루어져 있다. 신경뿌리병증은 척수에서 갈라져 나온 감각신경이나 운동신경 뿌리에서 발생하는 신경계의 손상을 말하며, 보통 감각신경분절이 지배하는 피부분절을 따라 방사통이 동반되고, 신경의 병리적 변화의 위치와 정도에 따라 해당 근육분절의 근육위축과 건반사 소실이 나타날 수 있다.

신경뿌리병증의 원인은 크게 해부학적으로 주위 구조물에 의한 신경뿌리의 압박과 이로 인한 허혈, 또는 추간판에서 나오는 염증 매개 물질이 신경뿌리 주위에 염증반응을 일으켜 신경뿌리에 손상을 일으키는 기전으로 나눌 수 있다. 이러한 신경뿌리병증은 근전도검사실에서 가장 흔히 접할 수 있는 데 발생한 부위에 따라 경부신경뿌리병증(cervical radiculopathy)과 좌골신경통으로 불리는 요부신경뿌리병증(lumbar radiculopathy)이 있다.

경부신경뿌리병증(cervical radiculopathy)은 C5-6과 C6-7 추간판에 가장 흔하게 나타나고, 그 다음으로 C4-5 추간판에 흔하다. 경부신경뿌리병증에는 추간판의 탈출에 의한 연성 추간판 탈출증(soft disc herniation)과 구추관절(uncovertebral joint), 추체 및 후관절에 형성되는 골극에 의하여 척수나 신경뿌리가 압박되는 경성 추간판 탈출증(hard disc herniation)이 있다.

요부신경뿌리병증(lumbar radiculopathy)은 흔히 대개 수핵의 탈출로 인한 L5 nerve와 S1 nerve의 자극 때문에 일어나며, 일부는 직접적인 신경뿌리의 압박이나 수핵 안의 물질에 의한 화학적 자극 때문에 일어난다.

2) 증상

신경뿌리병증의 대표적인 증상은 목이나 허리에서 시작하여 팔이나 다리 끝으로 뻗치는 듯한 통증이다. 대개 신경뿌리병변의 임상소견은 신경뿌리의 압박 위치나 진행한 정도에 따라 다양하게 나타날 수 있는데 일반적으로 감각신경 병변 소견, 운동 및 감각신경 병변 소견, 운동신경 병변 소견의 순서로 발생하는 경향이 있다

(1) 경부신경뿌리병증에서의 손상된 신경에 따른 증상

① 제5경추 신경뿌리 압박(C5 nerve)

- 상박의 외측(lateral arm) 및 주관절(elbow) 외측의 감각 이상
- 어깨세모근(deltoid) 및 위팔두갈래근(biceps)의 근력 약화
- 위팔두갈래근 건반사 저하

② 제6경추 신경뿌리 압박(C6 nerve)

- 전박 외측(lateral forearm), 무지(thumb) 및 시지(index finger) 배부에 감각 이상
- 위팔두갈래근 및 긴 및 짧은노쪽손목폄근(extensor carpi radialis longus and brevis)의 근력 약화
- 위팔두갈래근과 위팔노근(brachioradialis) 건반사 저하

③ 제7경추 신경뿌리 압박(C7 nerve)

- 가운데 손가락의 감각 이상
- 위팔세갈래근(triceps), 노쪽손목굽힘근(flexor carpi radialis), 수지굴곡근(finger flexor) 등의 근력 약화
- 위팔세갈래근 건반사 저하

④ 제8경추 신경뿌리 압박(C8 nerve)

- 제4, 5수지의 감각 이상
- 뼈사이근(interosseous muscle), 수지굴곡근(finger flexor), 자쪽손목굽힘근(flexor carpi ulnaris)의 근력 약화

(2) 요부신경뿌리병증에서의 손상된 신경에 따른 증상

① 제4요추 신경뿌리 압박(L4 nerve)

- 발목 배굴근(dorsiflexor)의 약화
- 정강이 부위의 저림, 대퇴부의 통증
- 슬개건반사 저하

② 제5요추 신경뿌리 압박(L5 nerve)

- 엄지발가락 신전근의 약화
- 발등이나 엄지와 집게 발가락 사이의 감각 저하
- 대퇴부 후측방과 장딴지의 통증

③ 제1천추 신경뿌리 압박(S1 nerve)

- 장딴지근(gastrocnemius muscle)의 약화
- 발의 외측의 감각 저하
- 장딴지의 통증
- 아킬레스건반사 저하

3) 진단

- X-선 검사
- MRI 검사
- 근전도검사: 신경뿌리병변 진단을 위해서 신경전도검사와 바늘근전도검사가 임상에서 널리 이용되고 있으나 대부분의 신경뿌리병변에서 신경전도검사는 정상 소견을 보이므로 바늘근전도검사를 통해 대부분의 진단이 이루어지고 있다. 하지만 바늘근전도검사는 순수한 감각 신경뿌리병변이 있을 경우에는 진단에 어려움이 있으며, 또한 탈수초 소견을 보이는 경도의 운동 신경뿌리병변이 있거나, 축삭병변이 있는 중증 운동 신경뿌리 압박의 초기 2~3주에는 진단이 힘들다. 또한 침습적인 검사라는 단점이 있으며, 환자의 협조가 이루어지지 않는 경우에도 정확한 진단이 어렵다.

4) 신경뿌리병증에서의 신경전도검사

(1) 경부신경뿌리병증에서의 신경전도검사

① 운동신경전도검사

- 정중신경(median nerve)
- 자신경(척골신경, ulnar nerve)

② 감각신경전도검사

- 정중신경(median nerve)
- 자신경(척골신경, ulnar nerve)

③ F-wave(검사실에 따라 선택사항)

- 정중신경(median nerve)
- 자신경(척골신경, ulnar nerve)

(2) 요부신경뿌리병증에서의 신경전도검사

① 운동신경전도검사

- 온종아리신경(common peroneal nerve)
- 정강신경(tibial nerve)

② 감각신경전도검사

- 장딴지신경(비복신경, sural nerve)
- 얕은종아리신경(superficial peroneal nerve)

③ F-wave (검사실에 따라 선택사항)

- 온종아리신경(common peroneal nerve)
- 정강신경(tibial nerve)

④ H-reflex

5) 신경뿌리병증에서의 신경전도검사 결과

- 대부분 신경전도검사는 정상소견을 보임
- 신경뿌리병증이 심한 환자에서는 CMAP 진폭이 작아지고 운동신경전도속도가 경미하게 느려질 수 있다.
- 감각신경전도는 정상소견을 보임–등쪽 뿌리 신경절(dorsal root ganglion)이 신경뿌리보다 먼쪽에 위치하고 있어 침범되지 않음

15 근육병증(myopathy)

1. 개요

근육병증이란 근섬유의 기능적, 구조적 이상을 일으키는 가로무늬근육(striated muscle)의 질병이다. 근육의 힘이 서서히 약해져 진행하며 결국엔 신체의 장애를 가져와서 모든 일상생활을 남에게 의지하게 되는 만성적, 진행적 질병으로 그 원인으로는 대개 염색체에 이상이 생겨 발생하는 경우가 많으나, 가족력과 상관없이 돌연변이에 의해 발생하는 경우도 있다.

그 외에도 염증성, 신진대사의 이상에 의해, 내분비 기능의 장애, 독성에 의한 것 등 다양한 원인이 있다. 또한 원인에 따라 종류도 진행성 근이영양증, 근경직증, 염증성 근병변, 신진대사에서 오는 근육병증, 선천성 근육병증 등으로 나눌 수 있으며, 이중에서 진행성 이상을 가져올 뿐만 아니라, 호흡근의 약화로 호흡장애를 일으키는 등 신체 각 부위에 전신적인 합병증을 동반하게 된다.

2. 근육병증의 임상양상

- 상지 또는 하지의 근위부에 근력 약화를 호소하며 전반적인 근육의 위축증을 동반하며 근육에 국한된 심한 통증이 있다.
- 근육의 긴장성 감소와 근육 경련이 관찰된다.
- 근육을 만져보면 촉감이 단단하거나 실제 부피 및 크기가 증가될 수 있다.

3. 근육병증의 분류

- 유전성 및 퇴행성 근육병증(hereditary degenerative myopathy)
- 염증성 근육병증(inflammatory myopathy)
- 내분비성 근육병증(endocrine myopathy)
- 대사성 근육병증(metabolic myopathy)
- 선천성 근육병증(congenital myopathy)
- 기타 근육질환

4. 진단

진단은 근력검사, 혈청 검사와 요검사, 근전도검사, 근생검(muscle biopsy) 등으로 진단한다.

- 근육효소: CK (creatine phosphokinase)가 근육병증에 가장 유용한 근육효소로 예민하게 증가하여 진단적 가치가 가장 높고 매개지(carrier)의 경우에도 1/3에서 증가한다. 그외 aldolase, SGOT, LDH도 증가
- 요검사: creatine이 증가하고 creatinine은 감소
- 심전도검사: 환자의 80%에서 이상을 보인다.
- 근전도검사: 신경전도검사, 바늘근전도검사
- 근생검(muscle biopsy): 근육병증 뿐만 아니라 앞뿔세포 병변의 진단에도 사용된다.

5. 근육병증에서 근전도검사 특징

① 바늘전극 삽입시 증가된 삽입전위(increased insertional activity)

② 평균진폭과 지속시간이 감소된 운동단위 활동전위(short duration and low amplitude)

③ 다상성 운동단위 활동전위(polyphasic MUAP)

④ 섬유자발전위(fibrillation potential), 양성예파(positive sharp wave), 복합반복방전(complex repetitive discharge, CRD) 등의 비정상 자발전위

⑤ 중등도 근수축시 진폭운동단위 활동전위의 조기 동원현상(early recruitment)

⑥ 신경전도검사는 정상이거나 근섬유의 소실로 인하여 CMAP가 감소할 수 있다.

⑦ 신경전도검사는 근육병증을 의심하는 환자의 검사에서 말초신경병증을 배제하는데 필수적이다.

6. 근육병증의 진단 시 근전도검사의 제한점

- 근전도검사에서 나타나는 이상 소견이 근육병증에 대해 특이적이지 않다.
- 근육병증에서 나타나는 근전도 소견이 매우 다양하다는 것이다.
- 같은 근육병증에서도 다른 근전도 소견이 나올 수 있고 반대로 다른 근육병증이 지만 같은 근전도 결과가 나타날 수 있다.
- 특정 근육병증을 진단할 수 없다는 것이다.
- 위에서 언급한 비 특이적인 근전도 소견 때문에 근신경계 접합부 질환이나 신경 뿌리병증 등이 동반되어 있는 경우 근전도에서 비슷한 이상 소견이 나타날 수 있어서 감별이 힘들다.

7. 근육병증에서의 신경전도검사

① 운동신경전도검사

- 정중신경(median nerve)
- 자신경(척골신경, ulnar nerve)
- 온종아리신경(common peroneal nerve)
- 정강신경(tibial nerve)

② 감각신경전도검사

- 정중신경(median nerve)
- 자신경(척골신경, ulnar nerve)
- 장딴지신경(비복신경, sural nerve)
- 얕은종아리신경(superficial peroneal nerve)

③ F-wave (검사실에 따라 선택사항)

- 정중신경(median nerve)
- 자신경(척골신경, ulnar nerve)
- 온종아리신경(common peroneal nerve)
- 정강신경(경골신경, tibial nerve)

④ H-reflex

16 운동신경세포병 (motor neuron disease, MND)

1. 개요

운동신경세포병은 대표적인 신경퇴행질환의 하나로 운동신경세포가 사멸하는 병으로 감각계나 소뇌의 기능장애는 없이 근력저하와 근위축만 나타난다. 운동신경세포병의 가장 흔하고 대표적인 질환은 근위축측삭경화증(Amyotrophic Lateral Sclerosis, ALS 또는 Charcot disease)이다. ALS은 1830년 Bell에 의해 처음으로 기술되었으며, 1869년 Charcot와 Joffroy가 진행성 근위축증을 보인 환자에서 근위축측삭경화증(ALS)으로 명명하였다.

ALS는 하위운동신경(Lower Motor Neuron, LMN)과 아울러 상위운동신경원(Upper Motor Neuron, UMN)을 침범하여 임상적으로 근육의 쇠약과 위축, 근섬유다발수축(fasciculation), 심부건반사의 항진, 주로 하지의 강직 및 연수마비의 징후를 보이며 감각증세는 거의 나타나지 않고 방광(bladder)은 결코 침범되지 않으며 안구근도 거의 침범되지 않는 치명적인 질환으로 아직까지 특별한 치료 방법은 없다.

병태생리적으로 ALS에서는 중추신경계의 운동신경세포(motor neuron)가 파괴됨으로써 근육들이 운동신경의 자극에 대해 적절한 운동기능을 나타내지 못하게 된다. 반면 신체에 분포된 감각신경, 자율신경 등은 거의 침범되지 않으므로 임상적으로 감각 이상 또는 자율신경 장애는 거의 나타나지 않는다. 시간이 지남에 따라 사지 위약이 특징적이며 대부분의 환자는 호흡근 마비로 인하여 호흡부전으로 수년 내에 사망하는 치명적인 병이다.

2. 침범부위에 따른 명명

- 운동피질(motor cortex)
- 피질구로(corticobulbar tract)의 침범 – 가성연수마비
- 뇌신경핵(cranial nerve nuclei)의 침범 – 진행성 연수마비
- 피질척수로(corticospinal tract)의 침범 – 원발성 축삭경화증
- 전각세포(anterior horn cell)의 침범 – 진행성 근위축증

3. 진단 방법

1) 병력 및 신경학적 진찰소견

다음과 같은 특성을 고려한다.

- 상부운동신경원 징후(upper motor neuron sign)
- 하부운동신경원 징후(lower motor neuron sign)
- 감각 이상이 없음(absence of sensory sign)
- 점진적인 진행(progression)

2) 근전도검사 및 근조직 검사

4. 운동신경세포병에서의 신경전도검사

① 운동신경전도검사

- 정중신경(median nerve)
- 자신경(척골신경, ulnar nerve)
- 온종아리신경(common peroneal nerve)
- 정강신경(tibial nerve)

② 감각신경전도검사

- 정중신경(median nerve)
- 자신경(척골신경, ulnar nerve)
- 장딴지신경(비복신경, sural nerve)
- 얕은종아리신경(superficial peroneal nerve)

③ F-wave (검사실에 따라 선택사항)

- 정중신경(median nerve)
- 자신경(척골신경, ulnar nerve)
- 온종아리신경(common peroneal nerve)
- 정강신경(tibial nerve)

④ H-reflex

5. 근전도검사상 특징

- 바늘근전도검사: 활동성 탈신경을 시사하는 섬유자발전위(fibrillation potential), 양성예파(positive sharp wave)와 만성신경재분포를 시사하는 MUAP의 진폭, 기간, 위상의 증가, 동원(recruitment)의 감소, 근섬유다발수축(fasciculation) 소견이 관찰된다.
- 신경전도검사: 대개 신경전도속도(NCV)는 정상범위이나 기록하는 근육의 위축이 심한 경우 복합근활동전위(CMAP)의 진폭이 정상에 비해 다소 감소할 수 있다.

17 검사결과(실제) I (단일신경병증 및 중증근무력증)

*구성: 판독소견, 판독결론, 신경전도검사결과

- 실제 환자의 근전도 결과임
- 환자의 증상 및 신경학적 진찰소견을 제외한 전기생리학적 검사소견만 기술함
- 비정상 소견은 다른 배경색으로 구분

1. 상지

1) Brachial plexus lesion I

70세 여자
전기생리학적 검사상 Left brachial plexus lesion (at the level of lower trunk of medial cord) with bilateral carpal tunnel syndrome소견이 의심됨

(1) 신경전도검사(양상지, 좌하지)

- Prolonged terminal latency and slow motor NCVs on left median and ulnar nerves.
- Prolonged terminal latency on right median nerve.
- Normal motor NCVs on bilateral radial nerves.
- Low SNAPs and slow sensory NCVs on left median nerve.
- Slow sensory NCVs on left ulnar nerve.
- Slow sensory NCVs over F-W segment of right median nerve.
- Low SNAPs on left lateral antebrachial nerve.
- Normal sensory NCVs on bilateral medial antebrachial and right lateral antebrachial nerves.

- Normal sensory NCVs on bilateral radial nerves.
- Normal motor NCVs on left peroneal and posterior tibial nerves.
- Normal sensory NCVs on left sural and superficial peroneal nerves.
- H-reflexes are not demonstrated bilaterally.

(2) 근전도검사(좌상지, 경추부)

- Mild denervation potentials and giant MUAPs with reduced interference pattern in left first dorsal interosseous and abductor pollicis brevis muscles.
- Normal EMGs in left triceps, deltoid and biceps muscles.
- Uncheckable resting potentials in left cervical paraspinal muscles due to poor relaxation.

Motor NCS *NR = no response

Site	NR	Onset (ms)	P-T Amp (mV)	Dist (cm)	Vel (m/s)
Left 1 Median Motor (Abd Poll Brev)					
Wrist		8.2	14.0	22	44.9
Elbow		13.1	13.6	10	62.5
Axilla		14.7	12.6		
Right 1 Median Motor (Abd Poll Brev)					
Wrist		4.1	22.3	22	51.2
Elbow		8.4	22.1	10	55.6
Axilla		10.2	21.6		
Left 2 Ulnar Motor (Abd Dig Minimi)					
Wrist		4.3	12.4	21.5	48.9
B Elbow		8.7	12.0	8	40
A Elbow		10.7	11.3	4	66.7
Axilla		11.3	11.1		
Right 2 Ulnar Motor (Abd Dig Minimi)					
Wrist		2.7	16.9	22	55
B Elbow		6.7	15.7	9	42.9
A Elbow		8.8	15.3	4	57.1
Axilla		9.5	15.2		
Left 5 Peroneal Motor (Ext Dig Brev)					
Ankle		3.8	7.1	28.5	43.8
B Fib		10.3	6.1		

Left 6 Tibial Motor (Abd Hall Brev)					
Ankle		4.1	16.7	36.2	43.1
Knee		12.5	9.8		
Left Radial Motor (Ext Ind Prop)					
EIP		1.7	7.0	16	42.1
Elbow		5.5	6.5	8	66.7
Up Arm		6.7	6.3		
Right Radial Motor (Ext Ind Prop)					
EIP		2.0	10.2	16	50
Elbow		5.2	9.9	8	57.1
Up Arm		6.6	9.8		

Sensory NCS *NR = no response

Site	NR	Peak (ms)	P-T Amp (μV)	Dist (cm)	Vel (m/s)
Left 7 Sup Peron Anti Sensory (Ant Lat Mall)					
Ankle		3.2	23.9	11.5	35.9
Left 8 Sural Anti Sensory (Lat Mall)					
Calf		3.6	17.2	12.3	34.2
Right Lat Ante Brach Cutan Anti Sensory (Lat Forearm)					
Lat Biceps		2.4	30.5	10	41.7
Left Lat Ante Brach Cutan Anti Sensory (Med Forearm)					
Elbow		2.5	5.2	10	40
Right Med Ante Brach Cutan Anti Sensory (Med Forearm)					
Elbow		2.3	29.6	10	43.5
Left Med Ante Brach Cutan Anti Sensory (Lat Forearm)					
Lat Biceps		2.3	30.0	10	43.5
Left Radial Anti Sensory (Base 1st Digit)					
Lt		2.7	38.8	12	44.4
Right Radial Anti Sensory (Base 1st Digit)					
Rt		2.7	37.9	12	44.4

Sensory NCS *NR = no response

Site	NR	Peak (ms)	P-T Amp (μV)	Dist (cm)	Vel (m/s)
Left 3 Median Ortho Sensory (Record)					
Finger		6.9	10.4	2.5	18.1
Wrist		4.4	42.8	21.2	48.2
Elbow		2.2	56.8	10	45.5
Palm		5.7	22.2	9.5	16.7
Right 3 Median Ortho Sensory (Record)					
Finger		3.8	21.1	13.5	35.5
Wrist		4.3	54.2	22	51.2
Elbow		1.9	63.2	10	52.6
Palm		2.8	47.5	9.8	35
Left 4 Ulnar Ortho Sensory (Record)					
Finger		3.8	10.1	12	31.6
Wrist		4.8	32.5	21.3	44.4
Elbow		2.2	29.1	9.5	43.2
Right 4 Ulnar Ortho Sensory (Record)					
Finger		3.2	12.1	12.5	39.1
Wrist		4.2	33.0	21	50
Elbow		2.2	46.1	10.6	48.2

H Reflex Studies-NR

2) Brachial plexus lesion II

63세 남자
(전기생리학적 검사상 incomplete right brachial plexus lesion
(at the upper trunk level)에 합당한 소견이 관찰됨)

(1) 신경전도검사(우상지)

- Normal motor and sensory NCVs on right median and ulnar nerves.
- Normal motor NCVs on right radial nerve.
- Low SNAPs on right radial nerve.
- No SNAPs on right lateral antebrachial nerve.

– Normal sensory NCVs on left lateral antebrachial and bilateral medial antebrachial nerves.
– Normal motor and sensory NCVs on left radial nerve.

(2) 근전도검사(우상지)

– Moderate denervation potentials with reduced interference pattern in right biceps, deltoid and supraspinatus muscles.
– Normal EMGs in right triceps and flexor carpi ulnaris muscles.
– Uncheckable resting potentials in right rhomboides major muscle due to poor relaxation.
– Normal EMGs in right C5–7 paraspinal muscles.

Motor NCS *NR = no response

Site	NR	Onset (ms)	P-T Amp (mV)	Dist (cm)	Vel (m/s)
Right 1 Median Motor (Abd Poll Brev)					
Wrist		3.8	13.6	22	52.4
Elbow		8 1	12.9	10	58.8
Axilla		9.7	12.9		
Right 2 Ulnar Motor (Abd Dig Minimi)					
Wrist		2.3	14.4	22	55
B Elbow		6.3	13.2	8	53.3
A Elbow		7.8	13.0	4	57.1
Axilla		8.5	12.8		
Left Radial Motor (Ext Ind Prop)					
EIP		1.3	10.9	17	43.6
Elbow		5.2	10.9	8	72.7
Up Arm		6.3	10.8		
Right Radial Motor (Ext Ind Prop)					
EIP		2.0	9.7	17	48.6
Elbow		5.5	9.2	8	72.7
Up Arm		6.6	9.1		

Sensory NCS *NR = no response

Site	NR	Peak (ms)	P-T Amp (μV)	Dist (cm)	Vel (m/s)
Left Lat Ante Brach Cutan Anti Sensory (Lat Forearm)					
Lat Biceps		2.5	31.5	10	40
Right Lat Ante Brach Cutan Anti Sensory (Lat Forearm)					
Lat Biceps	NR			10	
Left Med Ante Brach Cutan Anti Sensory (Med Forearm)					
Elbow		2.3	26.2	10	43.5
Right Med Ante Brach Cutan Anti Sensory (Med Forearm)					
Elbow		2.1	25.2	10	47.6
Left Radial Anti Sensory (Base 1st Digit)					
Lt		3.1	24.9	12	38.7
Right Radial Anti Sensory (Base 1st Digit)					
Rt		2.9	8.5	12	41.4

Sensory NCS *NR = no response

Site	NR	Peak (ms)	P-T Amp (μV)	Dist (cm)	Vel (m/s)
Right 3 Median Ortho Sensory (Record)					
Finger		3.2	10.3	14	43.8
Wrist		4.3	26.6	22	51.2
Elbow		1.9	18.0	10	52.6
Right 4 Ulnar Ortho Sensory (Record)					
Finger		3.1	9.3	12.2	39.4
Wrist		4.2	41.8	22	52.4
Elbow		1.9	41.7	9.5	50

3) Carpal tunnel syndrome

42세 여자
신경전도검사상 bilateral carpal tunnel syndrome에 합당한 소견이 관찰됨

Motor NCS *NR = no response

Site	NR	Onset (ms)	P-T Amp (mV)	Dist (cm)	Vel (m/s)
Left 1 Median Motor (Abd Poll Brev)					
Wrist		4.0	20.8		
Right 1 Median Motor (Abd Poll Brev)					
Wrist		4.6	19.3	20	55.6
Elbow		8.2	19.1	10	55.6
Axilla		10	18.9		
Left 2 Ulnar Motor (Abd Dig Minimi)					
Wrist		2.7	18.2		
Right 2 Ulnar Motor (Abd Dig Minimi)					
Wrist		2.7	22.3	21	58.3
B Elbow		6.3	21.8	8	50
A Elbow		7.9	20.3	4	66.7
Axilla		8.5	20.0		

Sensory NCS *NR = no response

Site	NR	Peak (ms)	P-T Amp (μV)	Dist (cm)	Vel (m/s)
Left 3 Median Ortho Sensory (Record)					
Finger		3.3	37.0	12.5	37.9
Palm		2.6	111.6	8.7	33.5
Right 3 Median Ortho Sensory (Record)					
Finger		3.9	25.8	12.5	32.1
Wrist		3.8	83.1	21	55.3
Elbow		2.0	75.2	10	50
Palm		3.1	71.3	8.5	27.4
Left 4 Ulnar Ortho Sensory (Record)					
Finger		2.5	24.9	11	44
Right 4 Ulnar Ortho Sensory (Record)					
Finger		2.6	22.3	10.5	40.4
Wrist		3.9	55.9	21	53.8
Elbow		1.9	70.6	9.5	50

4) Ulnar neuropathy I

74세 여자
전기생리학적 검사상 bilateral ulnar neuropathies around the elbow
(worse in the right side than left side) 소견이 관찰됨.
Tardy ulnar neuropathy에 합당한 소견임

(1) 신경전도 검사(양상지)

- Prolonged terminal latency, slow motor NCV, low CMAP and conduction block on right ulnar nerve.
- Prolonged terminal latency, low CMAP and conduction block on left ulnar nerve. — Low SNAPs and slow NCVs on bilateral ulnar nerves.
- Normal motor and sensory NCVs on right median nerve.
- Conduction block of left ulnar nerve within 2 cm below the elbow in inching technique.
- Conduction block of right ulnar nerve between 2 cm and 4 cm above the elbow in inching technique.

(2) 근전도검사(양상지)

- Severe denervation potentials and giant MUAPs with reduced interference patterns in right first dorsal interosseous and abductor digiti minimi muscles.
- Moderated denervation potentials and reduced interference patterns in right flexor carpi ulnaris muscle.
- Mild fibrillation potentials and reduced interference patterns in left first dorsal interosseous muscles.
- Normal EMGs in right abductor pollicis brevis, biceps, and left abductor digiti minimi muscles.

Motor NCS *NR = no response

Site	NR	Onset (ms)	P-T Amp (mV)	Dist (cm)	Vel (m/s)
Right 1 Median Motor (Abd Poll Brev)					
Wrist		3.6	14.5	20	52.6
Elbow		7.4	13.1	10	58.8
Axilla		9.1	13.1		

Left 2 Ulnar Motor (Abd Dig Minimi)					
Wrist		3.3	9.3	21	53.8
B Elbow		7.2	8.0	8	44.4
A Elbow		9.0	7.8	4	57.1
Axilla		9.7	7.8		
Right 2 Ulnar Motor (Abd Dig Minimi)					
Wrist		3.9	2.1	20.5	55.4
B Elbow		7.6	1.8	9	25.0
A Elbow		11.2	1.7	4	57.1
Axilla		11.9	1.7		

Sensory NCS *NR = no response

Site	NR	Peak (ms)	P-T Amp (μV)	Dist (cm)	Vel (m/s)
Right 3 Median Ortho Sensory (Record)					
Finger		3.0	16.7	13	43.3
Wrist		4.1	42.1	21	51.2
Elbow		2.0	48.1	10	50
Left 4 Ulnar Ortho Sensory (Record)					
Finger		2.7	6.8	11	40.7
Wrist		4.2	10.5	20	47.6
Elbow		1.7	8.1	9	52.9
Right 4 Ulnar Ortho Sensory (Record)					
Finger	NR			11	
Wrist		6.0	10.2	21	35.0
Elbow		1.6	13.7	9	56.3

Ulnar Inching *NR = no response

Site	NR	Onset (ms)	P-T Amp (mV)	Site1	Site2	Delta-0 (ms)	Norm Delta (ms)
Left Ulnar Inching (ADQ)							
−4		6.4	9.3	−4	−4	0	
−2		6.8	9.0	−2	−2	0	
0		7.7	8.7	0	0	0	
2		7.9	8.6	2	2	0	

4		8.2	8.5	4	4	0	
6		8.6	8.4	6	6	0	
Right Ulrar Inching (ADQ)							
−4		7.3	2.0	−4	−4	0	
−2		7.5	2.0	−2	−2	0	
0		7.6	2.0	0	0	0	
2		8.0	1.9	2	2	0	
4		8.4	0.9	4	4	0	
6		10.5	0.9	6	6	0	

5) Ulnar neuropathy II

51세 남자
전기생리학적 검사상 left ulnar nerve lesion (around the elbow) 소견이 관찰됨

(1) 신경전도검사(좌상지)

– Focal slowing and conduction block on left ulnar nerve.
– Conduction block of left ulnar nerve around the elbow in inching technique.
– Low SNAPs and slow sensory NCVs over W-E segment of left ulnar nerve.
– Normal motor and sensory NCVs on left median and right ulnar nerves.

(2) 근전도검사(좌상지)

– Mild to moderate denervation potentials with reduced interference pattern in left first dorsal interosseous and abductor digiti minimi muscles.
– Normal EMGs in left abductor pollicis brevis and flexor carpi ulnaris muscles.

Motor NCS *NR = no response

Site	NR	Onset (ms)	P-T Amp (mV)	Dist (cm)	Vel (m/s)
Left 1 Median Motor (Abd Poll Brev)					
Wrist		3.8	23.1	22	55
Elbow		7.8	21.4	9	60
Axilla		9.3	20.9		

Left 2 Ulnar Motor (Abd Dig Minimi)					
Wrist		2.7	16.8	22	61.1
B Elbow		6.3	12.5	8	36.4
A Elbow		8.5	6.8	4	66.7
Axilla		9.1	6.8		
Right 2 Ulnar Motor (Abd Dig Minimi)					
Wrist		2.3	20.4	23	60.5
B Elbow		6.1	20.3	9	50
A Elbow		7.9	20.2	4	66.7
Axilla		8.5	20.0		

Sensory NCS *NR = no response

Site	NR	Peak (ms)	P-T Amp (μV)	Dist (cm)	Vel (m/s)
Left 3 Median Ortho Sensory (Record)					
Finger		3.4	23.6	14.2	41.8
Wrist		4.3	59.4	22.5	52.3
Elbow		1.8	49.3	9.2	51.1
Left 4 Ulnar Ortho Sensory (Record)					
Finger		2.5	12.5	12.5	50
Wrist		4.4	9.2	21.3	48.4
Elbow		1.8	41.0	8.4	46.7
Right 4 Ulnar Ortho Sensory (Record)					
Finger		2.3	21.7	11.3	49.1
Wrist		4.1	40.5	22.8	55.6
Elbow		1.9	49.6	9.5	50

Ulnar Inching

Site	NR	Onset (ms)	P-T Amp (mV)	Site1	Site2	Delta-0 (ms)	Norm Delta (ms)
Left Ulnar Inching (ADQ)							
−4		6.2	12.9	−4	−4	0	
−2		6.5	12.4	−2	−2	0	
0		7.0	10.8	0	0	0	

2		7.5	7.9	2	2	0	
4		7.8	6.7	4	4	0	
6		8.5	6.7	6	6	0	

6) Ulnar neuropathy III

40세 여자
전기생리학적 검사상 left dorsal ulnar sensory nerve lesion에 합당한 소견이 관찰됨

(1) 신경전도 검사

– Normal sensory and motor NCVs on left median and ulnar nerves.

– Low SNAP on left dorsal ulnar sensory nerve.

– Normal sensory on right dorsal ulnar sensory nerve.

(2) 근전도 검사

– Normal EMGs on first dorsal interosseous, flexor carpi ulnaris, abductor digiti minimi, biceps, triceps and abductor pollicis brevis muscles.

Motor NCS *NR = no response

Nerve/Sites	Lat.(ms)	Amp.2-4(mV)	Segments	Dist.(cm)	Vel.(m/s)
L MEDIAN					
1. Wrist	2.60	19.9	1–0	6	
2. Elbow	6.10	19.1	2–1	22	62.9
3. Axilla	7.65	19.0	3–2	10	64.5
L ULNAR					
1. Wrist	2.20	14.5	1–0	6	
2. B.Elbow	5.40	13.7	2–1	21	65.6
3. A.Elbow	6.55	13.7	3–2	8	69.6
4. Axilla	7.20	13.6	4–3	4	61.5

Sensory NCS *NR = no response

Nerve / Sites	Rec. Site	Lat. 2 (ms)	Amp.2-3 (μV)	Dist.(cm)	Vel. Pk (m/s)
L MEDIAN – Ortho					
1. Finger-Wrist	Wrist	2.45	24.5	13	53.1
2. Wrist-Elbow	Elbow	3.70	54.2	21	56.8
3. Elbow-Axilla	Axilla	1.80	45.2	10	55.6
L ULNAR – Ortho					
1. Finger-Wrist	Wrist	2.35	20.4	10.8	46
2. Wrist-Elbow	Elbow	3.45	64.2	21	60.9
3. Elbow-Axilla	Axilla	1.55	45.1	9	58.1
L ULNAR – Dorsal					
1. Wrist	Dorsum of Hand	2.05	15.9	8	39
R ULNAR – Dorsal					
1. Wrist	Dorsum of Hand	2.05	42.1	8	39

7) Radial neuropathy I

45세 남자
전기생리학적인 검사상 left radial neuropathy 소견이 관찰됨

(1) 신경전도검사(좌상지)

– Low SNAPs and low CMAPs of left radial nerve.
– Normal motor and sensory NCVs on right radial, left median and ulnar nerves.

(2) 근전도검사(좌상지, 경추부)

– Mild fasciculation potentials with reduced interference patterns in left extensor digitorum communis muscle.
– Normal EMGs in left flexor carpi radialis, brachioradialis, extensor pollicis brevis, triceps and biceps muscles.
– Normal EMGs in left C5, C6 and C7 paraspinal muscles.

Motor NCS *NR = no response

Site	NR	Onset (ms)	P-T Amp (mV)	Dist (cm)	Vel (m/s)
Left 1 Median Motor (Abd Poll Brev)					
Wrist		3.7	14.3	22	61.1
Elbow		7.3	13.7	10	66.7
Axilla		8.8	12.9		
Left 2 Ulnar Motor (Abd Dig Minimi)					
Wrist		2.2	17.4	21	61.8
B Elbow		5.6	16.7	8	61.5
A Elbow		6.9	16.1	4	66.7
Axilla		7.5	16.1		
Left Radial Motor (Ext Ind Prop)					
EIP		1.8	8.2	15.5	51.7
Elbow		4.8	7.4	8	72.7
Up Arm		5.9	7.2		
Right Radial Motor (Ext Ind Prop)					
EIP		1.5	12.3	15.5	53.4
Elbow		4.4	12.2	8	72.7
Up Arm		5.5	11.5		

Sensory NCS *NR = no response

Site	NR	Peak (ms)	P-T Amp (μV)	Dist (cm)	Vel (m/s)	Norm Vel (m/s)
Left Radial Anti Sensory (Base 1st Digit)						
Wrist		2.5	11.5	12	48	
Right Radial Anti Sensory (Base 1st Digit)						
Wrist		2.4	34	12	50	

Sensory NCS *NR = no response

Site	NR	Peak (ms)	P-T Amp (μV)	Dist (cm)	Vel (m/s)
Left 3 Median Ortho Sensory (Record)					
Finger		2.8	24.0	13.3	47.5
Wrist		4.1	60.0	22	53.7
Elbow		1.8	64.0	10	55.6

Left 4 Ulnar Ortho Sensory (Record)					
Finger		2.3	18.1	12	52.2
Wrist		3.7	57.0	21	56.8
Elbow		2.1	92.5	9.8	46.7

8) Radial neuropathy II

50세 남자
전기생리학적 검사상 severe but incomplete right radial nerve lesion (at the spiral groove level)에 합당한 소견이 관찰됨

(1) 신경전도 검사

- Normal motor and sensory NCVs on right median and ulnar nerves.
- Normal sensory NCVs on bilateral radial sensory nerves.
- Prolonged terminal latency, low CMAPs and conduction block of right radial nerve.

(2) 근전도 검사

- Moderate denervation potentials with reduced interference pattern in right extensor digitorum communis and brachioradialis muscles.
- Normal EMGs in right triceps, flexor carpi radialis and deltoid muscles.

Motor NCS *NR = no response

Site	NR	Onset (ms)	P-T Amp (mV)	Dist (cm)	Vel (m/s)
Right 1 Median Motor (Abd Poll Brev)					
Wrist		3.4	17.3	23	59
Elbow		7.3	17.0	10	62.5
Axilla		8.9	16.0		
Right 2 Ulnar Motor (Abd Dig Minimi)					
Wrist		2.7	15.5	23	59
B Elbow		6.6	15.4	8	50
A Elbow		8.2	15.2	4	66.7
Axilla		8.8	15.2		

Left Radial Motor (Ext Ind Prop)					
EIP		1.8	8.6	19	63.3
Elbow		4.8	8.5	8	72.7
Up Arm		5.9	8.5		
Right Radial Motor (Ext Ind Prop)					
EIP		2.2	2.2	0	
Elbow	NR			0	
Up Arm	NR				

Sensory NCS *NR = no response

Site	NR	Peak (ms)	P-T Amp (μV)	Dist (cm)	Vel (m/s)	Norm Vel (m/s)
Left Radial Anti Sensory (Base 1st Digit)						
Wrist		2.5	55.8	13.0	52.0	
Right Radial Anti Sensory (Base 1st Digit)						
Wrist		2.5	63.4	13.0	52.0	

Sensory NCS *NR = no response

Site	NR	Peak (ms)	P-T Amp (μV)	Dist (cm)	Vel (m/s)
Left 3 Median Ortho Sensory (Record)					
Finger		2.9	25.4	13.5	46.6
Wrist		4.2	62.2	23.0	54.8
Elbow		1.9	46.5	10.0	52.6
Left 4 Ulnar Ortho Sensory (Record)					
Finger		2.7	15.2	12	44.4
Wrist		4.2	64.0	21	50
Elbow		2.1	71.2	10.5	50

9) Radial neuropathy III

47세 남자
전기생리학적 검사상 우상지에 radial neuropathy
(posterior interosseous nerve) 소견이 관찰됨

(1) 신경전도검사(양상지)

- Low CMAPs on right radial nerve.
- Normal motor and sensory NCVs on bilateral median, ulnar and left radial nerves.
- Normal sensory NCVs on right radial nerve.

(2) 근전도검사(우상지)

- Mild denervation potentials and giant MUAPs with reduced interference pattern in right extensor indicis proprius muscle.
- Moderate denervation potentials with reduced interference pattern in right extensor digitorum communis muscle.
- Normal EMGs in right brachioradialis and triceps muscles.

Motor NCS *NR = no response

Site	NR	Onset (ms)	P-T Amp (mV)	Dist (cm)	Vel (m/s)
Left 1 Median Motor (Abd Poll Brev)					
Wrist		3.3	17.9		
Right 1 Median Motor (Abd Poll Brev)					
Wrist		3.0	21.3	21	55.3
Elbow		6.8	20.4	10	55.6
Axilla		8.6	19.3		
Left 2 Ulnar Motor (Abd Dig Minimi)					
Wrist		2.9	15.0		
Right 2 Ulnar Motor (Abd Dig Minimi)					
Wrist		2.9	12.7	22	51.2
B Elbow		7.2	11.7	8.5	44.7
A Elbow		9.1	11.5	4	50
Axilla		9.9	11.4		

Left Radial Motor (Ext Ind Prop)					
EIP		2.0	10.1	16	57.1
Elbow		4.8	9.7	8	61.5
Up Arm		6.1	9.6		
Right Radial Motor (Ext Ind Prop)					
EIP		2.1	1.8	16	48.5
Elbow		5.4	1.4	8	66.7
Up Arm		6.6	0.9		

Sensory NCS *NR = no response

Site	NR	Peak (ms)	P-T Amp (μV)	Dist (cm)	Vel (m/s)
Left Radial Anti Sensory (Base 1st Digit)					
Lt		2.7	34.7	12	44.4
Right Radial Anti Sensory (Base 1st Digit)					
Rt		2.8	33.9	12	42.9

Sensory NCS *NR = no response

Site	NR	Peak (ms)	P-T Amp (μV)	Dist (cm)	Vel (m/s)
Left 3 Median Ortho Sensory (Record)					
Finger		3.0	22.1	12.5	41.7
Right 3 Median Ortho Sensory (Record)					
Finger		2.9	21.3	13	44.8
Wrist		4.0	95.0	21	52.5
Elbow		2.0	74.7	10	50
Left 4 Ulnar Ortho Sensory (Record)					
Finger		2.8	11.2	11.3	40.4
Right 4 Ulnar Ortho Sensory (Record)					
Finger		2.7	12.8	11	40.7
Wrist		4.4	42.0	22	50
Elbow		2.1	70.4	10	47.6

10) Spinal accessory nerve lesion

26세 여자
전기생리학적 검사상 left spinal accessory nerve lesion에 합당한 소견이 관찰됨

(1) 신경전도검사(좌상지)

- Low CMAPs on left spinal accessory nerve.
- Normal motor and sensory NCVs on left median and ulnar nerves.

(2) 근전도검사(좌상지)

- Moderate denervation potentials and polyphasic MUAPs with reduced interference pattern in left upper trapezius and SCM muscles.
- Normal EMGs in left serratus anterior muscle.

Motor NCS *NR = no response

Site	NR	Onset (ms)	P-T Amp (mV)	Dist (cm)	Vel (m/s)
Left 1 Median Motor (Abd Poll Brev)					
Wrist		3.5	17.7	19	67.9
Elbow		6.3	17.5	9	69.2
Axilla		7.6	16.6		
Left 2 Ulnar Motor (Abd Dig Minimi)					
Wrist		2.6	22.3	19	73.1
B Elbow		5.2	20.3	8	50
A Elbow		6.8	20.0	4	57.1
Axilla		7.5	19.9		
Left Spin Accessory Motor (Up Trapezius)					
Neck		3.4	2.9		
Right Spin Accessory Motor (Up Trapezius)					
Neck		1.4	15.6		

Sensory NCS *NR = no response

Site	NR	Peak (ms)	P-T Amp (μV)	Dist (cm)	Vel (m/s)	Norm Vel (m/s)
Left Lat Ante Brach Cutan Anti Sensory (Lat Forearm)						
Lat Biceps		2.0	39.0	10	50	
Right Lat Ante Brach Cutan Anti Sensory (Lat Forearm)						
Lat Biceps		1.9	41.2	10	52.6	
Left Med Ante Brach Cutan Anti Sensory (Med Forearm)						
Elbow		2.1	28.1	10	47.6	
Right Med Ante Brach Cutan Anti Sensory (Med Forearm)						
Elbow		2.3	24.5	10	43.5	

Sensory NCS *NR = no response

Site	NR	Peak (ms)	P-T Amp (μV)	Dist (cm)	Vel (m/s)
Left 3 Median Ortho Sensory (Record)					
Finger		2.7	30.2	12.4	45.9
Wrist		3.3	58.3	19	57.6
Elbow		1.6	72.0	9	56.3
Left 4 Ulnar Ortho Sensory (Record)					
Finger		2.5	23.2	11	44
Wrist		3.3	46.6	19	57.6
Elbow		2.0	55.8	9.5	47.5

2. 하지

1) Sciatic nerve lesion

78세 남자
전기생리학적 검사상 left sciatic nerve lesion (severe in peroneal branch)이 관찰됨. clinical correlation을 요함

(1) 신경전도검사(좌하지)

- Low CMAPs on left common peroneal nerve.
- Relatively low CMAPS on proximal motor nerve conduction studies for left peroneal nerves in tibialis anterior muscle.
- Normal motor NCVs on bilateral posterior tibial nerves.
- No SNAPs on left superficial peroneal nerve.
- Normal NCVs on bilateral sural nerves.
- H-reflexes are demonstrated bilaterally.

(2) 근전도검사(좌하지, 요추부)

- Moderate denervation potentials with reduced interference patterns in left tibialis anterior and extensor hallucis longus muscles.
- Mild denervation potentials with reduced interference patterns in left peroneous longus muscle.
- Increased insertional activity in left biceps short head muscle.
- Normal EMGs in left gastrocnemius, tensor fascie latae and L5 lumbar paraspinal muscles.

Motor NCS *NR = no response

Nerve / Sites	Lat.(ms)	Amp.2-4(mV)	Segments	Dist.(cm)	Vel.(m/s)
L COMM PERONEAL					
1. Ankle	4.70	2.4	1-0	7	
2. Fib Head	12.25	1.9	2-1	32	42.4
3. Pop fossa	13.75	1.7	3-2	6.5	43.3
R COMM PERONEAL					
1. Ankle	3.70	5.0	1-0	7	
2. Fib Head	12.05	4.6	2-1	29	45
3. Pop fossa	13.55	4.3	3-2	7	46.6
L TIBIAL (KNEE)					
1. Ankle	4.55	14.0	1-0	8	
2. Knee	13.10	8.7	2-1	37	43.3
R TIBIAL (KNEE)					
1. Ankle	4.05	17.5	1-0	8	
2. Knee	11.85	12.2	2-1	36.5	46.8

R COMM PERONEAL – Tib Ant					
1. Fib head (T.A)	3.00	9.8	1–0	10	
2. Pop fossa (T.A)	4.50	9.8	2–1	7	46.7
L COMM PERONEAL – Tib Ant					
1. Fib head (T.A)	3.25	5.6	1–0	10	
2. Pop fossa (T.A)	4.70	5.6	2–1	6.5	44.8

Sensory NCS *NR = no response

Nerve / Sites	Rec. Site	Lat. 2 (ms)	Amp.2-3 (μV)	Resp.	Dist.(cm)	Vel. Pk (m/s)
L SURAL						
1. Calf	Lat Malleolus	3.15	7.3		12.5	39.7
R SURAL						
1. Calf	Lat Malleolus	3.05	9.3		12	39.3
L SUP PERONEAL						
1. Lateral	Foot			No		
R SUP PERONEAL						
1. Lateral	Foot	3.10	9.0		11	35.5

Nerve	H Lat (ms)
R TIBIAL (KNEE) – H-reflex	32.7
L TIBIAL (KNEE) – H-reflex	32.2

2) Femoral nerve lesion

37세 여자
전기생리학적 검사상 left femoral nerve lesion이 관찰됨

(1) 신경전도검사(좌하지)

– Low CMAPs on left femoral nerve.

– Normal sensory NCVs on bilateral saphenous nerves.

– Normal motor NCVs on left peroneal and posterior tibial nerves.

– Normal sensory NCVs on left sural and superficial peroneal nerves.

– H-reflexes are demonstrated bilaterally.

(2) 근전도검사(좌하지, 요추부)

- Moderate denervation potentials with reduced interference pattern in left vastus lateralis and rectus femoris muscles.
- Increased insertion activities in left iliopsoas muscle.
- Normal EMGs in left tibialis anterior and adductor longus muscles.
- Normal EMGs in left L2-4 paraspinal muscles.

Motor NCS *NR = no response

Site	NR	Onset (ms)	P-T Amp (mV)	Dist (cm)	Vel (m/s)
Left 5 Peroneal Motor (Ext Dig Brev)					
Ankle		3.3	5.4	29	50
B Fib		9.1	4.2		
Left 6 Tibial Motor (Abd Hall Brev)					
Ankle		3.3	19.5	34.2	48.2
Knee		10.4	13.4		
Left Femoral Motor (Vastus Med)					
Abv Ing Lig		5.2	8.8		
Right Femoral Motor (Vastus Med)					
Abv Ing Lig		4.7	18.7		

Sensory NCS *NR = no response

Site	NR	Peak (ms)	P-T Amp (μV)	Dist (cm)	Vel (m/s)
Left 7 Sup Peron Anti Sensory (Ant Lat Mall)					
Ankle		3.1	12.0	12	38.7
Left 8 Sural Anti Sensory (Lat Mall)					
Calf		3.0	15.7	12	40
Left Saphenous Anti Sensory (Ant Med Mall)					
site1		2.8	4.0	11	39.3
Right Saphenous Anti Sensory (Ant Med Mall)					
site1		2.8	4.1	11	39.3
Left Lat Femoral Cutan Ortho Sensory (Iliac Spine)					
Rec 1		2.6	9.6	13	50
Right Lat Femoral Cutan Ortho Sensory (Iliac Spine)					

Rec 1		2.5	9.4	13	52

H Reflex Studies

NR	H-Lat (ms)	L-R H-Lat (ms)
Left Tibial (Gastroc)		
	27.27	1.23
Right Tibial (Gastroc)		
	26.04	1.23

3) Obturator nerve lesion

67세 여자
전기생리학적인 검사상 Rt. obturator nerve lesion 소견이 관찰됨

(1) 신경전도검사(우하지)

- Normal motor NCVs on right common peroneal and posterior tibial nerves.
- Normal sensory NCVs on superficial peroneal and sural nerves.
- Normal sensory NCVs on bilateral lateral femoral cutaneous and medial femoral cutaneous nerves.
- H-reflexes are demonstrated bilaterally.

(2) 근전도검사(우하지)

- Moderate denervation potential potentials with reduced interference patterns in right adductor longus muscles.
- Increased insertional activities in right iliopsoas muscle.
- Normal EMGs in right vastus lateralis muslce.

Motor NCS *NR = no response

Nerve / Sites	Lat.(ms)	Amp.2-4 (mV)	Segments	Dist.(cm)	Vel.(m/s)
R COMM PERONEAL					
1. Ankle	3.05	7.3	1–0	7	
2. Fib Head	8.8	6.9	2–1	29.5	51.3
R TIBIAL (KNEE)					
1. Ankle	2.85	22.5	1–0	8	
2. Knee	9.85	16.9	2–1	33.7	48.1

Sensory NCS *NR = no response

Nerve / Sites	Rec. Site	Lat. 2 (ms)	Amp.2-3 (μV)	Dist. (cm)	Vel. Pk (m/s)
R SURAL					
1. Calf	Lat Malleolus	2.85	18.5	11	38.6
R SUP PERONEAL					
1. Lateral	Foot	2.75	14.0	12	43.6
Lateral FEM CUT					
1. Rt thigh	Thigh	2.35	9.6	13	55.3
2. Rt thigh		2.40	9.1	13	54.2
3. Lt thigh		2.35	9.8	13	55.3
4. Lt thigh		2.35	9.5	13	55.3
Medial FEM CUT					
1. Rt thigh	Thigh	2.50	9.6	13	52
2. Rt thigh		2.50	9.3	13	52
3. Lt thigh		2.50	9.6	13	52
4. Lt thigh		2.45	9.7	13	53.1

Nerve	H Lat (ms)
R TIBIAL (KNEE) – H-reflex	28.80
L TIBIAL (KNEE) – H-reflex	28.90

4) Common peroneal neuropathy

53세 여자
전기생리학적 검사상 bilateral common peroneal neuropathy (severe in left side) 소견이 관찰됨

(1) 신경전도검사(양하지)

- No CMAPs on bilateral peroneal nerves.
- Normal NCVs on left posterior tibial nerve.
- No SNAPs on bilateral superficial peroneal nerves.
- Normal NCVs on left sural nerve.
- H-reflexes are demonstrated bilaterally.

(2) 근전도검사(좌하지)

- Moderate denervation potentials with discrete activities in left tibialis anterior and peroneus longus muscles.
- Normal EMGs in left biceps femoris short head and tensor fascie latae muscles.

Motor NCS *NR = no response

Site	NR	Onset (ms)	P-T Amp (mV)	Dist (cm)	Vel (m/s)
Left 5 Peroneal Motor (Ext Dig Brev)					
Ankle	NR			26	
B Fib	NR				
Right 5 Peroneal Motor (Ext Dig Brev)					
Ankle	NR			27.2	
B Fib	NR				
Left 6 Tibial Motor (Abd Hall Brev)					
Ankle		4.0	15.2	30.6	42.5
Knee		11.2	11.4		
Left Peroneal TA Motor (Tib Ant)					
Fib Head		2.8	0.6	7	41.2
Poplit		4.5	0.4		
Right Peroneal TA Motor (Tib Ant)					
Fib Head		3.6	4.2	7	50
Poplit		5.0	3.5		

Sensory NCS *NR = no response

Site	NR	Peak (ms)	P-T Amp (μV)	Dist (cm)	Vel (m/s)
Left 7 Sup Peron Anti Sensory (Ant Lat Mall)					
Ankle	NR			12	
Right 7 Sup Peron Anti Sensory (Ant Lat Mall)					
Ankle	NR			12	
Left 8 Sural Anti Sensory (Lat Mall)					
Calf		3.6	14.5	12	33.3

H Reflex Studies

NR	H-Lat (ms)	L-R H-Lat (ms)
Left Tibial (Gastroc)		
	28.76	0.75
Right Tibial (Gastroc)		
	29.51	0.75

5) Lateral femoral cutaneous nerve lesion

36세 남자
신경전도검사상 right lateral femoral cutaneous nerve lesion 소견이 관찰됨

Motor NCS *NR = no response

Site	NR	Onset (ms)	P-T Amp (mV)	Dist (cm)	Vel (m/s)
Right 5 Peroneal Motor (Ext Dig Brev)					
Ankle		3.2	9.7	29	49.2
B Fib		9.1	8.7		
Right 6 Tibial Motor (Abd Hall Brev)					
Ankle		3.1	26.7	36.3	50.4
Knee		10.3	22.2		

Sensory NCS *NR = no response

Site	NR	Peak (ms)	P-T Amp (μV)	Dist (cm)	Vel (m/s)	Norm Vel (m/s)
Right 7 Sup Peron Anti Sensory (Ant Lat Mall)						
Ankle		3.5	18.0	14	40	
Right 8 Sural Anti Sensory (Lat Mall)						
Calf		2.9	22.1	13.5	46.6	

Sensory NCS *NR = no response

Site	NR	Peak (ms)	P-T Amp (μV)	Dist (cm)	Vel (m/s)
Left Lat Femoral Cutan Ortho Sensory (Iliac Spine)					
Ant Thigh		2.3	16.2	13	56.5
Site 2		2.3	17.9	13	56.5
Right Lat Femoral Cutan Ortho Sensory (Iliac Spine)					
Ant Thigh		2.8	4.6	13	46.4
Site 2		2.6	4.3	13	50

H Reflex Studies - NR

6) Superficial peroneal nerve lesion

29세 남자
전기생리학적 검사상 mild left superficial peroneal nerve lesion 소견이 관찰됨.

(1) 신경전도검사(양하지)

- Normal motor NCVs on bilateral peroneal and left tibial nerves.
- Low SNAPs on left superficial peroneal nerve.
- Normal sensory NCVs on left sural and right superficial peroneal nerves.
- H-reflexes are demonstrated bilaterally.

Motor NCS *NR = no response

Site	NR	Onset (ms)	P-T Amp (mV)	Dist (cm)	Vel (m/s)
Left 5 Peroneal Motor (Ext Dig Brev)					
Ankle		4.4	4.2	28.4	48.1
B Fib		10.3	3.8		
Left 6 Tibial Motor (Abd Hall Brev)					
Ankle		3.3	19.1	35.2	45.7
Knee		11.0	15.0		

Sensory NCS *NR = no response

Site	NR	Peak (ms)	P-T Amp (μV)	Dist (cm)	Vel (m/s)	Norm Vel (m/s)
Left 7 Sup Peron Anti Sensory (Ant Lat Mall)						
Ankle		3.3	5.1	11.5	34.8	
Right 7 Sup Peron Anti Sensory (Ant Lat Mall)						
Ankle		3.5	12.0	12	34.3	
Left 8 Sural Anti Sensory (Lat Mall)						
Calf		2.8	15.1	11	39.3	

H Reflex Studies

NR	H-Lat (ms)	L-R H-Lat (ms)
Left Tibial (Gastroc)		
	28.76	0.12
Right Tibial (Gastroc)		
	28.64	0.12

7) facial nerve palsy

32세 남자
순목반사검사, 안면신경전도검사상 right facial nerve lesion 소견이 관찰됨

(1) 안면신경전도검사

- Low CMAPs on right facial nerve

(2) 순목반사검사

- No discernible left R1 and R2 waves and normal latency of right R2 in the left superior orbital nerve stimulation for blink reflex.
- Normal latencies of R1 and R2 waves and no discernible left R2 waves in right superior orbital nerve stimulation for blink reflex.

Motor NCS *NR = no response

Site	NR	Onset (ms)	P-T Amp (mV)	Dist (cm)	Vel (m/s)
Left Facial – ALL Motor (Mastoid)					
Oculi		2.2	3.9		
Nasalis		2.5	3.8		
Right Facial – ALL Motor (Mastoid)					
Oculi		2.8	2.5		
Nasalis		2.6	2.2		

Blink *NR = no response

Side	R1	R2i	R2c	R2i-R2c
L	9.74	25.2	NR	25.2
R	NR	NR	23.6	23.6
Diff (L-R)	9.74	25.2	23.6	1.6

8) Myasthenia Gravis

34세 여자
반복 신경 자극 검사상(Jolly test) decremental response가 관찰되며 stigmine test 상에서도 양성 반응이 나와 중증근무력증에 합당한 소견으로 생각됨

RNS Right Abd Dig Minimi

Trial #	Label	Amp 1 (mV)	Amp 5 (mV)	Amp % Dif
Tr 1	Baseline	11.41		
Tr 2	Post Excersise	11.22		
Tr 3	1 min Post	11.34	10.84	−4.4%
Tr 4	2 min Post	11.04	9.27	−16.1%
Tr 5	3 min Post	10.48	8.21	−21.6%

Right FCU

Trial #	Label	Amp 1 (mV)	Amp 5 (mV)	Amp % Dif
Tr 1	Baseline	6.83		
Tr 2	Post Excersise	7.70		
Tr 3	1 min Post	6.91	5.27	−23.7%
Tr 4	2 min Post	7.41	5.28	−28.8%
Tr 5	3 min Post	7.51	4.98	−33.6%

Right Obic Oculi

Trial #	Label	Amp 1 (mV)	Amp 5 (mV)	Amp % Dif
Tr 1	Baseline	3.36		
Tr 2	Post Excersise	3.26		
Tr 3	1 min Post	3.31	2.99	−9.7%
Tr 4	2 min Post	3.27	2.96	−9.5%
Tr 5	3 min Post	3.29	2.87	−12.8%

Right Nasalis

Trial #	Label	Amp 1 (mV)	Amp 5 (mV)	Amp % Dif
Tr 1	Baseline	2.36		
Tr 2	Post Excersise	2.55		
Tr 3	1 min Post	2.42	1.98	−18.1%
Tr 4	2 min Post	2.41	1.87	−22.3%
Tr 5	3 min Post	2.36	1.75	−25.9%

Right Trapezius

Trial #	Label	Amp 2 (mV)	Amp 5 (mV)	Amp % Dif
Tr 1	Baseline			
Tr 2	Post Excersise			
Tr 3	1 min Post	8.27	7.32	−11.6%
Tr 5	2 min Post	8.27	7.06	−14.7%
Tr 6	3 min Post	8.02	6.84	−14.7%

18 검사결과(실제) II
(다발성신경병증, 신경근병증, 신경전도검사결과)

* 구성 : 판독소견, 판독결론, 신경전도검사결과

- 실제 환자의 근전도결과임.
- 환자의 증상 및 신경학적 진찰소견을 제외한 전기생리학적 검사 소견만 기술함.
- 비정상 소견은 다른 배경색으로 구분.

1. Guillain-Barre syndrome (GBS)

36세 남자
전기생리학적 검사상 sensory motor polyneuropathy (motor dominant) 소견이 관찰됨

Motor NCS *NR = no response

Site	NR	Onset (ms)	P-T Amp (mV)	Dist (cm)	Vel (m/s)
Left 1 Median Motor (Abd Poll Brev)					
Wrist		7.0	3.7	24	60
Elbow		11.0	3.7	10	76.9
Axilla		12.3	3.6		
Right 1 Median Motor (Abd Poll Brev)					
Wrist		6.1	7.4	24	64.9
Elbow		9.8	6.8	10	66.7
Axilla		11.3	6.2		

Left 2 Ulnar Motor (Abd Dig Minimi)					
Wrist		4.0	8.3	24.0	54.5
B Elbow		8.4	7.9	8.0	30.8
A Elbow		11.0	2.6	4.0	50.0
Axilla		11.8	2.3		
Right 2 Ulnar Motor (Abd Dig Minimi)					
Wrist		5.8	3.6	24.0	52.2
B Elbow		10.4	3.6	9.0	37.5
A Elbow		12.8	1.4	4.0	50.0
Axilla		13.6	1.2		
Left 5 Peroneal Motor (Ext Dig Brev)					
Ankle		4.7	6.1	33.0	50.0
B Fib		11.3	5.5		
Right 5 Peroneal Motor (Ext Dig Brev)					
Ankle		4.6	6.5	31.0	46.3
B Fib		11.3	5.4		
Left 6 Tibial Motor (Abd Hall Brev)					
Ankle		3.8	2.6	38.3	45.1
Knee		12.3	2.4		
Right 6 Tibial Motor (Abd Hall Brev)					
Ankle		3.3	12.1	38.5	42.8
Knee		12.3	10.7		

Sensory NCS *NR = no response

Site	NR	Peak (ms)	P-T Amp (μV)	Dist (cm)	Vel (m/s)
Left 7 Sup Peron Anti Sensory (Ant Lat Mall)					
Ankle		3.3	24.4	13	39.4
Right 7 Sup Peron Anti Sensory (Ant Lat Mall)					
Ankle		3.3	28.0	13	39.4
Left 8 Sural Anti Sensory (Lat Mall)					
Calf		3.3	31.6	13	39.4
Right 8 Sural Anti Sensory (Lat Mall)					
Calf		3.3	29.7	13	39.4

Sensory NCS *NR = no response

Site	NR	Peak (ms)	P-T Amp (μV)	Dist (cm)	Vel (m/s)
Left 3 Median Ortho Sensory (Record)					
Finger		2.6	25.1	13.5	51.9
Wrist		4.0	48.8	24.0	60.0
Elbow		1.7	55.7	10.0	58.8
Right 3 Median Ortho Sensory (Record)					
Finger		2.6	35.6	13.0	50.0
Wrist		4.1	47.9	22.0	53.7
Elbow		1.8	58.6	10.0	55.6
Left 4 Ulnar Ortho Sensory (Record)					
Finger		2.5	4.4	12.5	50.0
Wrist		4.2	19.0	24.0	57.1
Elbow		1.9	44.6	9.5	50.0
Right 4 Ulnar Ortho Sensory (Record)					
Finger		2.6	8.7	12.0	46.2
Wrist		3.9	25.0	24.0	61.5
Elbow		2.0	19.8	10.5	52.5

H Reflex Studies

NR	H-Lat (ms)	L-R H-Lat (ms)
Left Tibial (Gastroc)		
	34.09	1.36
Right Tibial (Gastroc)		
	32.73	1.36

2. CIDP

63세 남자
신경전도검사상 sensory motor polyneuropathy (demyelinating type) 소견이 관찰됨

Motor NCS *NR = no response

Site	NR	Onset (ms)	Neg Dur (ms)	P-T Amp (mV)	Amp% (1st)	Dist (cm)	Vel (m/s)
Left 1 Median Motor (Abd Poll Brev)							
Wrist		3.4	7.5	14.1	100	5.5	
Elbow		9.8	8.75	7.5	53.2	20	31.3
Axilla		12.6	8.98	5.7	40.4	11	39.3
Right 1 Median Motor (Abd Poll Brev)							
Wrist		3.9	9.38	13.2	100	5.5	
Elbow		10.5	9.92	8.9	67.4	20.5	31.1
Axilla		13.8	10.78	6.8	51.5	11	33.3
Left 2 Ulnar Motor (Abd Dig Minimi)							
Wrist		2.9	7.34	11.7	100	5	
B Elvow		8.8	8.75	6.4	54.7	19.5	33.1
A Elbow		12.2	8.83	4.7	40.2	10	29.4
Axiila		13.8	8.13	4.2	35.9	5	31.2
Right 2 Ulnar Motor (Abd Dig Minimi)							
Wrist		3.8	7.58	11.5	100	5	
B Elvow		9.8	8.36	7.7	67	20	33.3
A Elbow		13.2	8.2	5.6	48.7	11	32.4
Axiila		14.5	8.75	5.0	43.5	4	30.8
Left 4 Peroneal Motor (Ext Dig Brev)							
Ankle		4.1	7.11	6.9	100	5.5	
Knee		12.1	7.5	6.2	89.9	30.5	38.1
Right 4 Peroneal Motor (Ext Dig Brev)							
Ankle		4.0	8.67	7.4	100	5.5	
Knee		12.0	8.91	7.0	94.6	31.5	39.4
Left 5 Tibial Motor (Abd Hall Brev)							

Ankle		4.8	9.06	17.5	100	6	
Knee		13.4	9.92	13.9	79.4	32.5	37.8
Right 5 Tibial Motor (Abd Hall Brev)							
Ankle		5.4	10.16	12.7	100	6	
Knee		15.0	11.48	9.3	73.2	37	38.5

Sensory NCS *NR = no response

Site	NR	Onset (ms)	Neg Dur (ms)	P-T Amp (mV)	Amp% (1st)	Dist (cm)	Vel (m/s)
Left 92 Sural Anti Sensory (Lat Mall)							
Calf	NR	biopsy site					
Right 92 Sural Anti Sensory (Lat Mall)							
Calf		3.7	1.84	28.7	100	11.0	29.7
Left 93 Sup Peron Anti Sensory (Ant Lat Mall)							
Calf		2.7	1.31	20.9	100	8.5	31.5
Right 93 Sup Peron Anti Sensory (Ant Lat Mall)							
Calf		2.5	1.28	18.2	100	8.0	32.0

Sensory NCS *NR = no response

Site	NR	Onset (ms)	Neg Dur (ms)	P-T Amp (mV)	Amp% (1st)	Dist (cm)	Vel (m/s)
Left 6 Median Ortho Sensory (Wrist)							
F-W		3.5	1.88	16.8	124.4	13	37.1
W-E		4.4	2.03	20.7	153.3	19.5	44.3
E-AX		2.3	1.28	40.0	296.3	10	43.5
Right 6 Median Ortho Sensory (Wrist)							
F-W		4	2.03	12.7	128.3	13.5	33.8
W-E		4.5	2.41	16.7	168.7	19.5	43.3
E-AX		2.8	1.44	32.9	332.3	12	42.9
Left 7 Ulnar Ortho Sensory (Wrist)							
F-W		3.1	1.91	13.5	100	10.5	33.9
W-E		4.1	1.78	23.6	174.8	19	46.3
E-AX		2.1	0.94	27.6	204.4	10	47.6

Right 7 Ulnar Ortho Sensory (Wrist)							
F-W		3.3	1.91	10.8	100	11	33.3
W-E		4.4	1.5	22.4	207.4	21	47.7
E-AX		2.7	1.63	31.2	288.9	11.5	42.6

H Reflex Studies - NR

3. CMT1A

29세 남자
신경전도검사상 sensory motor polyneuropathy 소견이 관찰됨.
유전자검사상 CMT1A 확인된 환자임.

Motor NCS *NR = no response

Site	NR	Onset (ms)	Neg Dur (ms)	P-T Amp (mV)	Amp% (1st)	Dist (cm)	Vel (m/s)
Left 1 Median Motor (Abd Poll Brev)							
Wrist		8.8	7.27	6.9	100	5.5	
Elbow		21.7	8.36	5.7	82.6	23	17.8
Axilla		26.5	10.16	3.4	49.3	9.5	19.8
Right 1 Median Motor (Abd Poll Brev)							
Wrist		8.4	9.3	6.4	100	5.5	
Elbow		22.3	9.92	6.2	96.9	23	16.5
Axilla		27.8	12.11	6.0	93.8	10	18.2
Left 2 Ulnar Motor (Abd Dig Minimi)							
Wrist		5.9	8.13	6.6	100	4.5	
B Elvow		20.5	9.06	6.3	95.5	24	16.4
A Elbow		26.9	8.2	4.9	74.2	9.5	14.8
Axiila		29.9	9.69	4.9	74.2	4.5	15
Right 2 Ulnar Motor (Abd Dig Minimi)							
Wrist		7.0	8.28	4.0	100	4.5	
B Elvow		21.6	8.52	3.1	77.5	23.5	16.1
A Elbow		27.7	7.81	2.4	60	8.5	13.9
Axiila		30	9.45	1.5	37.5	4.5	19.6

Left 4 Peroneal Motor (Ext Dig Brev)							
Ankle		21.1	5.55	0.2	100	6	
Knee	NR					0	
Right 4 Peroneal Motor (Ext Dig Brev)							
Ankle	NR					0	
Knee	NR					0	
Left 5 Tibial Motor (Abd Hall Brev)							
Ankle		16.4	7.97	0.4	100	5	
Knee		34.3	11.56	0.1	25	38	21.2
Right 5 Tibial Motor (Abd Hall Brev)							
Ankle		14.8	6.72	0.6	100	6	
Knee		36.5	8.05	0.4	66.7	37.5	17.3

Sensory NCS *NR = no response

Site	NR	Onset (ms)	Neg Dur (ms)	P-T Amp (mV)	Amp% (1st)	Dist (cm)	Vel (m/s)
Left 92 Sural Anti Sensory (Lat Mall)							
Calf	NR					13	
Right 92 Sural Anti Sensory (Lat Mall)							
Calf	NR					13	
Left 93 Sup Peron Anti Sensory (Ant Lat Mall)							
Calf	NR					13	
Right 93 Sup Peron Anti Sensory (Ant Lat Mall)							
Calf	NR					13	

Sensory NCS *NR = no response

Site	NR	Onset (ms)	Neg Dur (ms)	P-T Amp (mV)	Amp% (1st)	Dist (cm)	Vel (m/s)
Left 6 Median Ortho Sensory (Wrist)							
F-W	NR					0	
W-E	NR					0	
E-AX		4.7		4.3		9.5	20.2
Right 6 Median Ortho Sensory (Wrist)							
F-W	NR					0	
W-E	NR					0	

E-AX	NR					0	
Left 7 Ulnar Ortho Sensory (Wrist)							
F-W		5.5		1.5	100	10.5	19.1
W-E		6.8	1.84	2.2	146.7	20	29.4
E-AX		3.7	0.91	3.4	226.7	9	24.3
Right 7 Ulnar Ortho Sensory (Wrist)							
F-W		4.5	1.13	2.3	100	10.5	23.3
W-E		7.4	1.13	2.9	126.1	22	29.7
E-AX		4.0	0.75	6.8	295.7	9	22.5

H Reflex Studies - NR

4. Vasculitis

62세 남자
신경전도검사상 asymmetric sensory motor polyneuropathy 소견이 관찰됨

Motor NCS *NR = no response

Nerve/Sites	Lat.(ms)	Amp.2-4(mV)	Segments	Dist.(cm)	Vel.(m/s)
L MEDIAN					
1. Wrist	3.75	4.1	1–0	6	
2. Elbow	8.60	3.9	2–1	23	47.4
3. Axilla	10.2	3.9	3–2	10	62.5
R MEDIAN					
1. Wrist	3.75	6.3	1–0	6	
2. Elbow	8.35	6.1	2–1	23	50
3. Axilla	10.1	6.0	3–2	10	57.1
L ULNAR					
1. Wrist	2.55	7.6	1–0	6	
2. B.Elbow	7.00	7.1	2–1	23	51.7
3. A.Elbow	8.70	6.8	3–2	9	52.9

4. Axilla	9.55	6.8	4–3	5	58.8
R ULNAR					
1. Wrist	2.30	11.7	1–0	6	
2. B.Elbow	6.85	10.5	2–1	24	52.7
3. A.Elbow	8.75	10.4	3–2	9	47.4
4. Axilla	9.60	10.2	4–3	4.3	50.6
L COMM PERONEAL					
1. Ankle	5.80	0.8	1–0	7	
2. Fib Head	13.8	0.6	2–1	29.5	36.9
R COMM PERONEAL					
1. Ankle	7.20	1.8	1–0	7	
2. Fib Head	16.25	1.6	2–1	30	33.1
L TIBIAL (KNEE)					
1. Ankle	5.25	1.8	1–0	8	
2. Knee	14.25	1.4	2–1	35.5	39.4
R TIBIAL (KNEE)					
1. Ankle	5.20	2.2	1–0	8	
2. Knee	15.00	1.5	2–1	35.8	36.5

Sensory NCS *NR = no response

Nerve/Sites	Rec. Site	Lat. 2 (ms)	Amp.2-3 (μV)	Dist.(cm)	Vel. Pk (m/s)
L MEDIAN – Ortho					
1. Finger-Wrist	Wrist	3.35	9.1	13	38.8
2. Wrist-Elbow	Elbow	4.95	17.0	23.5	47.5
3. Elbow-Axilla	Axilla	2.15	19.8	9.7	45.1
R MEDIAN – Ortho					
1. Finger-Wrist	Wrist	3.45	9.4	13.2	38.3
2. Wrist-Elbow	Elbow	5.15	21.4	23	44.7
3. Elbow-Axilla	Axilla	2.15	20.2	9.9	46
L ULNAR – Ortho					
1. Finger-Wrist	Wrist	3.1	8.2	11	35.5
2. Wrist-Elbow	Elbow	4.9	18.3	22.6	46.1
3. Elbow-Axilla	Axilla	2.1	20.8	9.5	45.2

R ULNAR − Ortho					
1. Finger-Wrist	Wrist	2.9	8.3	10.8	37.2
2. Wrist-Elbow	Elbow	4.9	25.1	23.2	47.3
3. Elbow-Axilla	Axilla	2.1	22.4	9.5	45.2

Sensory NCS *NR = no response

Site	NR	Onset (ms)	Neg Dur (ms)	P-T Amp (mV)	Amp% (1st)	Dist (cm)	Vel (m/s)
Left 92 Sural Anti Sensory (Lat Mall)							
Calf	NR					13	
Right 92 Sural Anti Sensory (Lat Mall)							
Calf	NR					13	
Left 93 Sup Peron Anti Sensory (Ant Lat Mall)							
Calf	NR					13	
Right 93 Sup Peron Anti Sensory (Ant Lat Mall)							
Calf	NR					13	

H-reflexes - NR

5. Diabetic polyneuropathy I

51세 여자
전기생리학적 검사상 chronic and severe sensory motor polyneuropathy 소견이 관찰됨

Motor NCS *NR = no response

Site	NR	Onset (ms)	P-T Amp (mV)	Dist (cm)	Vel (m/s)
Right 1 Median Motor (Abd Poll Brev)					
Wrist		6.6	0.2	19.0	38.0
Elbow		11.6	0.2	10.0	45.5
Axilla		13.8	0.2		
Right 2 Ulnar Motor (Abd Dig Minimi)					
Wrist		3.8	1.2	22.8	43.8

B Elbow		9.0	0.6	8.0	34.8
A Elbow		11.3	0.5	4.0	44.4
Axilla		12.2	0.5		
Left 5 Peroneal Motor (Ext Dig Brev)					
Ankle		0.9	0.1	26.0	20.2
B Fib		13.8	0.1		
Right 5 Peroneal Motor (Ext Dig Brev)					
Ankle	NR			26.0	
B Fib	NR				
Left 6 Tibial Motor (Abd Hall Brev)					
Ankle		5.8	0.3	35.2	26.7
Knee		19.0	0.2		
Right 6 Tibial Motor (Abd Hall Brev)					
Ankle		5.5	0.3	36.5	29.7
Knee		17.8	0.3		

Sensory NCS　*NR = no response

Site	NR	Peak (ms)	P-T Amp (μV)	Dist (cm)	Vel (m/s)	Norm Vel (m/s)
Left 7 Sup Peron Anti Sensory (Ant Lat Mall)						
Ankle	NR					
Left 8 Sural Anti Sensory (Lat Mall)						
Calf	NR					
Right 7 Sup Peron Anti Sensory (Ant Lat Mall)						
Ankle	NR					
Right 8 Sural Anti Sensory (Lat Mall)						
Calf	NR					

Sensory NCS　*NR = no response

Site	NR	Peak (ms)	P-T Amp (μV)	Dist (cm)	Vel (m/s)
Right 3 Median Ortho Sensory (Record)					
Finger	NR			12.4	
Wrist	NR			22	

Elbow		2.4	36.9	10	41.7
Right 4 Ulnar Ortho Sensory (Record)					
Finger	NR			11	
Wrist	NR			21	
Elbow		2.8	5.3	9.8	35

H-reflex: NR

6. Diabetic polyneuropathy II

69세 여자
신경전도검사상 mild sensory polyneuropathy소견이 관찰됨

Motor NCS *NR = no response

Nerve/Sites	Lat.(ms)	Amp.2-4(mV)	Segments	Dist.(cm)	Vel.(m/s)
R MEDIAN					
1. Wrist	3.50	15.3	1-0	5.5	
2. Elbow	7.45	14.5	2-1	21	53.2
3. Axilla	9.32	13.6	3-2	10	53.4
R ULNAR					
1. Wrist	2.40	11.8	1-0	5.5	
2. B.Elbow	6.25	11.1	2-1	21	54.5
3. A.Elbow	7.90	10.7	3-2	8	48.5
4. Axilla	8.75	10.4	4-3	5	58.8
R COMM PERONEAL					
1. Ankle	3.95	2.9	1-0	7	
2. Fib Head	10.55	2.4	2-1	28.2	42.7
R TIBIAL (KNEE)					
1. Ankle	4.05	10.4	1-0	8	
2. Knee	11.85	9.5	2-1	32.8	42.1

Sensory NCS *NR = no response

Nerve / Sites	Rec. Site	Lat. 2 (ms)	Amp.2-3 (μV)	Dist.(cm)	Vel. Pk (m/s)
R MEDIAN – Ortho					
1. Finger-Wrist	Wrist	3.15	10.0	13	41.3
2. Wrist-Elbow	Elbow	4.20	21.3	22	52.4
3. Elbow-Axilla	Axilla	1.75	21.8	9	51.4
R ULNAR – Ortho					
1. Finger-Wrist	Wrist	2.45	11.5	10.3	42
2. Wrist-Elbow	Elbow	4.15	19.9	22	53
3. Elbow-Axilla	Axilla	1.90	18.5	9	47.4
SURAL					
1. Rt side	Lat Malleolus	3.25	3.5	12	36.9
2. Lt side	Lat Malleolus	3.20	3.4	12	37.5
SUP PERONEAL					
1. Rt.Lateral	Foot	3.15	3.2	12	38.1
2. Lt.Lateral	Foot	3.10	3.3	12	38.7

H-reflex: NR

7. C5-6 radiculopathy

41세 남자
전기생리학적인 검사상 right C5-6 radiculopathy소견이 관찰됨

1) 신경전도검사(우상지)

– Normal sensory and motor NCVs on right median and ulnar nerves.

2) 근전도검사(우상지, 체간)

– Mild denervation potentials in right brachioradialis and C5, 6 paraspinal muscles.

– Normal EMGs in right extensor digitorum communis, biceps, triceps, deltoid and C7 paraspinal muscles.

Motor NCS *NR = no response

Nerve/Sites	Lat.(ms)	Amp.2-4 (mV)	Segments	Dist.(cm)	Vel.(m/s)
R MEDIAN					
1. Wrist	3.00	15.3	1–0	6	
2. Elbow	6.60	14.6	2–1	22	61.1
3. Axilla	8.22	13.8	3–2	10	61.7
R ULNAR					
1. Wrist	2.25	15.4	1–0	6	
2. B.Elbow	5.60	14.0	2–1	22	65.7
3. A.Elbow	7.25	13.4	3–2	9	54.5
4. Axilla	7.85	13.2	4–3	4	66.7

Sensory NCS *NR = no response

Nerve / Sites	Rec. Site	Lat. 2 (ms)	Amp. 2-3 (μV)	Dist.(cm)	Vel. Pk (m/s)
R MEDIAN – Ortho					
1. Finger-Wrist	Wrist	2.70	17.0	13.2	48.9
2. Wrist-Elbow	Elbow	3.95	31.6	22	55.7
3. Elbow-Axilla	Axilla	2.00	55.3	10	50
R ULNAR – Ortho					
1. Finger-Wrist	Wrist	2.25	14.5	12	53.3
2. Wrist-Elbow	Elbow	3.95	26.8	22	55.7
3. Elbow-Axilla	Axilla	2.15	29.0	9.8	45.6

8. L5-S1 radiculopathy

55세 남자
전기생리학적 검사상 severe left L5-S1 radiculopathy 소견이 관찰됨

1) 신경전도검사(좌하지)

– Low CMAPs on left common peroneal nerves.

– Normal motor NCVs on right common peroneal and left posterior tibial nerves.

– Normal sensory NCVs on bilateral superficial peroneal and left sural nerves.
– H-reflexes are demonstrated bilaterally.

2) 근전도검사(좌하지, 요추부)

– Moderate to severe denervation potentials and giant MUAPs with reduced interference pattern in left tibialis anterior, peroneus longus, gastrocnemius, extensor hallucis longus, tensor fasciae latae and soleus muscles.
– Mild denervation potentials in left biceps femoris short head and gluteus maximus muscles.
– Mild denervation potentials in left L4–S1 paraspinal muscles.

Motor NCS *NR = no response

Nerve/Sites	Lat.(ms)	Amp.2-4(mV)	Segments	Dist.(cm)	Vel.(m/s)
L COMM PERONEAL					
1. Ankle	5.10	0.7	1–0	7	
2. Fib Head	11.95	0.6	2– 1	28.5	41.6
R COMM PERONEAL					
1. Ankle	3.65	10.6	1–0	7	
2. Fib Head	10.00	9.3	2–1	28.2	44.4
L TIBIAL (KNEE)					
1. Ankle	3.75	17.7	1–0	8	
2. Knee	12.10	9.8	2–1	35.4	42.4
L COMM PERONEAL – Tib Ant					
1. Fib head (T.A)	4.25	2.5	1– 0	10	
2. Pop fossa (T.A)	5.60	2.5	2–1	7	51.9
R COMM PERONEAL – Tib Ant					
1. Fib head (T.A)	3.85	8.1	1–0	10	
2. Pop fossa (T.A)	5.30	7.4	2–1	7	48.3

Sensory NCS *NR = no response

Nerve / Sites	Rec. Site	Lat. 2 (ms)	Amp. 2-3 (μV)	Dist.(cm)	Vel. Pk (m/s)
L SURAL					
1. Calf	Lat Malleolus	3.05	17.8	11.6	38
L SUP PERONEAL					
1. Lateral	Foot	3.25	16.5	11	33.8
R SUP PERONEAL					
1. Lateral	Foot	3.30	16.7	11	33.3

Nerve	H Lat (ms)
L TIBIAL (KNEE) – H-reflex	33.30
R TIBIAL (KNEE) – H-reflex	33.45

9. Motor neuron disease

62세 여자
전기생리학적인 검사상 motor neuron disease에 합당한 소견이 관찰됨

1) 신경전도검사(우상지, 양하지)

- Normal motor and sensory NCVs on right median and ulnar nerves.
- No CMAPs with normal NCVs on right common peroneal nerve.
- Low CMAPs on right posterior tibial nerve.
- Normal motor NCVs on left common peroneal and posterior tibial nerves.
- Normal sensory NCVs on bilateral superficial peroneal and sural nerves.
- H-reflexes are demonstrated bilaterally.

2) 근전도검사(양상지, 양하지)

- Mild to moderate denervation potentials and intermittent fasciculation potentials with reduced interference patterns in bilateral tibialis anterior, vastus lateralis, gastrocnemius, 1st dorsal interosseous, biceps and left extensor digitorum communis muscles.
- Giant MUPs in bilateral 1st dorsal interosseous muscles.
- Normal EMGs in right extensor digitorum communis muscles.

Motor NCS *NR = no response

Site	NR	Onset (ms)	P-T Amp (mV)	Dist (cm)	Vel (m/s)
Right 1 Median Motor (Abd Poll Brev)					
Wrist		3.4	9.0	20.5	56.9
Elbow		7.0	8.9	10	62.5
Axilla		8.6	8.2		
Right 2 Ulnar Motor (Abd Dig Minimi)					
Wrist		2.7	12.9	21	63.6
B Elbow		6.0	12.8	8	47.1
A Elbow		7.7	11.9	4	66.7
Axilla		8.3	11.8		
Left 5 Peroneal Motor (Ext Dig Brev)					
Ankle		3.9	5.0	27.5	50
B Fib		9.4	3.9		
Right 5 Peroneal Motor (Ext Dig Brev)					
Ankle	NR			26	
B Fib	NR				
Left 6 Tibial Motor (Abd Hall Brev)					
Ankle		3.4	19.0	32	47.8
Knee		10.1	14.9		
Right 6 Tibial Motor (Abd Hall Brev)					
Ankle		3.8	4.1	32.6	47.9
Knee		10.6	3.2		

Sensory NCS *NR = no response

Site	NR	Peak (ms)	P-T Amp (μV)	Dist (cm)	Vel (m/s)	Norm Vel (m/s)
Left 7 Sup Peron Anti Sensory (Ant Lat Mall)						
Ankle		3.0	17.3	11.5	38.3	
Right 7 Sup Peron Anti Sensory (Ant Lat Mall)						
Ankle		3.2	17.4	12.6	39.4	
Left 8 Sural Anti Sensory (Lat Mall)						
Calf		3.2	22.6	12	37.5	
Right 8 Sural Anti Sensory (Lat Mall)						
Calf		3.2	23.8	12.2	38.1	

Sensory NCS *NR = no response

Site	NR	Peak (ms)	P-T Amp (μV)	Dist (cm)	Vel (m/s)
Right 3 Median Ortho Sensory (Record)					
Finger		2.8	22.8	13	46.4
Wrist		3.7	68.6	22	59.5
Elbow		1.8	50.5	10	55.6
Right 4 Ulnar Ortho Sensory (Record)					
Finger		2.4	20.0	11	45.8
Wrist		3.4	54.9	21	61.8
Elbow		1.9	44.0	9.2	48.4

H Reflex studies

NR	H-Lat (ms)	L-R H-Lat (ms)
Left Tibial (Gastroc)		
	30.50	0
Right Tibial (Gastroc)		
	30.50	0

19 정상치

1. 신경전도검사정상치

Upper Extremity 상지		
	NCV 신경전도속도	Amplitude 진폭
Motor NCS		
Median	Terminal latency – 3.9 이내	
wrist-elbow	50.5 이상	6K 이상
elbow-axilla	51.2 이상	
Ulnar	Terminal latency – 3.0 이내	
wrist-elbow	51.1 이상	8K 이상
below-above elbow	42.5 이상	
above elbow-axilla	46.7 이상	
Sensory NCS		
Median finger-wrist	39.3 이상	8.8 이상
wrist-elbow	50.0 이상	15 이상
elbow-axilla	48.8 이상	12.2 이상
palm-wrist	34.0 이상	10 이상
Ulnar finger-wrist	37.5 이상	7.9 이상
wrist-elbow	48.5 이상	13.8 이상
elbow-axilla	44.1 이상	12.1 이상

Lower Extremity 하지		
	NCV 신경전도속도	Amplitude 진폭
Motor NCS		
Common peroneal	Terminal latency – 5.3 이내	
ankle-knee	40.5 이상	1.5K 이상
knee-pop fossa	40.5 이상	
Posterior tibial	Terminal latency – 5.4 이내	
ankle-knee	41.1 이상	6K 이상
Sensory NCS		
sural	32.1 이상	6 이상
superficial peroneal		

F-Wave

Nerve	Latency (msec)
median	33.4
ulnar	36.5
peroneal	60.7
posterior tibial	60.9

Blink reflex

	정상값	양쪽 비교값
R1	8~13 ms	< 1.3~1.5
같은쪽 R2	29~41 ms	< 5–8
반대쪽 R2	≤44 ms	< 8

20 유발전위검사

1. 유발전위(evoked potential, EP)

1) 정의

유발전위 반응은 신경계에 일정한 시간 간격으로 외부에서 반복적으로 자극하여 얻어지는 신경조직의 전기생리학적인 반응으로, 특히 감각신경계 또는 운동신경계에 전기자극 또는 감각자극을 통한 신경계의 전기적 반응을 유발전위(evoked potential)이라고 한다. 1875년 Richard Caton이 동물에서 유발전위 반응을 처음으로 발견한 이후 1950년대 Dawson이 필요한 파만 합산하는 기술을 이용하여 유발전위 반응을 측정하게 되었고 1970년대 컴퓨터의 발달로 현재 사용되는 기계의 출현과 함께 신경계 질환의 신경생리 기능검사로 많이 이용하게 되었다.

2) 유발전위의 이해와 특징

(1) 볼륨전도 및 전위

우리 몸에서 전기신호의 유발기(generator)는 신경과 근육이다. 신경과 근육은 각기 세포막을 경계로 생성되는 활동전위(action potential)를 발생시키는 많은 섬유다발의 하부구조로 구성되어 있고, 여기에서 발생 된 이온전류(ionic current)가 세포외조직으로 퍼져나가고 우리는 이것을 전극 등으로 생체전기신호를 기록하게 된다. 활동전위는 축삭을 따라 축삭 안쪽뿐만 아니라 축삭을 감싸고 있는 여러 조직을 통해 3차원으로 전파되는데, 이를 볼륨전도(volume conduction)라 한다. 볼륨전도 되어 기록되는 전위는 그 근원에서 비교적 가까운 곳에서만 기록할 수 있는 근접부위(near field potential)와 먼 곳에서도 항상 일정하게 기록할 수 있는 원거리장(far field potential)로 나누어 볼 수 있다. 근접부위는 신경발생기에서 3~4 cm의 거리에 전극을 부착하여 얻어지게 되고, 원거리장은 아주 작은 파여서 여러 번의 자극과 기록이 반복되어야 일정한 유발전위 반응을 얻을 수 있고 전극의 위치에 큰 영향을 받지 않는다.

(2) 평균화(averaging)

① 정의 및 원리

전기생리검사에서 유발전위검사를 통해 기록한 전위나 병적인 감각신경 활동전위의 경우 진폭이 매우 작아 주위의 잡음과 구분이 어려운 경우가 자주 발생한다. 이때 잡음을 줄이고 원래의 순수한 전위를 기록하기 위해서 평균화를 사용한다. 평균화의 원리는 원래 기록하고자 하는 전위는 일정한 시간에 반복적으로 출현하는 반면, 잡음은 불규칙하게 무작위로 나타난다는 것에 기초하여 잡음은 위상상쇄(phase cancellation)를 통해 제거되고 이전 전위에 계속 합해지게 되며 그 값을 반복한 횟수로 나누어 준 평균값이 하나의 파형으로 재현된다.

평균화의 구체적인 내용은 다음과 같다. 단일 자극에 대한 뇌, 뇌줄기, 척수의 전기적 반응은 신체 표면에서 기록되면 아주 작으며, EEG, EKG, 근육 활동에 가려서 각 반응을 분명히 구별할 수 없고, 기록을 반복하면 그 값도 변동하는 것처럼 보인다. 이때 평균화가 자극과 관계가 없어 잡음으로 분류되는 잠재 변화들 속에서 자극에 시간 대응(time-locked)하고 이 환경에서 신호로 고려해야 할 반응들을 추출해내는 역할을 한다. 평균화는 감각 자극을 반복해서 주고 반응을 수집하면서 매 반응을 그 전 반응들에 더한다. 평균화는 선정된 시간 동안 전기 활동을 기록하는 디지털컴퓨터가 아날로그 신호의 연속적인 전압 변화를 일련의 숫자들로 변환하며, 연속 반응들의 기록인 숫자들을 더해서 평균을 계산할 수 있도록 기준화한다.

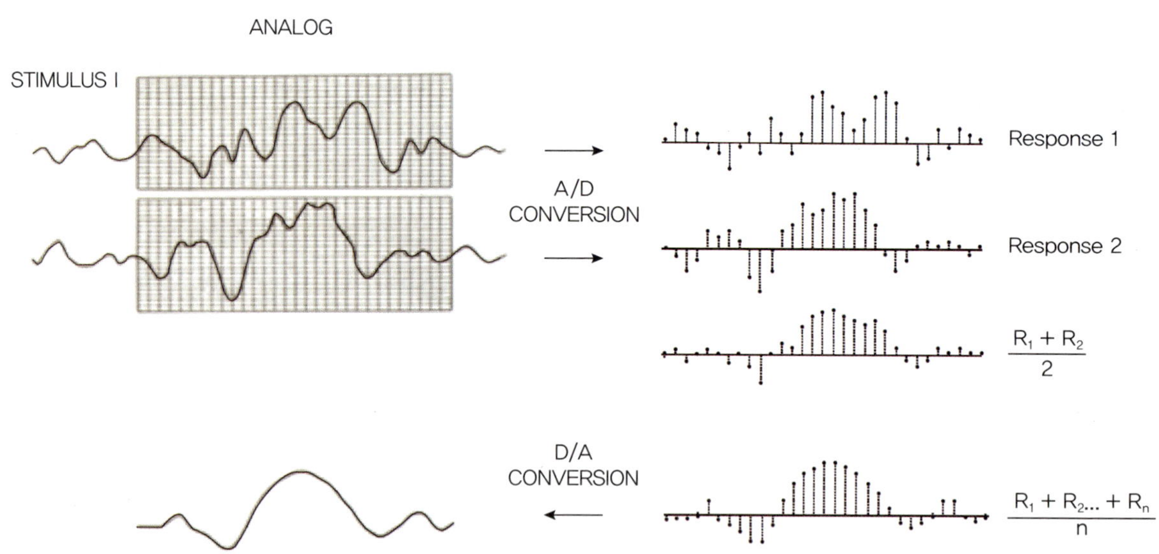

그림 20-1. 평균화

하나의 아날로그 신호는 정해진 시간 간격(epoch)의 전압을 측정하여 디지털형식으로 전환된다. 전압 범위는 별개의 전압 증분 또는 이전법 숫자로 표현되는 '빈'(bin)으로 쪼개진다(위 왼쪽). 복수의 반응들이 취해져서, 디지털화 되고 평균화된다(오른쪽). 평균화는 연속 반응들의 각 해당 'epoch'에 대해 별개 전압 값들을 더해서 이루어진다. 합계는 각 epoch의 평균을 얻기 위해 시험 개수로 나눈다. 디지털 데이터는 점들을 이은 부드러운 파도 형태로 스크린에 디스플레이 된다(아래 왼쪽).

② 평균화의 활용

평균화는 대부분 유발전위검사에서 활용된다. 유발전위검사는 자극의 종류에 따라 시각유발전위(Visual Evoked Potential, VEP), 뇌줄기청각유발전위(Brainstem Auditory Evoked Potential, BAEP), 몸감각유발전위(Somatosensory Evoked Potential, SEP) 등이 있는데, 유발전위검사 과정에서 한 번의 자극에 의해 기록되는 활동전위의 진폭은 아주 작아 주위의 artifact 또는 noise와 구별이 쉽지 않기 때문에 filter (low frequency filter, high frequency filter)로 거르는 과정이 필요하다. 또한 여러 번의 자극에 의하여 만들어진 각각의 활동전위를 합산하여 평균화하는 과정을 실시하게 된다.

평균화는 유발전위검사에서는 일상적으로 사용하고 있는 방법이지만 그 외에도 신경전도검사에서도 유용하게 활용할 수 있으며 병적으로 시간상 산포가 많은 작은 감각신경 또는 혼합신경 활동전위를 기록할 때 3회 이상 평균화를 시행하면 화면에 나타난 전위가 진짜 전위인지 artifact인지 판단하는 데 쉽게 도움을 얻을 수 있다고 하였다. 이외에 자극에 따라 모양과 잠복기 등이 달라지거나 진폭이 작고 기저선이 불안정한 운동신경의 전위의 기록에도 활용할 수 있다고 하였다.

(3) 약물에 의한 영향

유발전위검사는 약물에 의한 영향이 적기 때문에 뇌파검사가 도움이 되지 않는 상황에서 대뇌경로의 상태를 검사하는 데 주로 이용되고 있다.

(4) 재현성 및 인공산물(artifact)제어

유발전위검사는 재현성을 위하여 보통 같은 검사과정을 2번 반복하여 확인하게 된다. 특히 인공산물(artifact)이 한 번의 평균화로 얻은 결과에서는 실제 생물학적 반응으로 오인될 수 있는 파형으로 나타날 수 있고 이것으로 인해 정상 또는 비정상으로 잘못 판단될 수 있어 적어도 두 번 이상의 재현을 필수로 한다. 유발전위의 재현은 잠복기와 진폭이 일정해야 하는데 잠복기는 전체 범위시간(sweep time; 한 화면이 지나가는 시간)의 1% 내로, 진폭은 정점 간 진폭(peak to peak amplitude)으로 15% 내의 차이로 재현되어야 적절하다고 할 수 있다. 재현이 잘되지 않는 원인으로는 정상범위에는 있지만 진폭이 작은 경우, 인공산물(artifact)이 많거나 근육 이완이 잘되지 않을 때 그리고 평균화의 횟수가 부족할 때이다. 해결방법으로는 평균화의 횟수를 증가시키면 잡음을 줄일 수 있고 이완시키거나 수면을 유도하면 여러 생물학적 인공산물(artifact)을 줄일 수 있다.

(5) 극성 및 전위표기법

다른 전기생리학적 검사결과와 같이 시각 및 몸감각유발전위의 경우 음전위(negative potential)가 위로 표시되도록 하고 뇌줄기청각유발전위의 경우는 편의상 양전위(postive potential)가 위로 표시되도록 하는게 일반적이다. 하지만 시각유발전위의 경우 대부분의 병원에서 아래로 표시되도록 사용하고 있다. 유발전위에서 얻어진 파형의 명명법은 일반적으로 극성(polarity)의 순서에 따라 N1, N2, N3 또는 P1, P2, P3 등으로 하는 것과 정상인에서 얻어진 wave의 극성과 평균 잠복기를 이용하여 P100, N20 등으로 부르기도 한다. 또 다른 방법으로는 해부학적 위치를 이용하여 표기하는데 Erb's point에서 기록된 파의 경우 EP, 제5경추에서 측정한 전위는 C5라고 표현하는 방법도 있다.

(6) 비정상의 기준

비정상의 기준은 정상인에서 나타나는 파가 전혀 나타나지 않거나 거의 나타나지 않을 때와 각파의 잠복기가 정상인 평균치에서 2.5-3.0 S.D (Standard Deviation, 표준편차) 이상으로 연장되었을 경우이다. 각 파의 절대잠복기는 신체의 크기, 연령 등에 영향을 받을 수 있어 파와 파 사이의 잠복기의 차인 파간잠복기로 평균치를 구하여 비정상 기준으로 삼는 것이 더 가치가 있는 경우가 많다. 유발전위검사의 각파의 진폭은 여러 인자에 영향을 받아서 절대치로 정상치를 산정하는 것은 큰 가치가 없으나 각 파의 좌우치를 비교하여 잠복기나 진폭의 차이가 있을 때는 의의가 있어 비정상으로 기준을 잡는다.

정상치에 있어 문헌에 있는 측정치를 그대로 사용하거나 임상에서 직접 측정하여 사용하는 경우가 대부분이며, 병원이나 검사자마다 선호하는 검사방법이 상이하여 다양한 정상치를 사용하고 있다.

3) 유발전위검사의 종류

각종 감각계의 자극을 주면 표면전극으로 두피에서 기록할 수 있는 뇌 전위가 발생하는데, 이런 유발전위의 잠복기(latency)와 모양은 유발시키는 자극에 따라 다르게 나타나게 된다. 신경계 부위를 자극하는 방법에 따라 현재 임상에서 많이 이용되는 유발전위검사로는 청신경을 자극하여 5~7개의 파형을 얻어 뇌줄기의 기능을 검사하는 뇌줄기청각유발전위(Brainstem Auditory Evoked Potential, BAEP), 시신경을 자극하여 시신경계의 전도기능의 이상여부를 검사하는 시각유발전위(Visual Evoked Potential, VEP), 정중신경 또는 정강신경을 자극하여 말초신경 및 내측융대(medial lemniscus) 전도계의 이상여부를 측정하는 몸감각유발전위(Somatosensory Evoked Potential, SEP)등이 널리 사용되고 있다.

2. 시각유발전위(visual evoked potential, VEP)

1) 시각유발전위의 이해

시각유발전위는 시각적 자극에 의해 유발되는 일종의 전기생리적 유발전위를 의미한다. 패턴이나 섬광자극으로 각각의 눈을 자극하여 후두부에서 근접부위로 유발전위를 측정하는 것으로 망막에서 시신경(optic nerve), 시신경교차(optic chiasm), 시각로(optic tract), 가쪽무릎체(lateral geniculate body), 시각부챗살(optic radiation)을 거쳐 일차시각피질(primary visual cortex; Brodmann's area)에 도달하기까지의 경로를 검사한다. 이 경로 중 시신경은 시신경교차에서 일부는 반대로 교차되며 따라서 우측 시야의 정보는 좌측 시각로로 좌측시야의 정보는 우측 시각로로 전달된다.

2) 자극의 종류

시각유발전위는 몇 가지 형태로 임상에서 사용되고 있는데 시각 자극의 종류나 방식 등에 따라 구분된다. 자극의 종류에 따라 패턴화된 자극을 사용하는 경우를 모양역전 pattern reversal VEP (PVEP)과 고글안경을 착용한 후 섬광(flash) 자극을 사용하는 flash VEP (FVEP)로 구분할 수 있다.

PVEP는 밝은 모양과 어두운 모양의 배열에서 명암이 서로 바뀌는 형태로, 임상적으로 가장 많이 사용하는 것은 비교적 간단하고 신뢰도가 높은 바둑판 모양으로 주로 내부신경 세포층의 신경절세포를 자극한다. FVEP는 고글 안경을 이용하여 협조가 잘되지 않는 유아나 의식이 없는 환자 또는 화면을

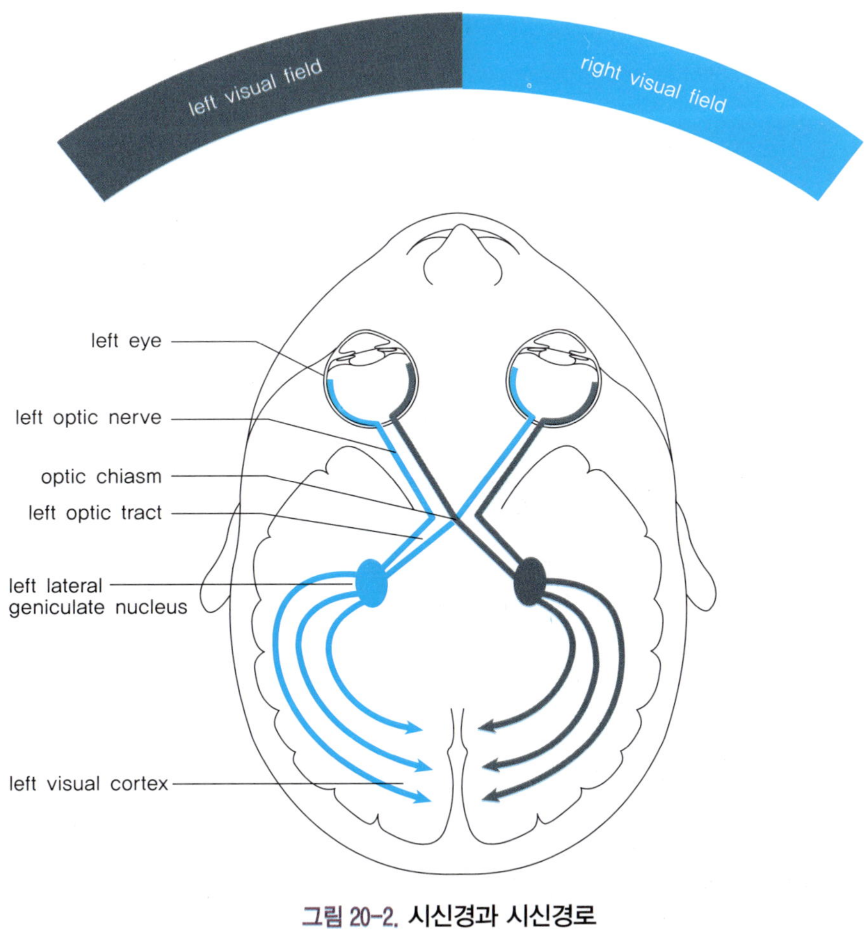

그림 20-2. 시신경과 시신경로

시신경(optic nerve), 시신경교차(optic chiasm), 시각로(optic tract), 가쪽무릎체(lateral geniculate body), 시각피질(visual cortex)

주시하지 못하는 경우 등에 섬광(flash) 자극을 이용하고 외부신경세포층과 내부신경세포층에 있는 세포 모두를 흥분시키는데 모양역전방법보다 민감도가 떨어지기 때문에 제한적으로 사용한다.

모양역전자극에서 사용되는 체크 사이즈에 따라 작은 체크(12~16')는 중심시야를 검사하기 위해 사용되고 큰 체크(40~50')는 주변시야를 자극하기 위해서 사용된다. 전체적으로 검사할 때는 중간 크기의 체크(24~32')를 사용한다. 체크 크기가 작을수록 VEP 진폭이 커져 검사의 감도가 증가하는 반면 환자의 시력과 화면 조명변화에 영향을 받는다.

3) 피검자의 상태

검사하는 동안 피검자가 자극에 집중하여 주시를 고정하는 것이 반드시 필요하다. 따라서 시력이 안 좋은 경우는 시력을 교정하고 검사를 시행하여야 한다. 피검자의 각성상태와 주의집중 상태는 매우 중요한 요소로 검사자는 검사 중에 관찰하여 기록한다.

검사는 지속적으로 한 점을 주시하도록 하기 때문에 이로 인한 피로가 발생하여 검사결과에 영향을 미칠 수 있으므로, 자극기와 피검자 사이의 거리는 최소 70 cm 이상 유지되어야 한다. 또한 동공의 크기도 검사결과에 영향을 미칠 수 있으므로, 검사 전 동공크기를 조절하는 안약의 사용은 금한다. 피검자는 보통상태의 밝기에서 검사를 받게 되며, 근수축으로 인한 잡음의 혼입을 막기 위하여 환자의 턱이나 목을 편안한 상태로 검사한다.

4) 검사방법

(1) 피검자는 모니터 앞 의자에 편안한 상태로 앉는다.

(2) 검사자는 검사종류에 따라 전극을 부착한다.

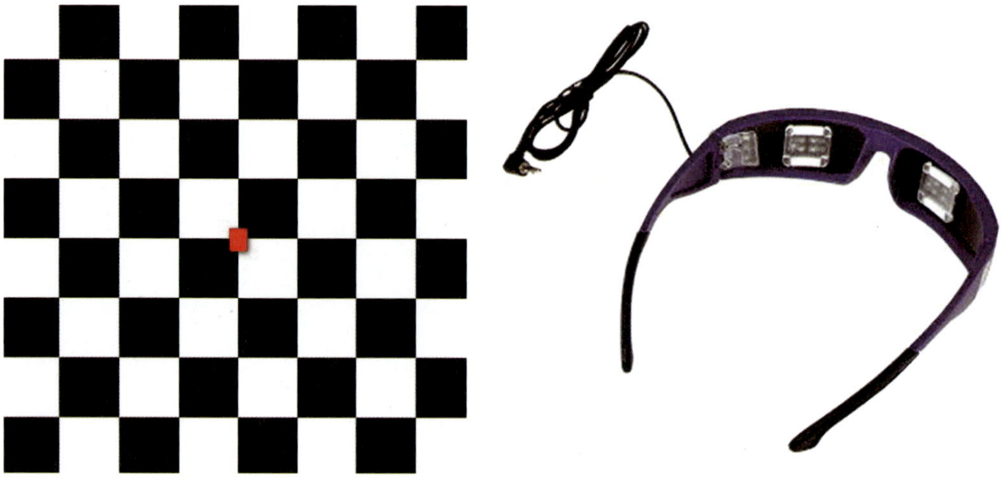

그림 20-3. 시각유발전위의 패턴화된 자극
좌, 모양역전 전시야자극(full-field), 우. 섬광자극용 고글안경

(3) 자극 모니터와 피검자 사이의 거리는 최소 70 cm를 유지하여야 한다.

(4) 보통 밝기에서 한쪽 눈씩 검사를 시행하는데 전시야의 경우 100회, 반시야의 경우 200회 자극을 주어 검사한다.

(5) 재현성을 위하여 두 번 이상 시행하여 두 번 P100의 잠복기 차이가 2.5 ms 이내이고, 정점간 진폭 차이가 15% 이내일 때 기록한다.

5) 전극부착

일반적으로 기본 EEG 전극을 사용하여 부착하게 된다. 기록전극은 Qeen Square System(후두엽 부분의 전극을 LO, MO, RO라 명명)과 International 10-20 System(전극을 O1, Oz, O2라 명명)을 사용하나 Qeen Square System이 10-20 System보다 바깥쪽 후두부 전극이 조금 더 바깥쪽에 위치하여, 반시야 검사나 전시야 검사 시에도 병변을 더 민감하게 반영할 수 있는 장점이 있어 많이 사용된다. 각 전극의 임피던스는 5 kΩ 이하로 유지한다.

Qeen Square System에서 전극의 위치는 다음과 같다.

- Oz : 후두부 중앙의 전극, 뒤통수점(inion)으로부터 5 cm 상방
- O1 : Oz로부터 좌측 5 cm
- O2 : Oz로부터 우측 5 cm
- LT : O1로 부터 5 cm 바깥쪽
- RT : O2로부터 5 cm 바깥쪽
- MF : 전두부 중앙, 코뿌리점(nasion)으로부터 12 cm 상방
- I : 뒤통수점(inion)

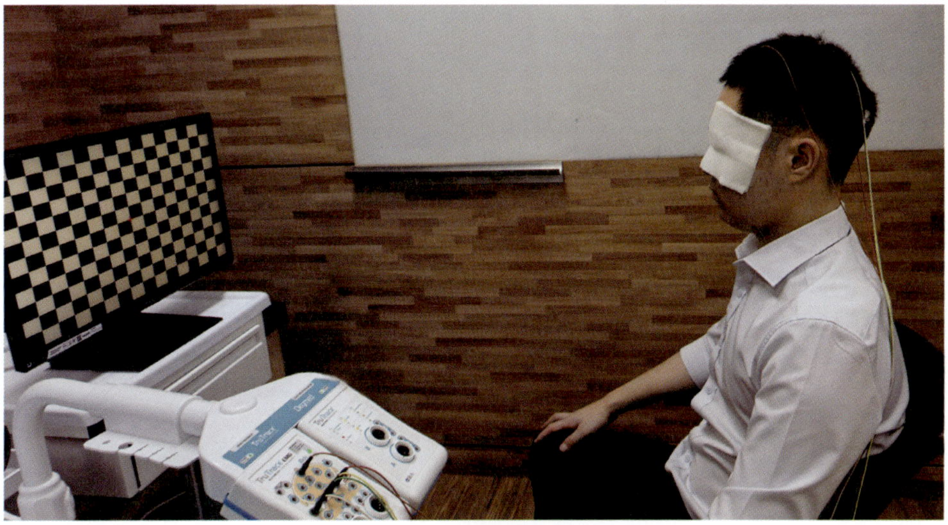

그림 20-4. 시각유발전위

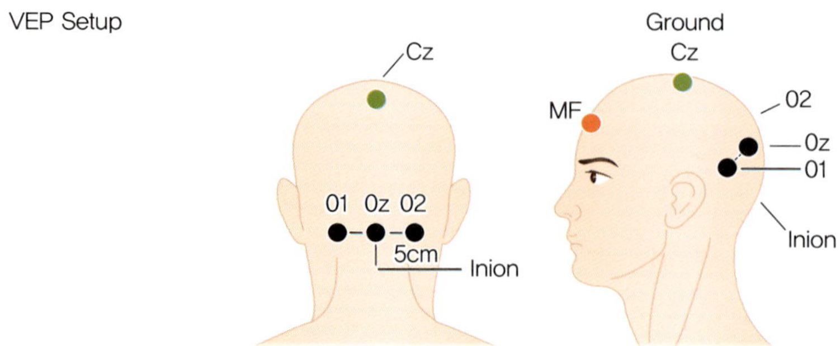

그림 20-5. 시각유발전위 전극부착

6) 자극방법

(1) 전시야 VEP

전시야 VEP는 시신경교차이전(prechiasmal)의 병변에 민감한 검사방법이다.

P100의 대부분은 중심시야의 8~10도 안의 신경계에 의해 형성되므로 비교적 중심 시력이 보존되는 반시야장애나 부분시야장애에서는 정상으로 나타날 수 있다. 그러므로 부분시야 장애나 반시야장애는 반시야 VEP나 부분시야 VEP로 검사하는 것이 좋다.

- 활성전극: O1, Oz, O2
- 기준전극: MF
- 접지전극: Cz

Ch montage Active reference
Channel 1 : O1 − MF
Channel 2 : Oz − MF
Channel 3 : O2 − MF

(2) 반시야 VEP

반시야 VEP는 전시야 VEP보다 시신경교차나 시신경교차후 병변에 민감한 검사 방법으로 전시야 VEP에서 정상소견이더라도 반시야 VEP에서는 이상소견을 보일 수 있다. 전시야 VEP에 비해 진폭이 낮게 기록되므로 200번 이상의 자극을 반복해야 좋은 파형을 얻을 수 있다.

- 활성전극: O1, Oz O2, LT, RT
- 기준전극: MF
- 접지전극: Cz

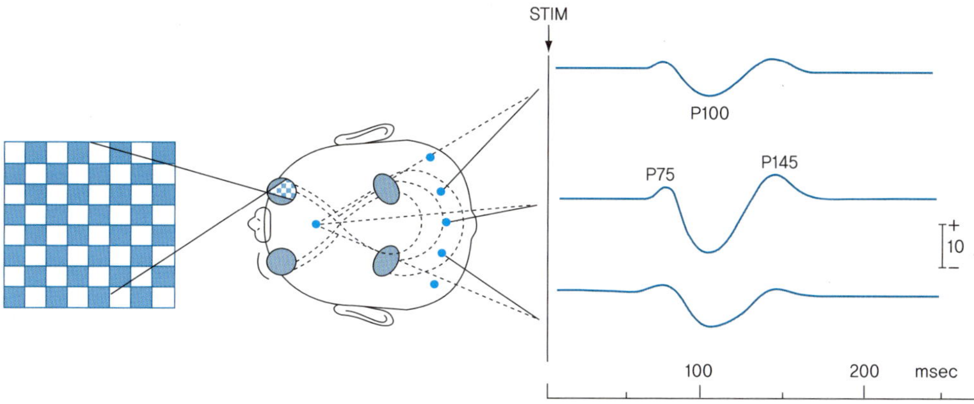

그림 20-6. 전시야 자극에서 나타나는 시각유발전위 반응

좌측 반시야 검사	우측반 시야 검사
Ch montage Active reference	Ch montage Active reference
Channel 1 : O1 − MF	Channel 1 : O1 − MF
Channel 2 : Oz − MF	Channel 2 : Oz − MF
Channel 3 : O2 − MF	Channel 3 : O2 − MF
Channel 4 : RT − MF	Channel 4 : LT − MF

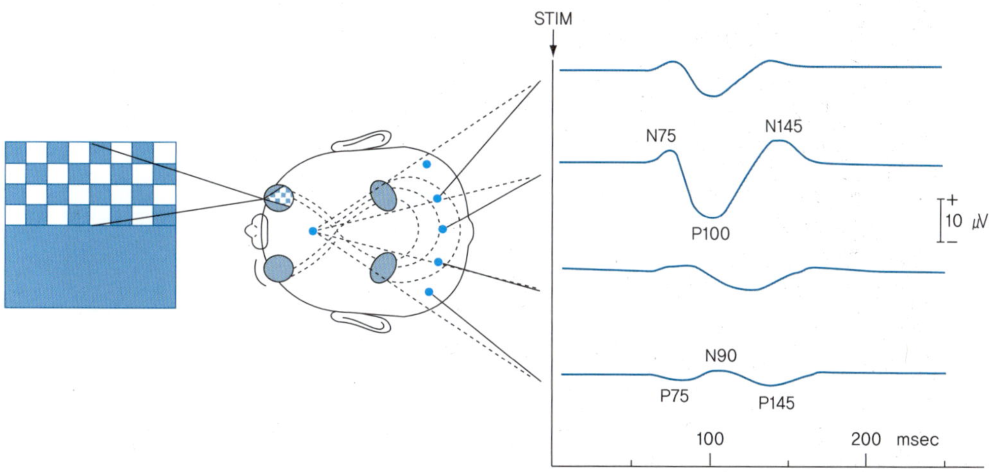

그림 20-7. 반시야 자극에서 나타나는 시각유발전위 반응

7) 파형 분석

모양역전 자극 후 100 ms 근처에 양성 정점(peak)이 후두엽 부분에서 관찰된다. 이때 관찰되는 전위들은 다른 유발전위와 마찬가지로 나타나는 순서와 극성에 따라 N1, P1, N2로 명명하거나 정상적으로 관찰되는 잠복기와 극성을 조합하여 N75, P100, N145로 명명한다. P100 파형 분석이 임상적으로 중요하며 N145는 반응이 일정하지 않아 임상적으로 활용되지 않는다.

8) 결과 분석

잠복기, 진폭, 파형을 관찰하여 비정상을 평가한다.

P100 잠복기의 지연이 임상적으로 가장 의미 있는 소견이며, 검사하는 방법이나 환자의 상태에 가장 영향을 적게 받는다.

(1) 잠복기 기준

- 비정상적으로 연장된 P100 잠복기
- 안구 간 잠복기 차이가 정상치의 평균으로부터 표준편차의 2.5~3배 연장된 경우

(2) 진폭기준

- 모든 채널에서 유발전위 반응이 없을 때
- 비정상적으로 P100의 진폭이 낮을 때
- 안구 간 진폭의 차이가 2배 이상 있을 때

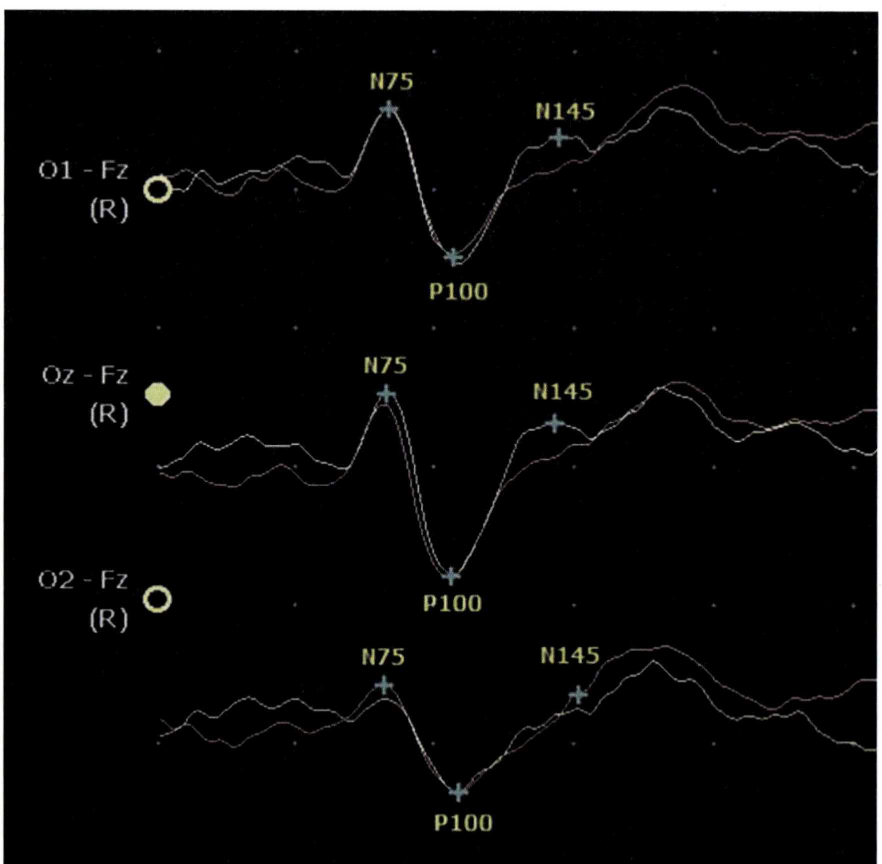

그림 20-8. 시각유발전위에서 나타나는 파형

(3) 정상치(병원에 따라 다를 수 있음)

자극 패턴 크기	잠복기(ms)	진폭(μV)	안구 간 잠복기 차이
small check	85.7~108.3	2.5 이상	8 이내
Large check	86.3~113.3	2 이상	8 이내

9) 시각유발전위에 영향을 미치는 요인

시각유발전위에 영향을 미칠 수 있는 요인으로는 개체적 요인과 기술적 요인으로 나눌 수 있다.

(1) 개체적 요인

각 피검자의 연령, 성별, 체온, 안 우월성(eye dominance), 시력, 동공의 크기 등이 있다.

(2) 기술적 요인

자극패턴의 크기, 거리, 위치 및 자극의 종류와 횟수, 그리고 조도, 대비 및 색상 등이 있다.

10) 시각유발전위의 임상적 적용

시각유발전위는 주로 시신경질환의 진단이나 황반부 기능검사에 이용되고 있고, 혼수 상태, 식물인간 상태의 의식장애 환자에서 시각이 유지되는지 파악하기 위해서 사용될 수 있다. 그 외 약시 및 협조가 이루어지지 않아 정확한 시력의 측정이 어려운 유아나 소아의 시신경 기능을 객관적으로 검사할 수 있다. 또한 뇌하수체 종양의 안장부위 종양, 시신경염, 다발성경화증 및 수두증 등의 진단과 예후를 판정을 위한 생리기능검사로 이용되며 다발성 경화증이나 두부손상과 같은 환자에서 병소가 여러 곳일 가능성이 있으면 뇌줄기청각유발전위, 몸감각유발전위를 함께 검사할 필요가 있다.

3. 뇌줄기청각유발전위(brainstem auditory evoked potential, BAEP)

1) 뇌줄기청각유발전위의 이해

청각자극을 하게 되면 음파가 고막에 전달되고 음파의 압력에 의해 고막이 진동하게 되면서 청신경과 뇌줄기에 있는 청각통로에서 전위가 발생되어 두정부에서 기록되는 것을 뇌줄기청각유발전위(brainstem auditory evoked potential, BAEP)라고 한다.

자극 후 반응의 잠시에 따라 short-latency (10 msec 이내), middle-latency (10~50 msec 이내) 및 long-latency (50 msec 이상)의 전위들로 구분할 수 있는데 이 중 short-latency AEP의 파형들이 대부

분 뇌줄기에서 생성되므로 이를 뇌줄기청각유발전위(brainstem auditory evoked potential, BAEP)로 명명한다. BAEP는 임상에서 주로 청각신경계의 전도장애, 특히 탈수초질환에 의한 전도장애를 전기생리학적으로 진단하는 데 이용되며 제한적으로 청력소실에 대한 보조검사로 활용되기도 한다.

BAEP의 발생기전을 살펴보면 아래와 같다. 음파가 고막에 전달되면 음파의 압력에 의해 고막이 진동하게 되고 고막의 진동은 소골(ossicle)들에 의해 달팽이(cochlea)로 전달된다. 이때 난원창(oval window)의 진동은 와우내의 외림프액과 덮개막(tectorial membrane)의 움직임을 유발한다.

림프액과 덮개막의 운동은 청각수용체세포인 hair cell의 hair를 변형시키고 청각수용체의 전도성을 변화를 주어 탈분극과 활동전위를 발생시킨다. 이 활동전위는 청신경(auditory nerve)을 통해 뇌줄기로 전파된다. 청신경 섬유들은 달팽이핵(cochlea nuclei)에 이르고 여기에서 동측 또는 반대측 마름섬유체(trapezoid body)를 경유하거나 직접 반대측의 가쪽섬유띠(lateral leminscus)로 투사된다. 일부분은 양측의 상올리브복합체(superior olivary complex)나 망상체로 투사되기도 한다. 가쪽섬유띠 이후의 경로는 하둔덕(inferior colliculus)으로 투사되게 되는데 이곳에서 시작되는 신경원들은 청각방사로를 형성하며 측두엽의 일차청각영역(헤슐이랑, Heschl gyrus)에 도달하게 된다.

2) 자극

자극은 주로 이어폰이나 헤드폰을 사용하여 전달하는데, 자극의 형태는 click과 tone pip을 주로 사용한다. click 자극은 상대적으로 명확히 구분되는 유발전위를 얻기 때문에 대부분 신경과 검사에서 이용된다. tone pip 자극은 자극이 정규분포와 같은 모양을 하는데 이과적 검사에서 주로 이용된다. tone burst는 long-latency AEP에서 사용된다.

(1) 자극강도 및 극성

자극강도는 여러 가지 방법으로 표현한다.

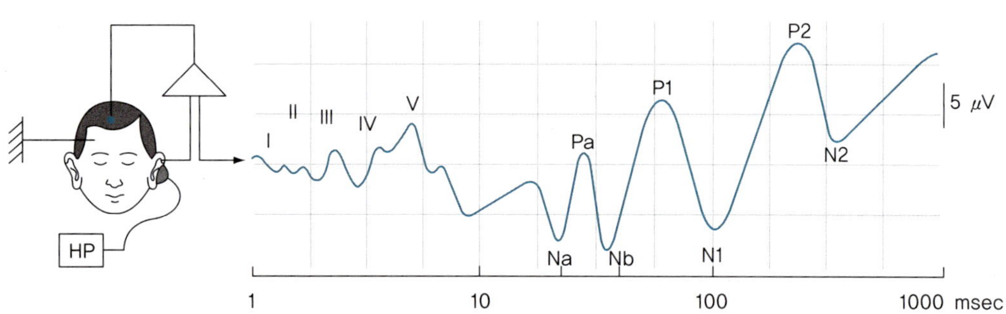

그림 20-9. 청각유발전위의 기록

10 msec 이내: short – latency
10~50 msec 이내: middle – latency
50 msec 이상: long – latency

- dB SPL (sound pressure level): 기본적인 척도로써 정상인이 소리가 들리는 가장 최저의 강도를 참조치로 정하고 이에 대한 상대적 크기로 측정하는 방법이다.
- pe SPL (peak equivalent sound pressure level): sound level meter로 측정한다.
- dB NHL (normal hearing level): 정상인들을 대상으로 측정한 평균 청각역치를 이용한다. 이것이 20 dB pe SPL이라면 이것을 0 dB NHL로 정한다. 피검사자에게 검사 동안 60 dB pe SPL을 가했다면 자극강도는 40 dB NHL이 된다.
- dB SL (sensory level): 피검자에게 click을 들려주었을 때 click 청각역치가 30 dB pe SPL이라고 하면 이를 0 dB SL(그 귀에 대해서만)이라 하고 만약 BAEP 검사 시 90 dB pe SPL을 가했다고

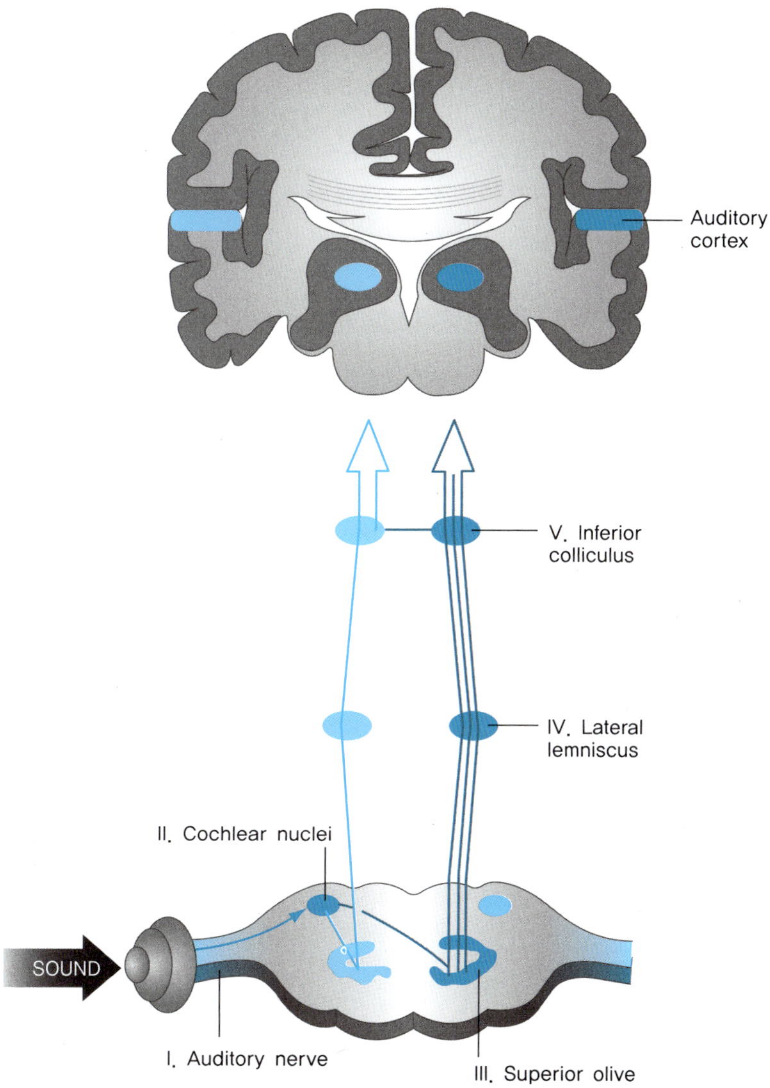

그림 20-10. BAEP의 발생기전 및 경로

auditory nerve(청신경) → cochlea nuclei(달팽이핵) → superior olive(상올리브) → lateral lemniscus(가쪽섬유띠) →inferior colliculus(하둔덕), thalamus(시상) → auditory cortex(청각피질)

하면 이때는 자극강도가 60 dB SL이라고 한다. 자극의 극성은 전기파에 의해 이어폰에서 click이 발생할 때 earphone의 membrane이 어느 쪽으로 향하는가를 의미하는 것으로 고막쪽으로 향한다면 이도 내의 공기를 압축하는 것과 같으며 이를 condensation click(압축클릭)이라고 한다. 반대로 이어폰의 membrane이 고막의 반대방향(외부)쪽으로 향하면 이도 내의 공기를 밖으로 밀어내는데, 이를 rarefaction click이라고 한다. 자극의 극성에 따라 서로 다른 모양의 유발전위를 형성하며, 일반적으로 rarefaction click을 사용하는 것이 더 파형이 잘 생성된다.

(1) 전극

- 활성전극: 양귀볼(A1, A2) 또는 유양돌기(mastoid: M1, M2)
- 기준전극: Cz
- 접지전극: FPz

*각 전극의 임피던스는 5 kΩ이하로 유지

Ch montage Active reference
channel 1: A1 (M1) – Cz
channel 2: A2 (M2) – Cz
*두 개의 채널을 통해 자극하는 동측 및 반대측의 파형을 함께 기록한다.

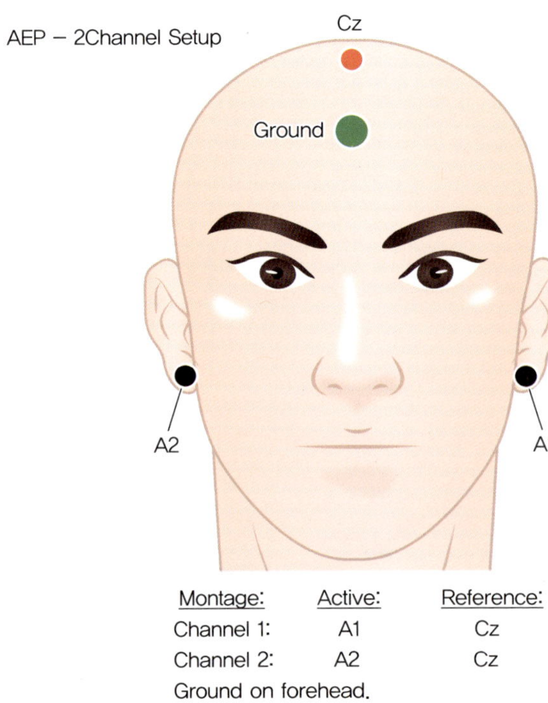

그림 20-11. 뇌줄기청각유발전위의 전극부착

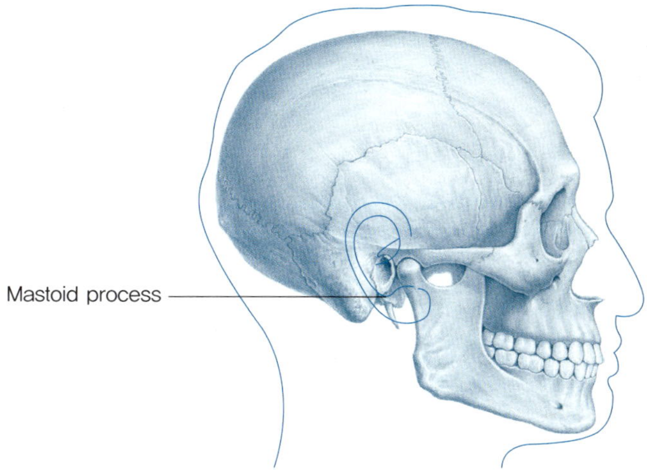

그림 20-12. 유양돌기(M1: mastoid1, M2: matoid2)

(2) click 자극

명확한 파형을 얻기 위해서는 약 1,000~4,000번의 자극이 필요하나 보통 500회 이상의 자극에서 파형이 뚜렷해지기 시작한다. 검사는 2회 반복 시행하여 파형의 재현성을 확인한다.

(3) 검사방법

① 피검자를 침대 위에 편안한 자세로 눕힌다.
② 검사자는 전극부착 방법에 따라 전극을 부착한다.
③ 검사자는 피검자에게 이어폰 또는 헤드폰을 씌운다.
④ click 청각역치를 측정한 후 65~70 dB 자극을 더하여 자극을 가하고 반대쪽 귀에는 자극쪽에서 30 dB을 뺀 백색잡음(white noise)를 들려준다. 예를 들어 80 dB로 자극한다면 백색잡음은 50 dB을 들려준다.
⑤ click 자극은 1,000회 이상 시행하고 검사는 2회 반복하여 재현성을 확인한다.
⑥ BAEP의 절대잠복기와 파간잠복기를 측정한다.

4) BAEP의 결과 분석

파형에 있어 I, III, V의 잠복기가 통상적으로 임상적 해석에 이용되는데 절대잠복기(absolute latency)와 파간잠복기(interpeak latency)로 나뉜다. 절대잠복기는 I, III, V파형의 잠복기와 V/I비를 직접 측정하고, I-III, III-V, I-V의 각 파간잠복기들을 각각 계산한다. 임상적 해석에서 가장 중요한 이상 소견은 파간잠복기의 이상이다. 일반적으로 I-III의 파간잠복기가 증가한 경우 청각신경이나 하부 교뇌 이하의 하부 뇌줄기 병변을 의미하며 III-V의 절대잠복기가 증가한 경우는 하부 교뇌와 중뇌 사이의 병변을 의미한다.

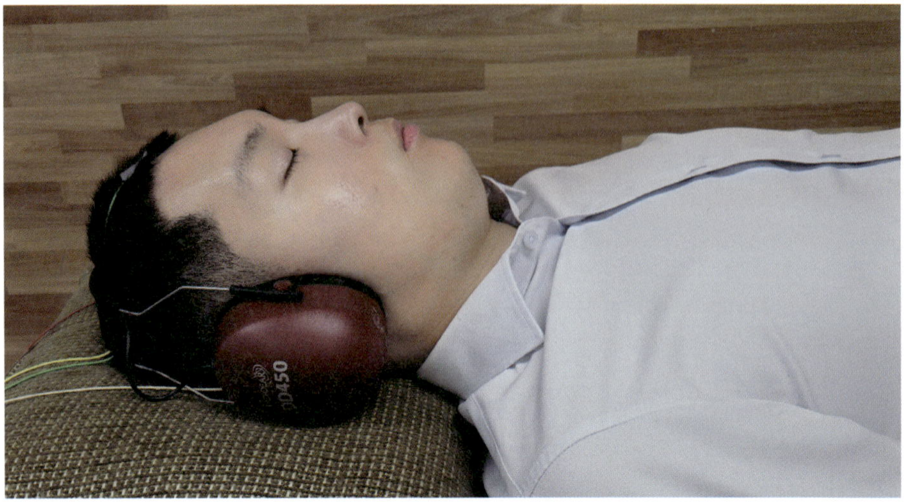

그림 20-13. 뇌줄기청각유발전위

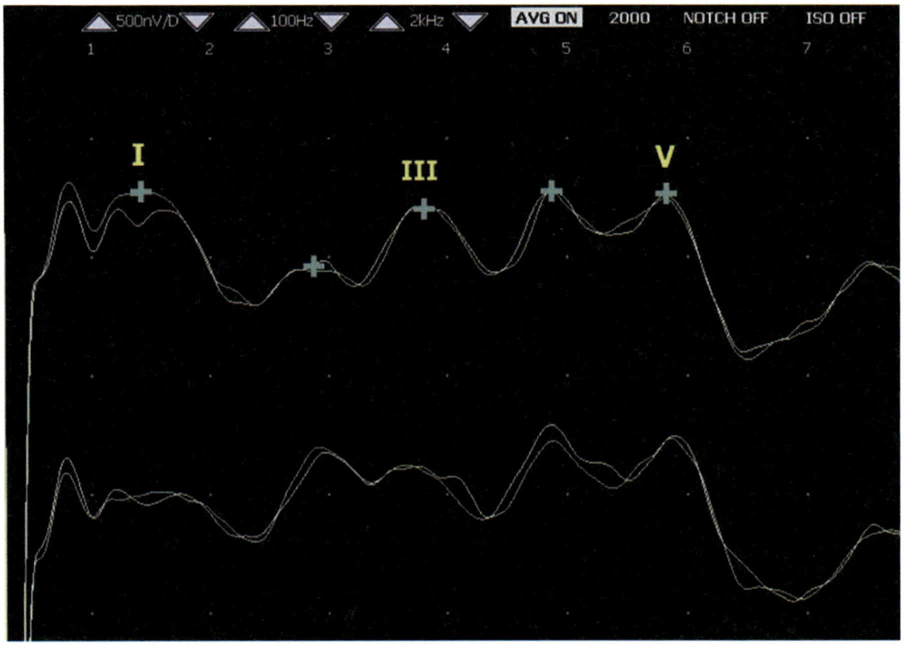

그림 20-14. 뇌줄기청각유발전위의 파형

5) 정상치

절대잠복기	파간잠복기
I : 1.41~1.89 msec	I−III : 1.89~2.49 msec
III : 3.46~4.22 msec	III−V : 1.63~2.19 msec
V : 5.35~6.15 msec	I−V : 3.90~4.30 msec

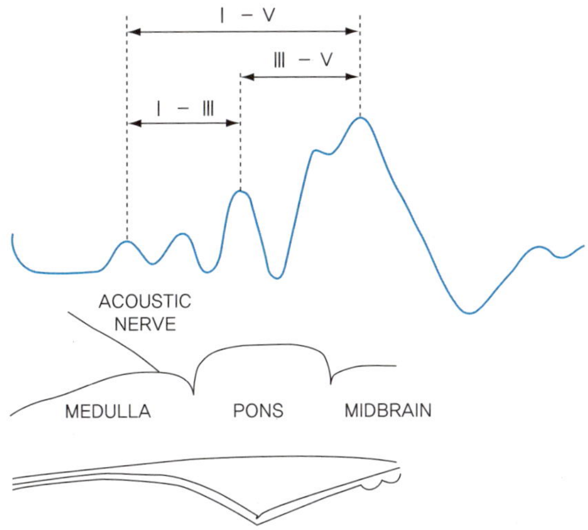

그림 20-15. 파간잠복기(interpeak latency)측정

6) BAEP에 영향을 미치는 인자들

(1) 연령

영유아가 성인에서와 동일한 검사치에 이르려면 파형 I 또는 말초전도는 생후 6주, 파간잠복기 I~V 또는 중추전도는 생후 약 1.5년의 기간이 소요된다. 그러나 성인에서는 나이에 따른 변화가 뚜렷하지 않다.

(2) 성별

일반적으로 여성이 남성보다 진폭이 크고 잠복시간이 짧은데, 이는 여성의 두개골이 얇고 중심체온이 높기 때문이다.

(3) 체온

체온이 섭씨 1도 떨어지면 파형 V의 잠복기는 160~200 μsec씩 증가한다.

(4) 자극

자극의 빈도를 증가시키면 잠복기는 증가하고 진폭은 감소하게 되고, 강도가 증가할수록 잠복기는 감소하고 진폭은 증가한다.

7) BAEP의 임상적 적용

청신경과 뇌줄기의 병터를 구분하는데 유용하며 하부 뇌줄기와 상부 뇌줄기의 병터를 구분하는데 이용될 수 있다. 다발성경화증을 포함한 탈수초성 질환의 조기진단에서 임상적으로 질환이 의심되거나 뇌줄기 외에 병변이 존재하는 환자에서 뇌줄기에도 병변이 존재하는지 확인하는 데 유용하다. 후두와 종양 및 종괴는 뇌줄기의 청각경로를 직접 침범하거나 이차적인 뇌줄기 압박을 할 수 있다. 특히 청신경종양에서 이전부터 BAEP는 민감한 선별검사로 이용되어 왔다. 이외에 혼수환자나 뇌사환자에서도 이용되고 있고, 보조적 청력검사로써 청력이나 신경학적 질환의 고위험 신생아나 영아들에서 이들 질환의 선별검사로 이용되기도 한다.

4. 몸감각유발전위(somatosensory evoked potential, SEP)

1) 몸감각유발전위(somatosensory evoked potential, SEP)의 이해

SEP는 몸감각경로(somatosensory pathway)를 따라 활성화되는 신경계의 반응을 일련의 파형으로 표현되는데 대개 말초신경에 전기적 자극을 주어 반응을 기록한다. 임상적으로는 말초신경계뿐만 아니라 중추신경계의 기능을 객관적으로 평가하고 신경계질환을 진단하는데 보조적인 도구로 사용되는 검사이다.

SEP의 전달경로는 후주경로(posterior column pathway)를 경유하는 것으로 알려져 있으며 빠른 전도속도와 지름이 굵은 group IA 구심성 섬유와 척수의 후주를 통하는 group II 피부 구심성 섬유를 지나 척수의 후각에 도달한 후 후주(dorsal column)와 내측융대(medial lemniscus)를 거쳐 시상(thalamus)을 경유하여 대뇌피질 또는 피질하의 몸감각인지 부위에 도달하는 것으로 알려져 있다.

일반적으로 손목부위에서 정중신경(median nerve)을, 발목부위에서 뒷정강신경(posterior tibial nerve)을 전기적으로 자극하고 기록전극은 두피와 척추 그리고 자극부위 상부의 말초신경에 위치한다. 후주 섬유띠 경로(posterior column lemniscal pathway)가 해부학적으로 중추신경계 내의 주요 SEP경로가 된다.

2) SEP의 종류

SEP는 자극하는 신경에 따라 아래와 같이 세분화할 수 있으며, 임상에서 주로 이용되는 것은 정중신경 및 뒤정강신경 SEP이다.

- 정중신경 SEP (median SEP, MNSEP)
- 자신경(척골신경) SEP (ulnar SEP, UNSEP)
- 종아리신경(비골신경) SEP (peroneal SEP, PNSEP)
- 뒤정강신경 SEP (posterior tibial SEP, PTSEP)

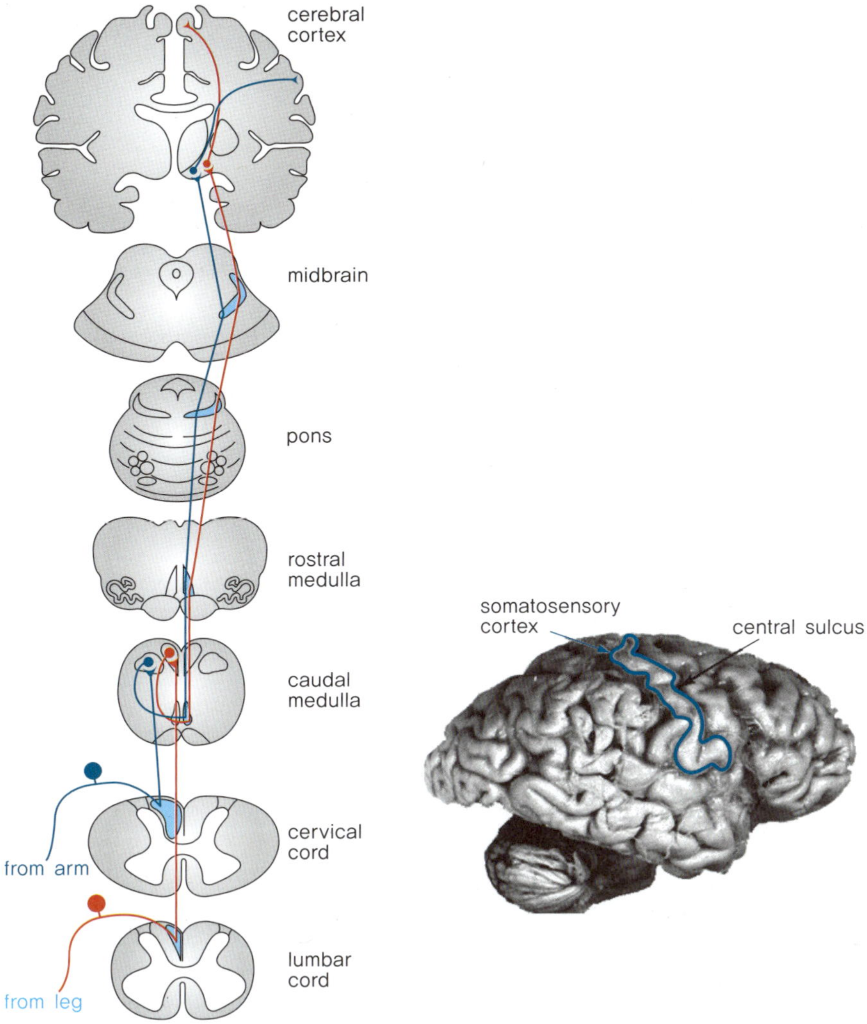

그림 20-16. 몸감각유발전위의 해부학적 전도경로

3) 자극

검사할 신경이 정해지면 대개 환자가 느끼는 불편함이 최소이면서 일정한 근수축을 발생시킬 정도의 자극세기로 검사한다. 자극의 속도는 너무 빠르면 진폭이 작아지므로 이를 피해야 하는데 임상적으로 대개 3~6 Hz가 사용된다. 그리고 일반 가정용품의 주파수인 60 Hz를 피해야 하는데 장비의 60 Hz 제어 필터를 설정하면 된다.

(1) 정중신경몸감각유발전위(median nerve SEP, MNSEP)

정중신경이 지나가는 손목부를 자극하는데 자극 강도는 육안으로 엄지손가락의 짧은엄지벌림근이 수축될 정도의 세기로 하면 된다.

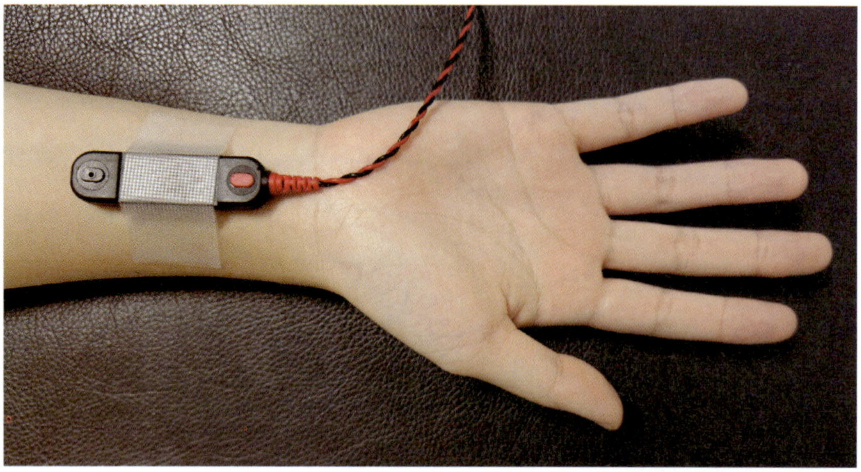

그림 20-17. 정중신경몸감각유발전위 자극위치

(2) 뒤정강신경몸감각유발전위(posterior tibial SEP, PT SEP)

뒤정강신경(posterior tibial nerve)이 지가는 발목을 자극하는데, 자극 강도는 발 근육이 수축될 정도의 세기로 하면 된다.

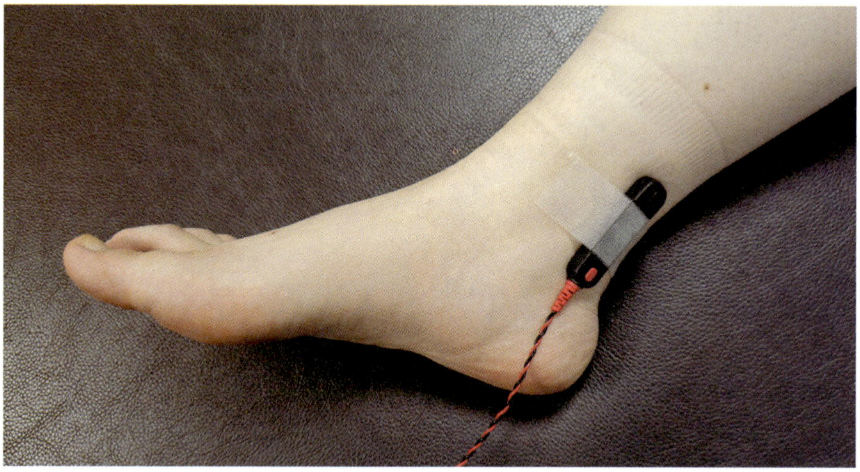

그림 20-18. 뒤정강신경몸감각유발전위 자극위치

4) 검사방법

① 피검자를 침대 위에 편안한 자세로 눕힌다.

② 검사자는 전극부착 방법에 따라 전극을 부착한다.

③ 검사자는 적절한 자극의 세기로 자극하여 기록한다.

④ 전기자극은 100~250회 이상 시행하고 검사는 2회 반복하여 재현성을 확인한다.

⑤ SEP의 절대잠복기와 파간잠복기 및 진폭을 측정한다.

5) 기록

SEP는 일반적으로 기본 EEG 전극을 사용하여 부착하게 된다. 두피 침천극(scalp needle electrode)은 저항이 높고, 감염의 위험성이 있으며 환자에게 통증 등 불편감을 주므로 잘 사용하지 않는다.

(1) 정중신경몸감각유발전위 전극의 위치 및 파형분석

① 정중신경몸감각유발전위 전극의 위치

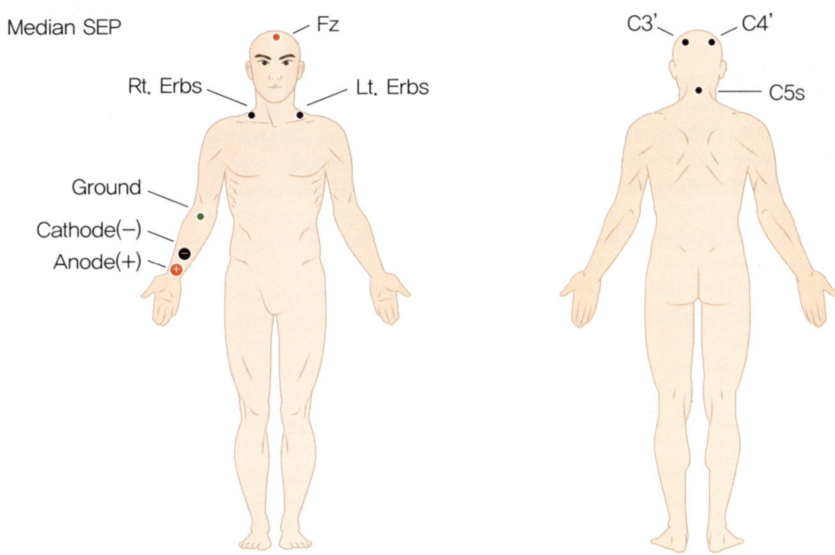

Montage:	Active:	Reference:
Channel 1:	C3' or C4'	C4' or C3'
Channel 2:	C5s	Fz
Channel 3:	Rt. Erbs or Lt. Erbs	Lt. Erbs or Rt.Erbs
Ground on stimulated limb		

그림 20-19. 정중신경 몸감각유발전위의 기록 및 자극

② 정중신경몸감각유발전위 파형분석

- EP : 에르프점(Erb's point, EP)는 근접부위 전위로서 말초신경에서부터 팔신경얼기까지를 반영하는 것으로 자극부위부터 기록전극까지의 거리가 약 60 cm 정도인 정상 성인을 기준으로 할 때 약 10 ms의 잠복기를 보인다.
- N13 : 주로 경추 5번(C5, cervical cord)의 신경연접 후 활성도를 반영한다.
- N20 : 자극부위에 반대편 중심틈새(central fissure)의 후방피질에서 발생하는 근접부위전위(near-field potential)이다.

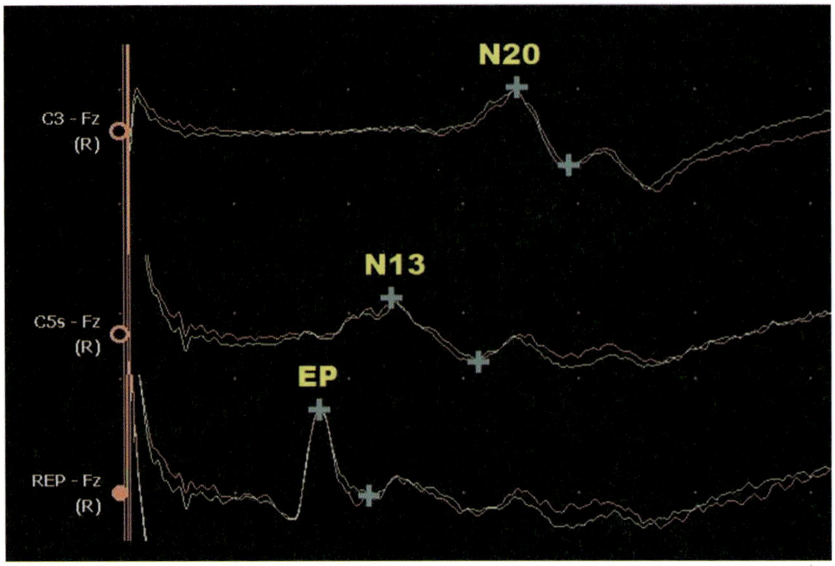

그림 20-20. 정중신경몸감각유발전위 파형

표 20-1. 정중신경몸감각유발전위 파형의 발생기

파형	발생기
EP	proximal brachial plexus 팔신경얼기
N13	postsynaptic potential gray matter spinal cord 뒤뿌리진입부–시냅스전
N20	somatosensory cortex 몸감각피질

③ 뒤정강신경몸감각유발전위

병원에 따라 2채널 또는 3채널로 검사한다. 차이는 오금(popliteal fossa)의 검사유무이다.

④ 뒤정강신경몸감각유발전위 파형분석

- P37: 일차성 몸감각 대뇌피질부위의 활성도를 반영하는 파형이다. 가장 큰 진폭을 얻을 수 있는 곳은 보통 정중부와 자극을 준 동측의 두정중심부 사이이다. 그 이후 파형인 N45는 생성부위는 알려지지 않고 있다.
- T12 (lumbar potential): 요추부 척수의 신경연접 후 활성도를 반영하는 전위로서 하부 흉추와 상부 요추에서 얻을 수 있다.
- PF (popliteal fossa): 다리 오금 부위의 활성도를 반영한다.

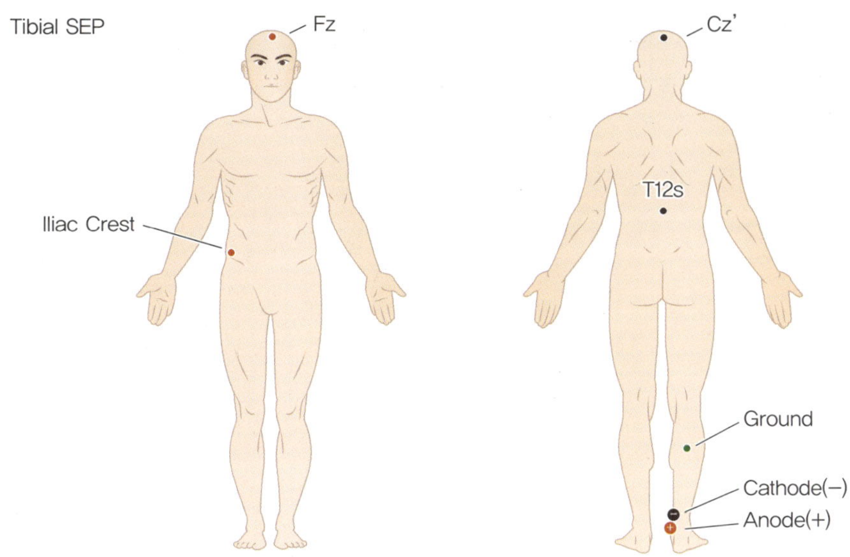

Montage:	Active:	Reference:
Channel 1:	Cz'	Fz
Channel 2:	T12s	Iliac Crest
Ground on stimulated limb		

그림 20-21. 뒤정강신경몸감각유발전위의 기록 및 자극

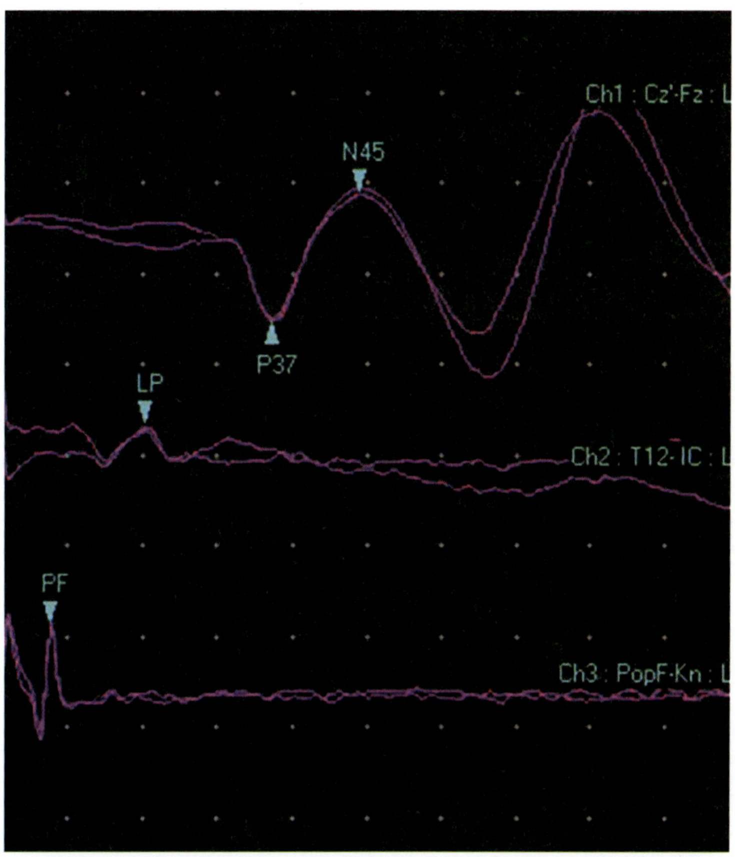

그림 20-22. 뒤정강신경몸감각유발전위 3채널 파형(대뇌피질−요추부−오금)

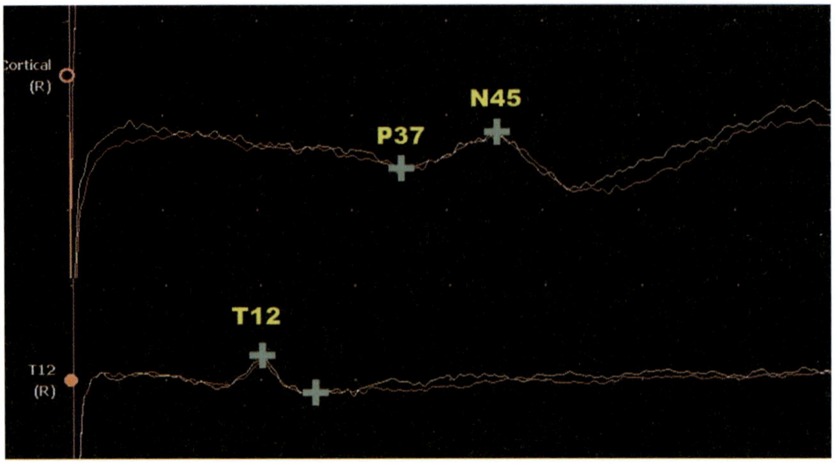

그림 20-23. 뒤정강신경몸감각유발전위 2채널 파형(대뇌피질-요추부)

표 11-2. 뒤정강신경몸감각유발전위 파형의 발생기

파형	발생기
PF	popliteal fossa 오금
T12(LP)	lumbar potential 요추부
P37	somatosensory cortex 몸감각피질

6) 비정상의 판단 및 정상치

유발되어야 할 반응이 소실된 경우는 감각신경계의 이상을 생각해 볼 수 있고, 각 파형의 절대잠복기와 파간잠복기의 연장이 있는 경우 비정상으로 판단할 수 있다. 그러나 기술적인 문제를 반드시 감별해야 한다. 기술적인 문제로는 자극이 효과적으로 되지 않은 경우, 기록전극의 위치, 평균화, 증폭기 세팅에 오류가 있는 경우나 체온, 그리고 근육에서 발생하는 허상 등이 있다.

(1) 정중신경몸감각유발전위

	진폭(μV)	잠복기(ms)
N20	1.2~4.4	16.9~20.9
N13	1.6~4.1	11.8~14.8
EP	–	9.32~11.1

(2) 뒤정강신경몸감각유발전위

	Amplitude (μV)	잠복기(ms)
PF	1.1~3.5	6.6~10.2
T12(LP)	0.22~1.82	18.35~24.28
P37	0.71~5.49	35.45~44.95
N45		42.5~54.86
T12-P37 IPL	15.22~22.38	
P37-N45 IPL	3.06~13.9	

7) 임상적 적용

SEP는 말초 감각신경 질환 이외에 척수외상, 종양, 척수구멍증(syringomyelia) 등의 척수질환들에서 이용되며 뇌줄기 및 대뇌병변에서 SEP는 여러 약물들에 비교적 영향을 적게 받으므로 혼수 환자에서 대뇌 기능 평가를 위하여 유용하게 사용될 수 있다.

최근 수술 중 신경계의 이상 여부를 추적 감시하는 방법으로서 수술 도중 몸감각 경로에 이상이 발생할 경우 진폭 및 잠복기의 이상이 발생하는 것을 이용하는데 많은 연구결과들을 통해서도 집중 감시를 시행함으로써 수술 후 신경계 장애의 발생률을 현저히 낮춘다고 알려져 있다.

찾아보기

국문색인

ㅇ

영문색인

T

U

V

W

Z

근전도검사학 2판

2009년 8월 25일 1판 발행
2025년 3월 10일 인쇄
2025년 3월 20일 발행

저 자 : 유종균, 김대식

발 행 자 : 남학순
발 행 처 : 도서출판 고려의학
(02880) 서울 성북구 성북로9길 1 보문빌딩 3층
전화 : (02)765-0333, 0337 / 팩스 : (02)743-2288
이 메 일 : kmedbook@daum.net
홈페이지 : www.komb.co.kr
신고번호 : 제 2022-000006호

ISBN 979-11-92422-75-6
정가 : 50,000원